PHARMACY
EDUCATION
ELIGIBILITY
TEST

ACE 500 제

유기화학
심화편

megaMD

인사말

안녕하세요.
메가엠디 PEET 유기화학 전문강사 윤관식입니다.
PEET(Pharmacy Education Eligibility Test)를 준비하는 많은 수험생들이 겪게 되는 고민 중 하나는 '현재의 나에게 맞는 수준의 문제집이 없다'는 점과 '이론을 배우면서 병행하여 풀 수 있는 적절한 문제집이 유기화학에서는 찾아볼 수 없다'는 점입니다.

"쌤~ 공부를 제대로 하고 있는지 확인 하고 싶은데 어떤 문제집을 풀어야 하나요?"

매년 온·오프라인을 통해 수많은 수험생들이 늘 저에게 묻는 질문입니다.

이러한 부분을 충족시켜드리고자 그동안 수험생들에게 뜨거운 관심을 받았던 ACE 유기화학 700제가 새로이 개편되었습니다.

『ACE 유기화학 500제 심화편』의 구성과 특징은 다음과 같습니다.

1. ACE 유기화학 심화개념완성 수업진도에 맞게 단원별로 구성
2. 엄선된 지식형 문항과 단순추론형 문항, 꼼꼼하고 친절한 정답 및 해설로 구성
3. 이론수업을 듣는 수험생과 이론수업을 들은 후 추론문제를 풀기 전에 개념 정립을 체계적으로 하고 싶은 수험생에게 적합한 교재
4. 재도전생의 경우 배운 지식이 어느 정도 정립되어 있는지에 대한 세밀한 판단이 가능하도록 구성되어 보다 효율적인 수강계획이 가능하도록 구성된 교재

따라서『ACE 유기화학 500제 심화편』을 통해 배운 지식에 대해 보다 명확한 정립을 한 후 MDP 기출문제와 단원별 추론 문제풀이 및 실전모의고사를 통해 난이도 상, 중, 하에 해당하는 다양하고 엄선된 문제들을 풀어봄으로써 차등배점에 대한 대비까지 한다면 PEET를 보다 완벽하게 대비할 수 있습니다.

PEET를 대비하는 여러분을 위해 저는 많은 노력과 책임감으로 모든 준비를 철저하게 완료했습니다. 유기화학을 공부함에 있어서 가장 중요한 점은 무조건적인 암기와 꼼수가 아닌 원리원칙에 입각하여 논리적으로 접근하는 시각을 길러야 한다는 점입니다. 즉, 체계적인 접근을 통해 유기화학을 바라보는 시각을 길러야 문제의 유형변화와 차등배점으로 인한 고배점 문항에 대해 훌륭하게 대처할 수 있기 때문입니다.

유기화학은 해당영역 내의 모든 내용들이 하나의 생명체처럼 유기적으로 연결되어 있기 때문에 하나의 흐름을 통해 정리하여 문제를 풀 수 있어야만 고득점을 얻을 수 있고, 따라서 여러분이 원하는 상위권 약대의 진학이 가능합니다.

PEET 유기

윤관식으로 완성되다

메가엠디 PEET 유기화학 전문강사

윤관식

GUIDE

ACE 500제 유기화학 심화편 | 윤관식

ACE 500제 유기화학 심화편은

✓ PEET 유기화학 기본개념을 문제풀이에 적용하며,

✓ 자신의 학습 상태를 파악하고 ✓ 올바른 추론 방법을 터득하는데

최적화 된 교재입니다.

교재 구성

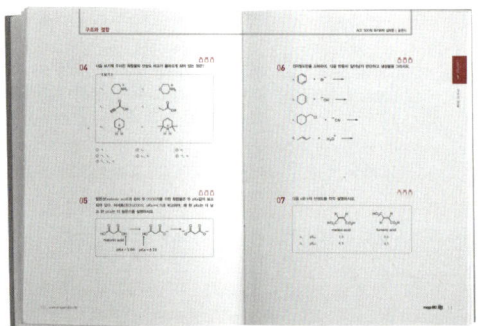

문제편 500제

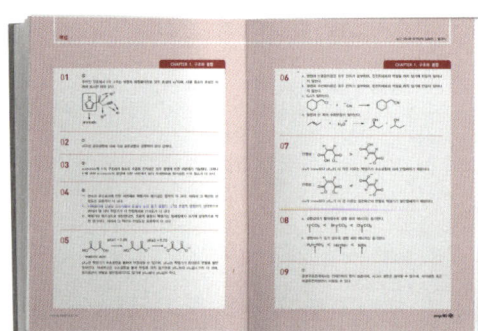

정답 및 해설

활용 방법

STEP 1   이론을 학습한 뒤, 이론에 해당하는 문제를 찾아 풀어본다.

STEP 2   문제풀이 시, 문제 옆 빈 공간에 자신의 풀이 방식을 써 둔다.

STEP 3   문제풀이 후, 해설과 자신의 풀이 방식을 비교한다.

STEP 4   복습 시, 틀린 문제 / 이유를 모른 채 정답만 맞춘 문제 / 쉽게 푼 문제를 구분해 오답노트를 작성한다.

STEP 5   문제풀이 시 1st 2nd 3rd □□□에 표기하여 3번씩 반복 학습한다.

CONTENTS

ACE 500제 유기화학 심화편 윤관식

ACE 500제 유기화학 심화편

CHAPTER 1	구조와 결합	7
CHAPTER 2	알케인과 사이클로알케인	17
CHAPTER 3	알켄	27
CHAPTER 4	알카인	65
CHAPTER 5	입체화학	83
CHAPTER 6	유기할로젠화물	107
CHAPTER 7	친핵성 치환반응, 제거반응	125
CHAPTER 8	방향족 화합물	161
CHAPTER 9	알코올	199
CHAPTER 10	에터, 에폭사이드	251
CHAPTER 11	고리협동반응	275

ACE 500제

유기화학
심화편

CHAPTER

1

구조와 결합

구조와 결합

01 다음 〈보기〉 화합물의 구조에서 sp²로 혼성화(hybridization) 되어있는 원소는 모두 몇 개인가?

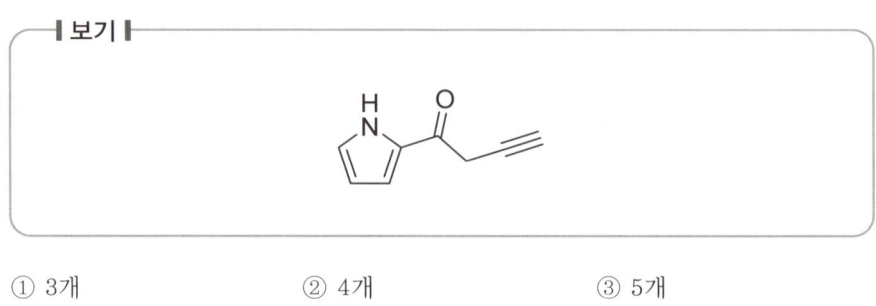
보기

① 3개 ② 4개 ③ 5개
④ 6개 ⑤ 7개

02 다음에 제시된 화합물의 이중결합에서 결합에너지가 가장 큰 것은?

① $H_2C = CH_2$ ② $H_2C = O$ ③ $H_2C = NH$
④ $Cl_2C = S$ ⑤ $CH_2 = PPh_3$

03 다음 〈보기〉의 구조에 대한 설명으로 옳지 않은 것은?

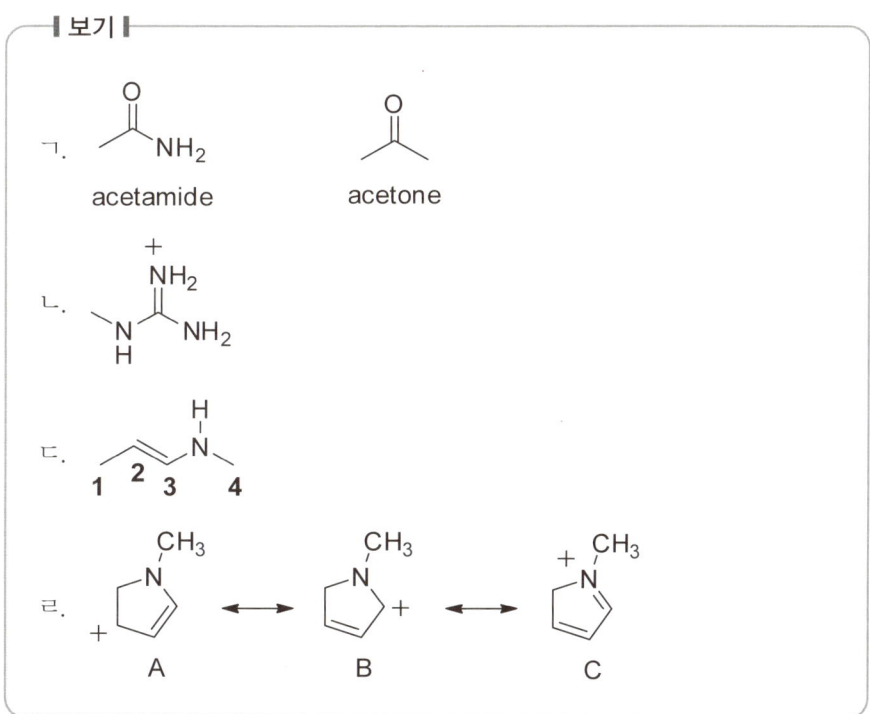

① ㄱ.에서 C=O 결합길이(bond length)는 acetamide가 acetone보다 길다.
② ㄴ.에서 모든 질소의 혼성은 sp^2이다.
③ ㄷ.에서 가장 전자가 풍부한 탄소는 2번 탄소이다.
④ ㄹ.에서 공명 혼성체에 대한 기여도가 가장 큰 구조는 C이다.
⑤ acetamide와 ㄷ의 구조 중 염기성이 더 큰 질소는 acetamide의 질소이다.

구조와 결합

04 다음 보기에 주어진 화합물의 산성도 비교가 올바르게 되어 있는 것은?

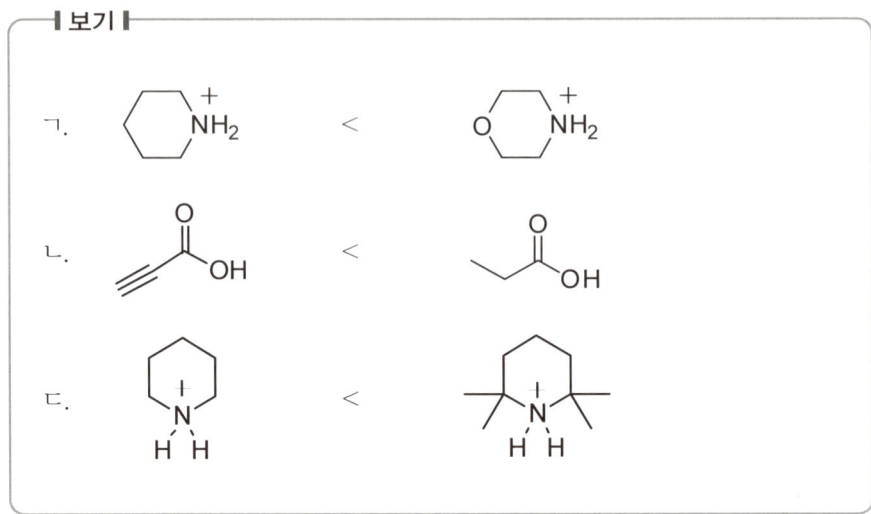

① ㄱ ② ㄴ ③ ㄷ
④ ㄱ, ㄴ ⑤ ㄴ, ㄷ ⑥ ㄱ, ㄷ
⑦ ㄱ, ㄴ, ㄷ

05 말론산(malonic acid)과 같이 두 COOH기를 가진 화합물은 두 pKa값이 보고 되어 있다. 아세트산(CH_3COOH, pKa=4.7)과 비교하여, 왜 한 pKa는 더 낮고 한 pKa는 더 높은가를 설명하시오.

06 전자밀도만을 고려하여, 다음 반응이 일어날지 판단하고 생성물을 그리시오.

a. 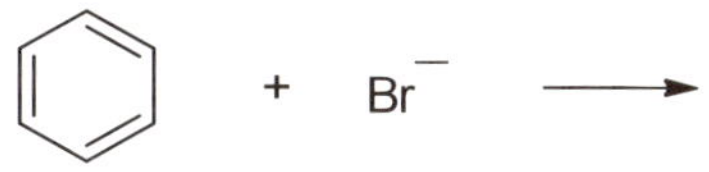 ⌬ + Br⁻ ⟶

b. 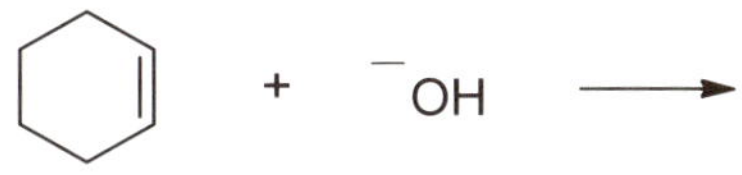 (cyclohexene) + ⁻OH ⟶

c. 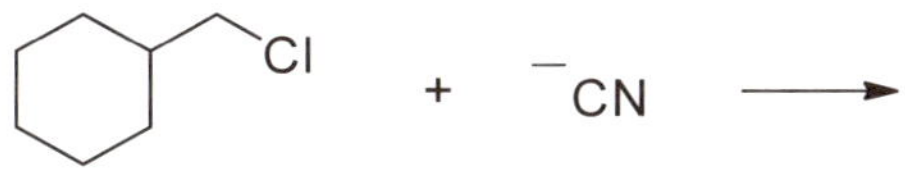 (cyclohexylmethyl)—CH₂Cl + ⁻CN ⟶

d. 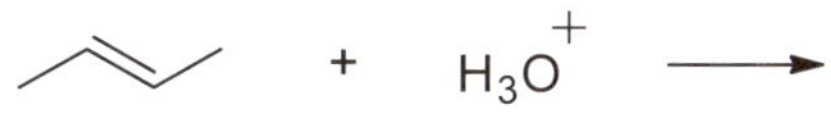 CH₃CH=CHCH₃ + H₃O⁺ ⟶

07 다음 a와 b의 산성도를 각각 설명하시오.

		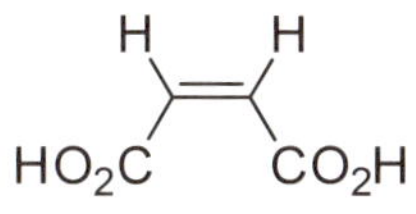 maleic acid	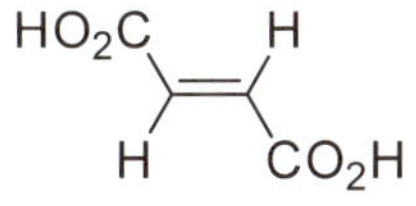 fumaric acid
a.	pK_{a1}	1.9	3.0
b.	pK_{a2}	6.5	4.5

구조와 결합

08 표시된 결합의 결합 해리 에너지가 증가하는 순으로 나열해라.

a. 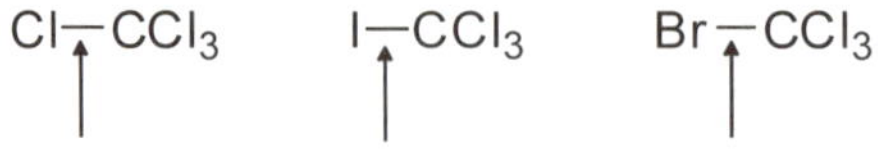 Cl–CCl₃   I–CCl₃   Br–CCl₃

b. 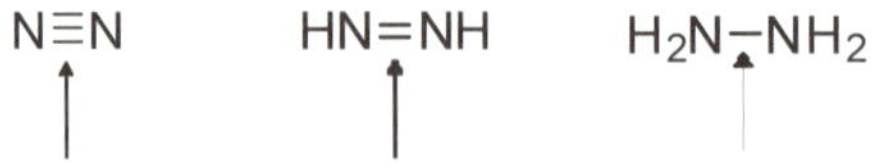 N≡N   HN=NH   H₂N–NH₂

09 다음 물질 중 공명구조 관계인 것으로 올바른 것은?

① 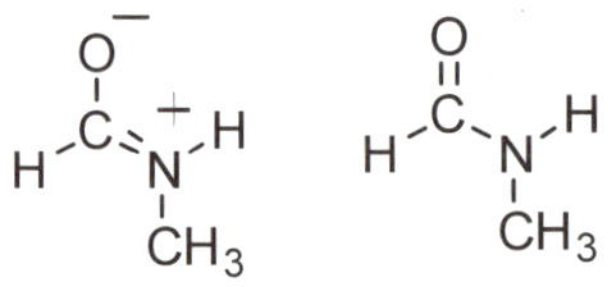 ② 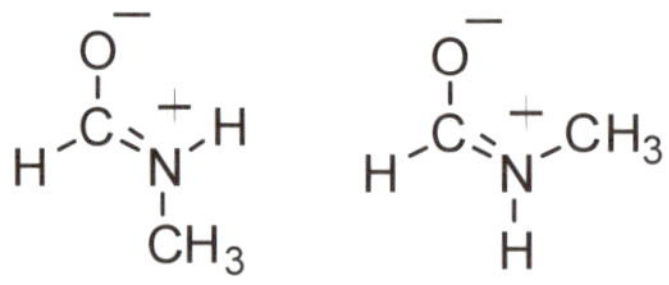 ③ 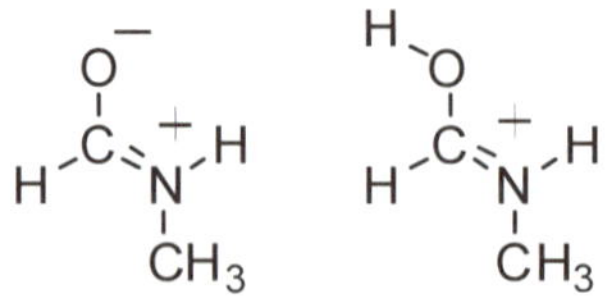 ④ 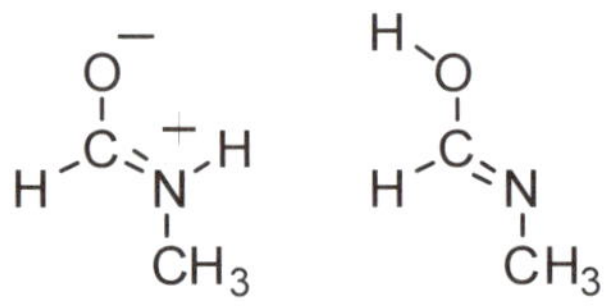 ⑤

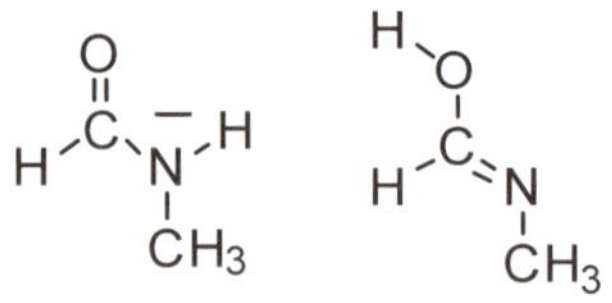

10 다음 물질 중 공명구조 관계인 것으로 올바른 것은?

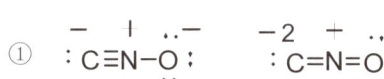

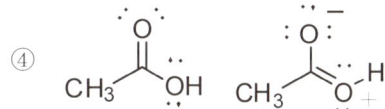

11 다음 물질 중 공명구조 관계가 <u>아닌</u> 것을 골라라.

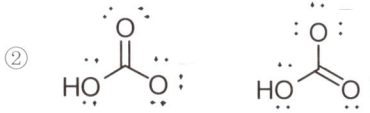

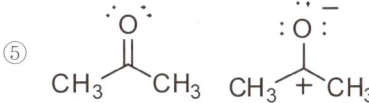

구조와 결합

12 다음 화합물들의 염기성도가 감소하는 순서대로 올바르게 나열한 것은?

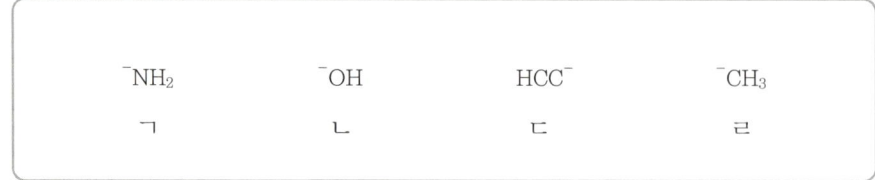

① ㄹ > ㄷ > ㄱ > ㄴ   ② ㄹ > ㄱ > ㄷ > ㄴ   ③ ㄷ > ㄹ > ㄴ > ㄱ
④ ㄷ > ㄹ > ㄱ > ㄴ   ⑤ ㄹ > ㄱ > ㄴ > ㄷ

13 다음 화합물 중 가장 약한 염기는?

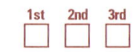

14 다음 화합물들을 산성도가 감소하는 순서대로 올바르게 나열한 것은?

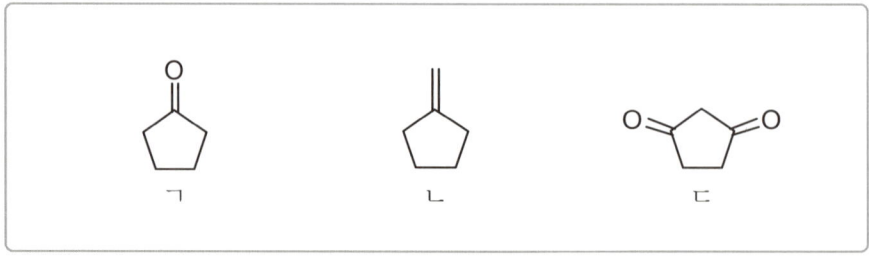

① ㄱ > ㄴ > ㄷ   ② ㄷ > ㄱ > ㄴ   ③ ㄴ > ㄱ > ㄷ
④ ㄱ > ㄷ > ㄴ   ⑤ ㄷ > ㄴ > ㄱ

15 다음 화합물들을 산성도가 감소하는 순서대로 올바르게 나열한 것은?

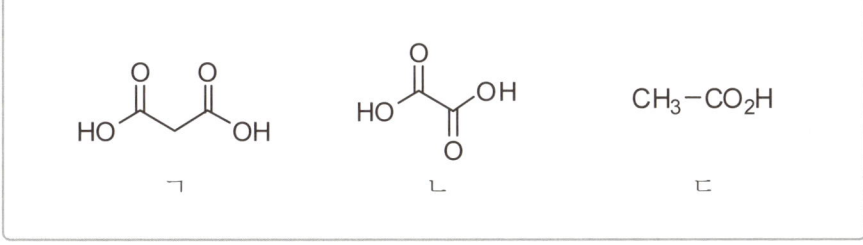

① ㄱ > ㄴ > ㄷ ② ㄷ > ㄱ > ㄴ ③ ㄴ > ㄱ > ㄷ
④ ㄱ > ㄷ > ㄴ ⑤ ㄴ > ㄷ > ㄱ

16 다음 음이온 화합물들을 염기성도가 감소하는 순서대로 올바르게 나열한 것은?

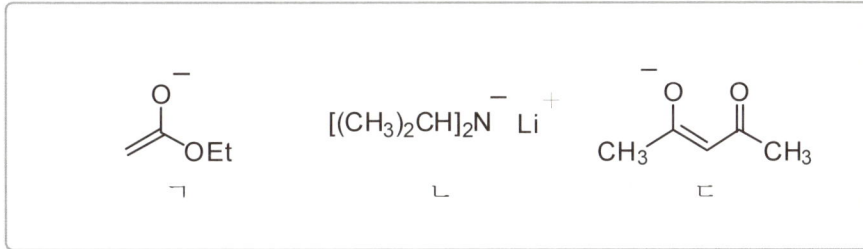

① ㄴ > ㄷ > ㄱ ② ㄴ > ㄱ > ㄷ ③ ㄷ > ㄱ > ㄴ
④ ㄱ > ㄷ > ㄴ ⑤ ㄷ > ㄴ > ㄱ

ACE 500제
유기화학
심화편

CHAPTER 2

알케인과 사이클로알케인

알케인과 사이클로알케인

01 다음 중 분자간의 힘에 대한 설명으로 올바른 것은?

① 분자의 표면적이 증가하면 분자간 힘은 더 약해진다.
② 동일한 탄소수의 분자에서 가지가 많을수록 표면적은 증가한다.
③ 탄소수가 증가하면 분자간의 힘은 약해진다.
④ 분자의 표면적과 분자간 힘은 관련이 없다.
⑤ 치환기의 수가 증가하면 분자간의 힘은 감소한다.

02 다음 화합물 중 끓는점이 가장 높은 것은?

① 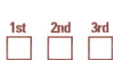　② 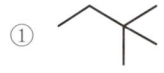　③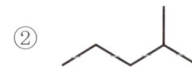

④ 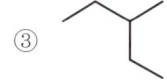　⑤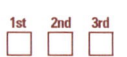

03 다음 화합물 중 끓는점이 가장 낮은 것은?

① 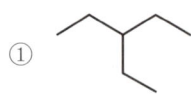　② 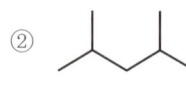　③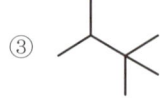

④ 　⑤

04 다음 두 화합물중 더 끓는점이 높은 것을 고르고, 그 이유를 설명하라.

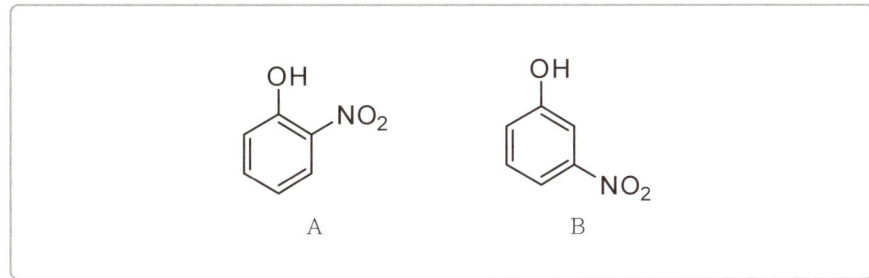

05 다음 화합물을 녹는점이 증가하는 순서대로 올바르게 나열한 것은?

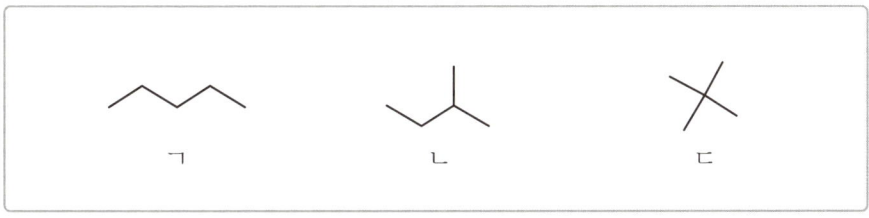

① ㄱ < ㄴ < ㄷ ② ㄱ < ㄷ < ㄴ ③ ㄷ < ㄴ < ㄱ
④ ㄷ < ㄱ < ㄴ ⑤ ㄴ < ㄱ < ㄷ

06 다음 〈보기〉 중 더 안정한 이성질체들은 어느 것인가?

| 보기 |

ㄱ. cis 또는 trans 1,4-dimethylcyclohexane
ㄴ. cis 또는 trans 1,3-dimethylcyclohexane

① ㄱ의 cis, ㄴ의 cis   ② ㄱ의 cis, ㄴ의 trans
③ ㄱ의 trans, ㄴ의 cis   ④ ㄱ의 trans, ㄴ의 trans
⑤ 모두 안정도가 같다.

알케인과 사이클로알케인

07 아래의 두 형태의 상대적 안정성에 대해 올바르게 진술한 것은?

> **보기**
>
>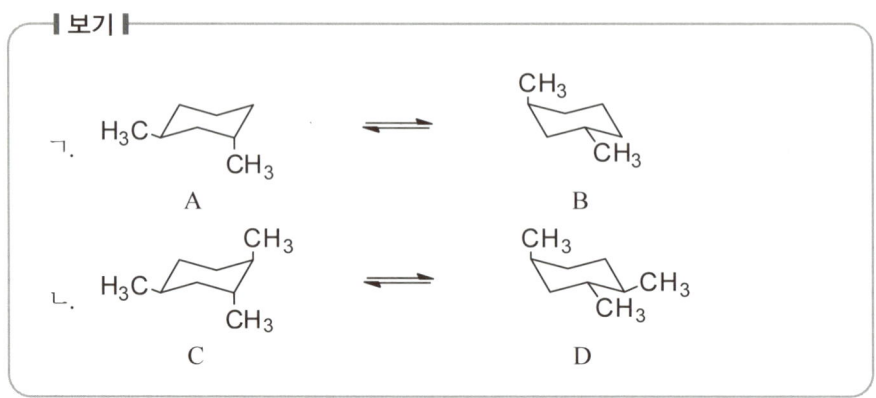

① ㄱ의 경우에는 A가 더 안정하다.
② ㄴ의 경우에는 D가 더 안정하다.
③ A와 B 그리고 C와 D는 서로 안정성이 동일하다.
④ ㄱ과 ㄴ의 경우 안정성 면에서 똑같지 않지만, 그림으로 보아서는 알 수 없다.
⑤ C는 3번의 gauche 상호작용이 존재한다.

08 다음 〈보기〉의 화합물 A, B에 존재하는 1,3-이축방향 상호작용(1,3-diaxial interaction)은 각각 몇 개인가?

> **보기**
>
>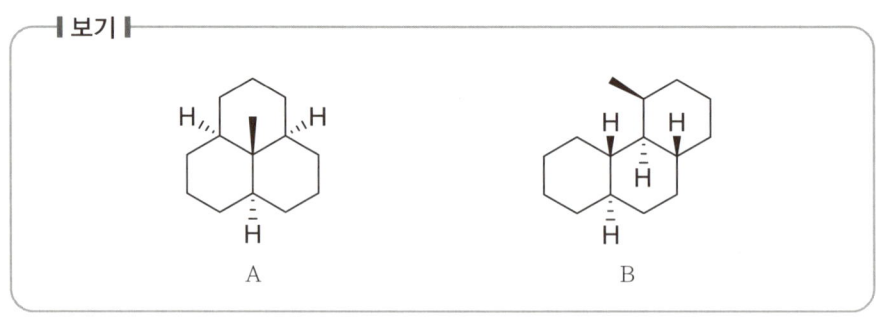

	A	**B**
①	4	2
②	6	3
③	6	2
④	8	3
⑤	8	2

09 다음 cycloalkane의 고리긴장(ring strain)이 증가하는 순서로 옳은 것은?

① cyclopropane < cyclobutane < cyclohexane < cycloheptane
② cyclohexane < cyclopentane < cyclobutane < cyclopropane
③ cyclopentane < cyclobutane < cycloheptane < cyclopropane
④ cyclopentane < cyclopropane < cyclobutane < cyclohexane
⑤ cyclopropane < cyclopentane < cyclobutane < cyclohexane

10 다음 cyclohexane의 형태(conformation)중 에너지가 증가하는 순서로 옳은 것은?

① chair < boat < twist-boat < half-chair
② half-chair < boat < twist-boat < chair
③ chair < twist-boat < half-chair < boat
④ chair < twist-boat < boat < half-chair
⑤ half-chair < twist-boat < boat < chair

11 다음 〈보기〉의 구조 중 Bredt's 규칙을 위배한 구조는 무엇인가?

| 보기 |

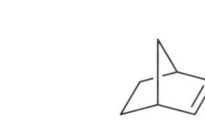　　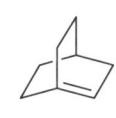　　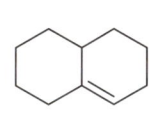

　　ㄱ　　　　　　ㄴ　　　　　　ㄷ

① ㄱ　　　　　② ㄴ　　　　　③ ㄷ
④ ㄱ, ㄴ　　　⑤ ㄱ, ㄷ　　　⑥ ㄴ, ㄷ
⑦ ㄱ, ㄴ, ㄷ

알케인과 사이클로알케인

12 다음 각 화합물에 대한 IUPAC 이름을 쓰시오.

구조   IUPAC 명칭

a.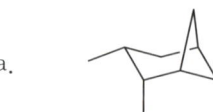

b.

c.

d.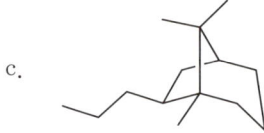

e.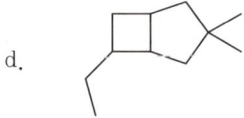

13 단일 치환된 사이클로헥세인은 축 방향 또는 수평 방향 치환기를 갖는 두 형태의 평형으로 존재한다. 아래의 질문에 답하시오.

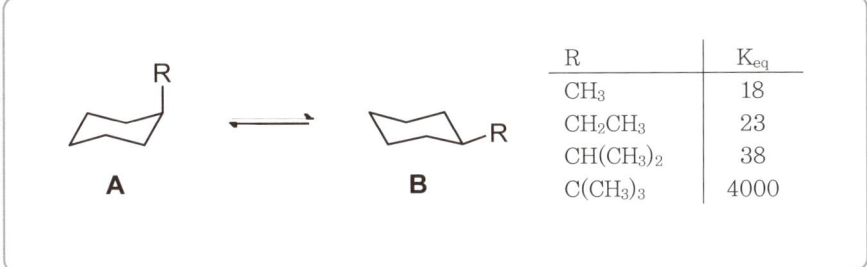

a. R = CH₃일 때, 어느 쪽의 형태가 더 높은 농도로 존재하는가?
b. 어떤 R이 평형에서 수평 방향 치환기의 백분율이 가장 높은가?
c. 어떤 R이 평형에서 축 방향 치환기의 백분율이 가장 높은가?
d. 어떤 R이 가장 큰 음수의 $\Delta G°$값을 갖는가?
e. R의 크기는 축 방향과 수평 방향 형태의 평형량과 어떤 연관이 있는가?
f. 세 가지 단일 치환 사이클로헥세인은 유사한 K_{eq}값을 가지나, tert-Butylcyclohexane의 K_{eq}는 훨씬 큰 이유를 설명하시오.

14 다음 C_5H_{10}의 구조이성질체 중 가장 높은 연소열을 가지는 것을 고르시오.

① methylcyclobutane
② cis-1,2-dimethylcyclopropane
③ cyclopentane
④ trans-1,2-dimethylcyclopropane
⑤ 1,1-dimethylcyclopropane

알케인과 사이클로알케인

15 다음 cyclohexane구조의 가장 안정한 형태에서 몇 개의 Alkyl기가 적도방향으로 위치하게 되는가?

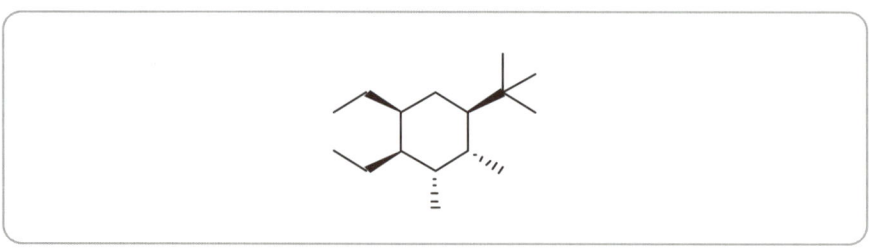

① 1개　　　　　② 2개　　　　　③ 3개
④ 4개　　　　　⑤ 5개

16 Cis-1,4-dimethylcyclohexane에서 Trans-1,4-dimethylcyclohexane의 전환에 대하여 옳게 서술한 보기를 고르시오.

① 의자형태의 링플립으로 전환된다.
② 공유결합을 끊지 않고는 전환이 불가능하다.
③ C(1)-C(2) 결합을 180° 회전하면서 전환이 가능하다.
④ Twist boat 형태를 거쳐서 전환이 가능하다.
⑤ Half chair 형태를 거쳐서 전환이 가능하다.

17 β-D-Glucose는 육탄당으로 수소가 아닌 치환기들은 모두 적도방향으로 위치하고 있다. 다음 보기 중 β-D-glucose를 고르시오.

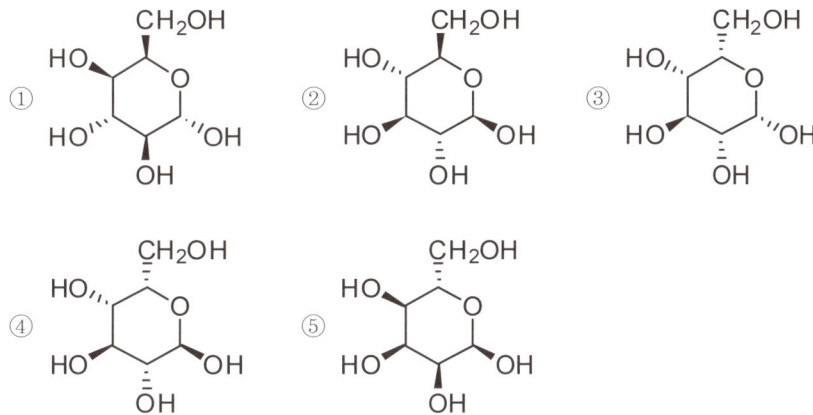

18 다음 〈보기〉에 주어진 1,2,3,4,5,6-hexamethylcyclohexane의 이성질체 중 가장 안정한 형태를 각각 찾고, 그중 가장 불안정한 형태(A)를 찾아라. 또한 2-isopropyl-5-methylcyclohexanol의 이성질체중 가장 안정한 형태(B)를 찾아라.

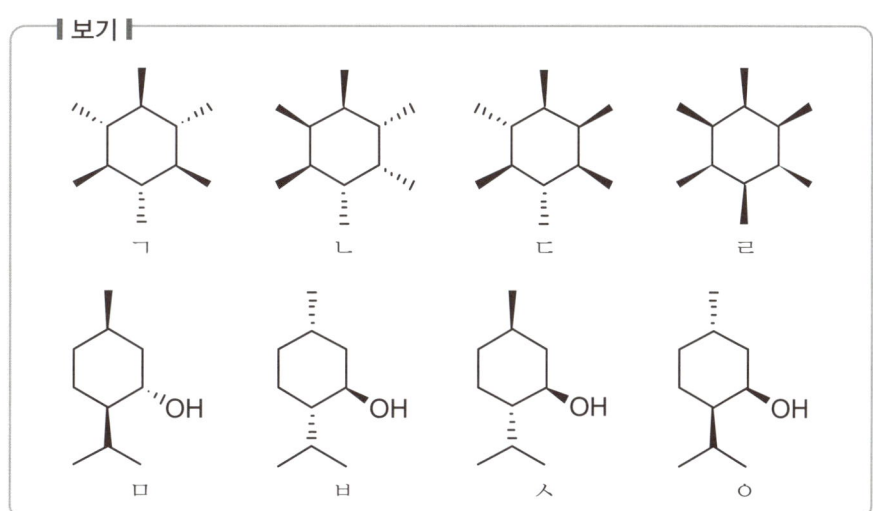

	A	B
①	ㄱ	ㅁ
②	ㄱ	ㅂ
③	ㄴ	ㅅ
④	ㄹ	ㅅ
⑤	ㄹ	ㅇ

ACE 500제
유기화학
심화편

CHAPTER 3

알켄

알켄

01 다음 〈보기〉에 주어진 반응의 주생성물 A로 옳은 것은?

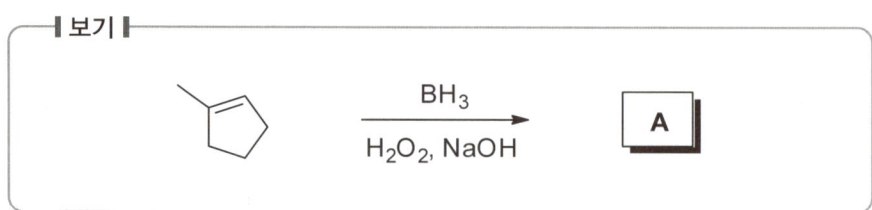

① HO, H (methyl과 OH가 같은 탄소, cis)
② H, OH
③ H₂B, H
④ H, OH (anti)
⑤ H, BH₂

02 다음 알켄의 첨가반응에 사용되는 시약 중 안티-마르코브니코프 규칙(Anti-markovnikov's rule)에 부합하는 시약을 모두 고르시오.

① H_2O/H^+
② HBr/ROOR
③ HCl
④ 1. BH_3, 2. H_2O_2/OH^-
⑤ Br_2/H_2O

03 알켄과 다음 시약과의 반응 과정에서 탄소양이온 자리옮김(Carbocation Rearrangement)이 일어날 수 있는 것은?

① Br_2/H_2O
② Br_2
③ 1. $Hg(OAc)_2/H_2O$, 2. $NaBH_4$
④ 1. BH_3, 2. H_2O_2/OH^-
⑤ H_2O/H^+

04 알켄과 다음 시약과의 반응 과정에서 입체화학이 안티-첨가인 것은?

① HBr ② Br₂, H₂O ③ H₂SO₄, H₂O
④ BH₃, H₂O₂, NaOH ⑤ OsO₄, NaHSO₃

05 분자식이 C₇H₁₀인 화합물 X는 H₂와 반응하여 C₇H₁₂를 만든다. 화합물 X는 무엇인가?

① 3개의 고리로 구성된 화합물
② 2개의 고리와 1개의 π 결합으로 구성된 화합물
③ 1개의 고리와 2개의 π 결합으로 구성된 화합물
④ 3개의 π 결합으로 구성된 화합물
⑤ 주어진 정보만으로는 X의 구조를 알 수 없다.

06 다음 〈보기〉에 주어진 반응의 주생성물 A로 옳은 것은?

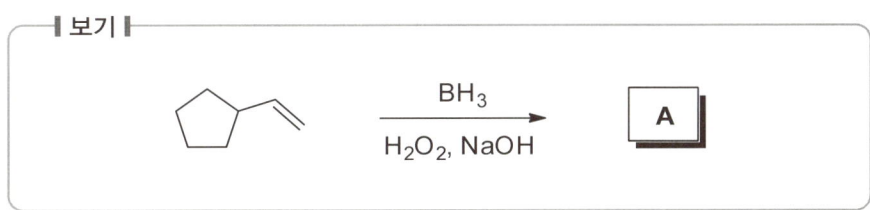

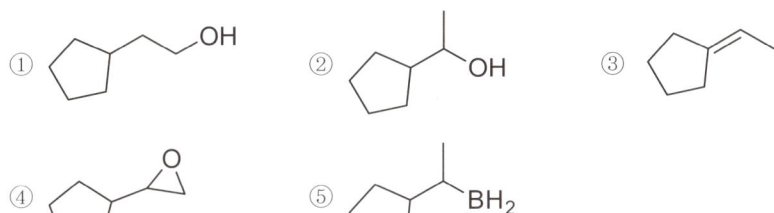

알켄

07 다음 〈보기〉에 주어진 말단 알켄을 diborane(B_2H_6)과 반응시킨 후 hydrogen peroxide(H_2O_2)와 hydroxide($^-$OH)로 처리하였다. A에 대한 설명으로 옳은 것은?

| 보기 |

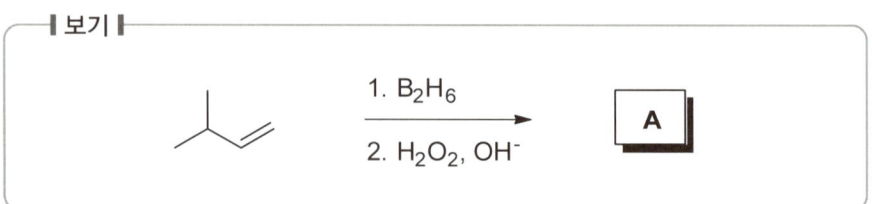

① 일차 알코올 – 마르코브니코프 생성물
② 이차 알코올 – 마르코브니코프 생성물
③ 일차 알코올 – 안티-마르코브니코프 생성물
④ 삼차 알코올 – 재배열이 일어난다.
⑤ 일차 알코올과 삼차 알코올의 혼합물이 얻어진다.

08 다음 〈보기〉의 반응을 완결시키기 위해 (가)에 들어갈 시약으로 옳은 것은?

| 보기 |

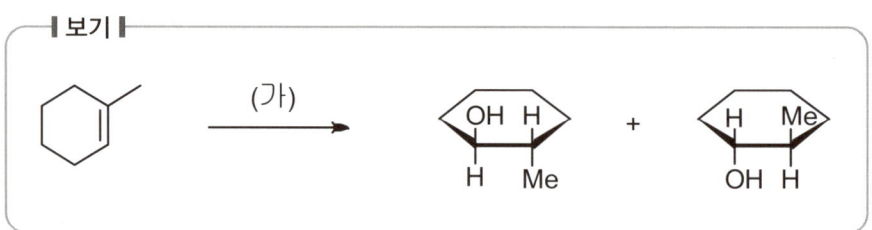

① Br_2, H_2O
② 9-BBN
③ H_2SO_4, H_2O
④ BH_3, H_2O_2, NaOH
⑤ OsO_4, $NaHSO_3$

09 다음 〈보기〉에 주어진 반응의 생성물의 구조로 옳은 것을 모두 고르시오.

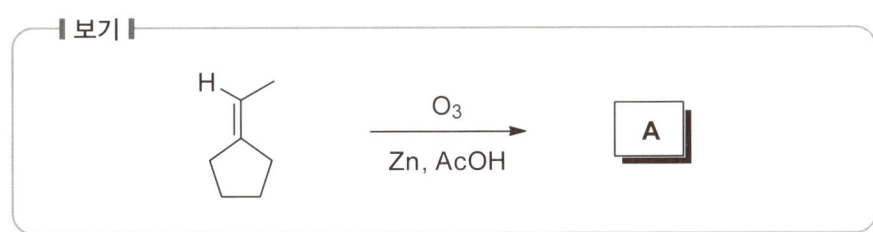

① 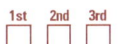 H-CHO-H ② cyclopentanone ③ acetaldehyde

④ O=C=O ⑤ acetic acid

10 다음 〈보기〉에 주어진 반응의 주생성물 A로 옳은 것은?

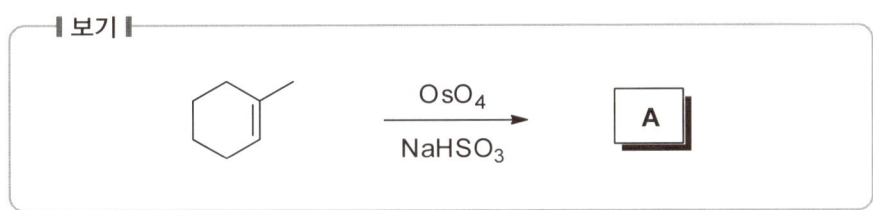

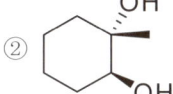

알켄

11 다음 〈보기〉에 주어진 반응의 주생성물 A로 옳은 것은?

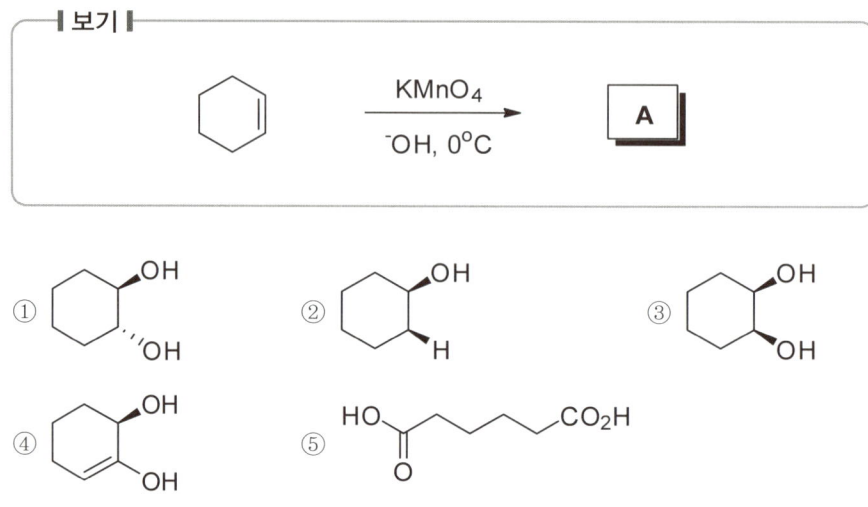

12 아래 〈보기〉의 생성물은 반응물 A를 가오존분해반응(Ozonolysis)하여 만들 수 있다. 반응물 A로 옳은 것은?

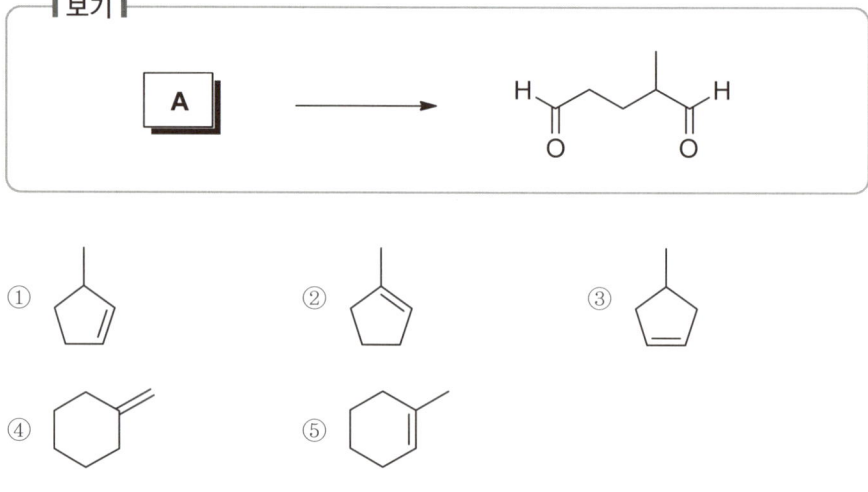

13 다음 〈보기〉의 반응에서 반응물 A의 구조로 옳은 것은?

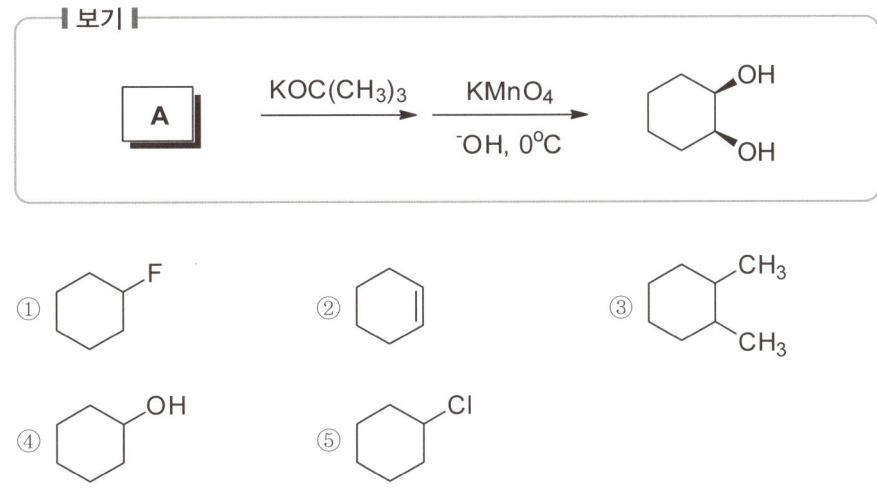

14 다음 〈보기〉의 반응을 완결시키기 위해 (가)에 들어갈 시약으로 옳은 것은?

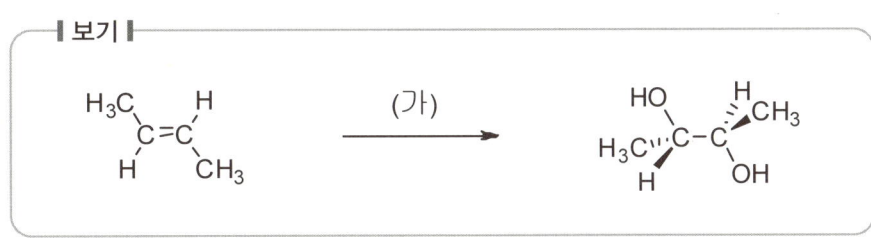

① OsO_4　　② $KMnO_4$　　③ $CH_3CO_3H/\ H_2O,\ {}^-OH$
④ $LiAlH_4$　　⑤ PCC

알켄

15 다음 〈보기〉에 주어진 반응의 주생성물 A로 옳은 것은?

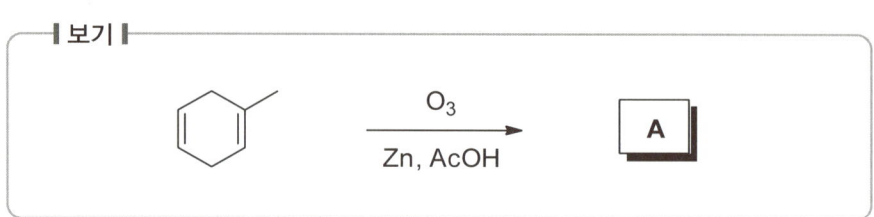

① H-CO-CH2-CO-CH3

② H-CO-CH2-CO-H

③ H-CO-CH2-CO-CH3 + H-CO-CH2-CO-H

④ CH3-CO-CH3

⑤ H-CO-CH2-CO-CH3 + H-CO-CH2-CO-H + CH3-CO-CH3

16 다음 〈보기〉에 주어진 반응의 생성물 A의 구조로 옳은 것을 모두 고르시오.

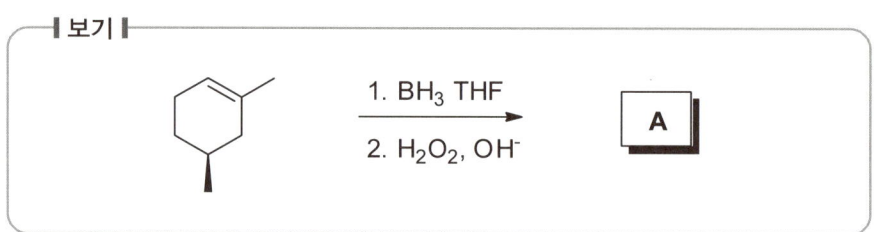

17 다음 주어진 반응의 생성물 A의 구조로 옳은 것을 〈보기〉에서 모두 고른 것은?

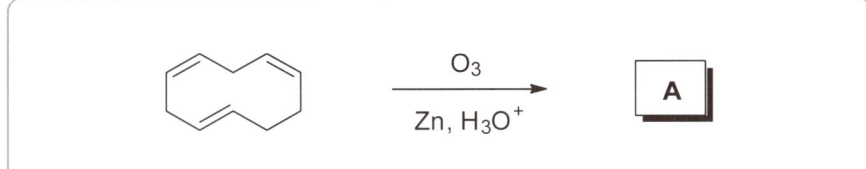

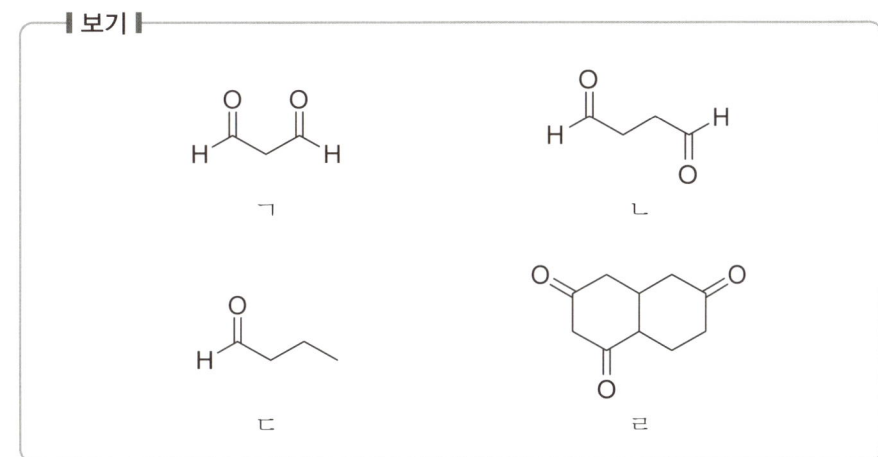

① ㄱ, ㄴ ② ㄱ, ㄷ ③ ㄱ, ㄹ
④ ㄴ, ㄷ ⑤ ㄷ, ㄹ

18 다음 중 DMSO용매하에 KOC(CH₃)₃를 처리하여 2-Methyl-1-butene만을 생성물로 얻을 수 있는 반응물은 무엇인가?

① 2-Methylbutane
② 1-Bromo-2-methylbutane
③ 2-Bromo-2-methylbutane
④ 2-Methyl-1-butanol
⑤ 2-Methyl-2-butanol

알켄

19 다음 주어진 반응에서 주생성물의 구조가 옳지 <u>않은</u> 것은?

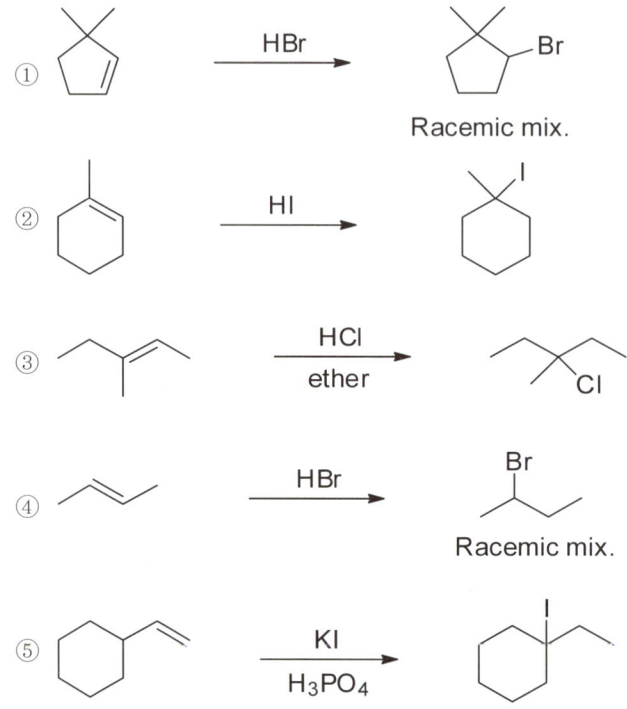

20 다음의 반응에 대한 설명 중 〈보기〉에서 옳은 것은 모두 몇 개인가?

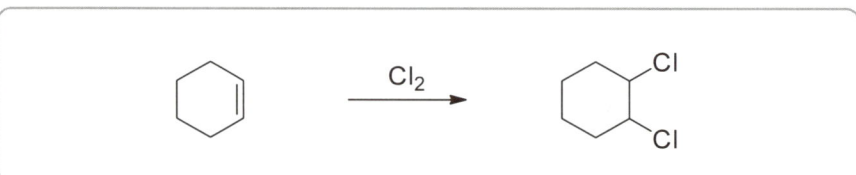

―| 보기 |―

- 할로젠화반응의 입체화학은 안티-입체화학(Anti stereochemistry)이다.
- 위 반응의 중간체는 고리중간체이다.
- 주생성물의 IUPAC 명칭은 trans-1,2-dichlorocyclohexane이다.
- 주생성물의 가장 안정한 의자형태에서 두 개의 염소는 서로 고우시(gauche) 관계이다.
- 주생성물은 광학활성(optical activity)을 갖는다.

① 1개 ② 2개 ③ 3개
④ 4개 ⑤ 5개

21 다음의 반응에 대한 설명 중 〈보기〉에서 옳은 것은 모두 몇 개인가?

<!-- 반응식 이미지 -->

|보기|
- 위 반응의 친전자체(electrophile)는 dichlorocarbene이다.
- 알켄과 카벤의 반응은 신-첨가(syn-addition)로 진행된다.
- 생성물에서 두 메틸기(methyl)는 서로 고우시(gauche)관계이다.
- 생성물은 광학활성(optical activity)을 갖는다.

① 1개 ② 2개 ③ 3개
④ 4개 ⑤ 0개

22 다음 주어진 반응에서 주생성물의 구조가 옳지 <u>않은</u> 것은?

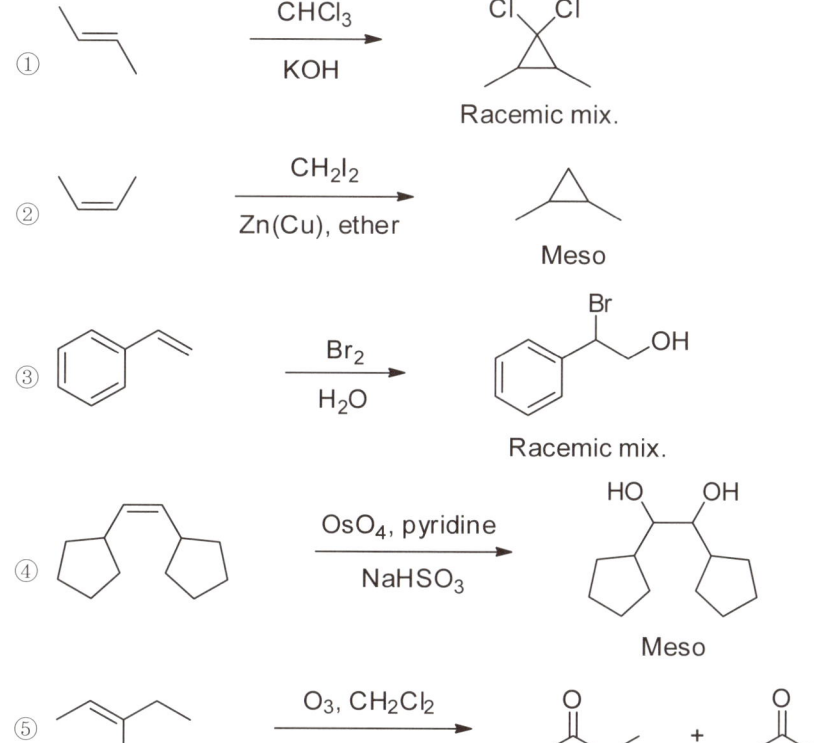

알켄

23 다음 각 반응의 주생성물을 합성하기 위하여 A, B, C, D에 들어갈 수 있는 시약으로 가장 적절한 것은?

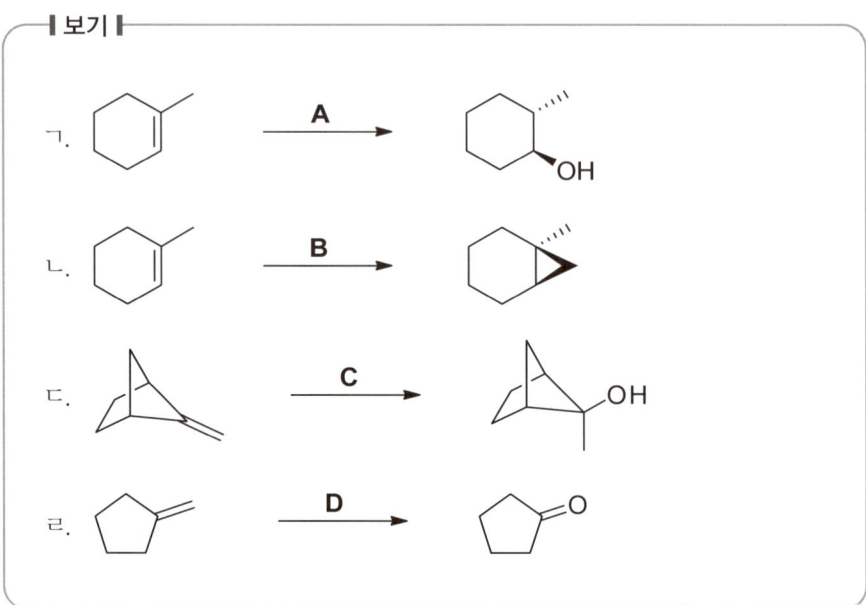

	A	B	C	D
①	BH_3/H_2O_2, NaOH	$CH_2I_2/Zn(Cu)$	TsOH	O_3/Me_2S
②	TsOH	CH_2N_2/heat	$Hg(OAc)_2, H_2O/NaBH_4$	HIO_4
③	HCO_3H/NaOH	$CHCl_3$/KOH	BH_3/H_2O_2, NaOH	HIO_4
④	$Hg(OAc)_2, H_2O/NaBH_4$	$CHCl_3$/KOH	TsOH	O_3/Me_2S
⑤	$OsO_4/NaHSO_3$	$CH_2I_2/Zn(Cu)$	H_2SO_4	O_3/Zn, HOAc

24 다음 〈보기〉에 주어진 주생성물을 합성할 수 있는 모든 Alkene의 개수가 옳게 짝지어진 것은? (단, 이성질체도 포함한다.)

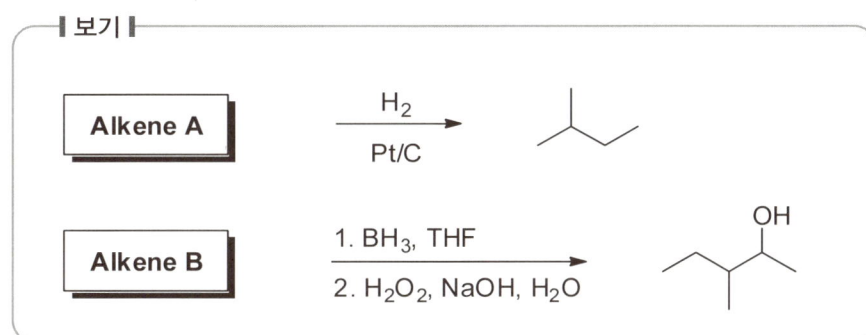

	Alkene A	Alkene B
①	3개	1개
②	3개	2개
③	2개	2개
④	2개	1개
⑤	4개	2개

25 하몬드 가설(Hammond Postulate)에 따른 설명으로 옳은 것은?

① 흡열반응단계의 전이상태는 생성물보다 반응물과 더 유사하다.
② 흡열반응의 중간체는 생성물보다 반응물과 더 유사하다.
③ 발열반응단계의 전이상태는 생성물보다 반응물과 더 유사하다.
④ 모든 전이상태는 반응물보다 생성물과 더 유사하다.
⑤ 모든 전이상태는 생성물보다 반응물과 더 유사하다.

26 분자식이 C_6H_{12}인 화합물 중 HBr첨가반응을 통해 3-Bromo-3-methylpentane을 주생성물로 얻을 수 있는 반응물은 모두 몇 개인가? (단, 이성질체도 포함한다.)

① 1개　　② 2개　　③ 3개
④ 4개　　⑤ 5개

알켄

27 다음 〈보기〉에 주어진 반응에 대한 메커니즘을 그려보시오.

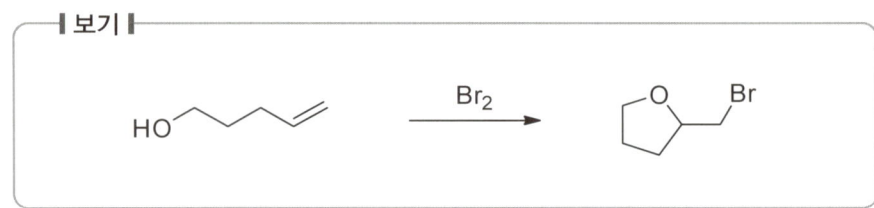

28 주생성물의 구조가 옳은 것만을 〈보기〉에서 있는 대로 고른 것은? (단, 각 단계에서 주생성물은 적절한 분리·정제 과정을 통하여 얻어진다.)

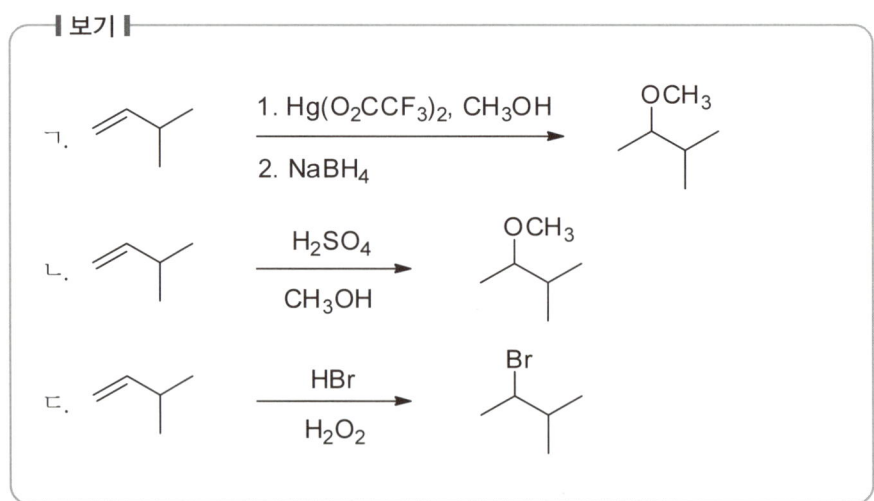

① ㄱ   ② ㄴ   ③ ㄷ
④ ㄱ, ㄴ   ⑤ ㄱ, ㄷ   ⑥ ㄴ, ㄷ
⑦ ㄱ, ㄴ, ㄷ

29 다음 〈보기〉의 문장에서 A, B, C에 들어갈 숫자로 가장 적절한 것은?

| 보기 |
상온에서 cycloalkene의 trans이성질체는 (A)각부터 가능하다.
cycloalkene의 cis/trans 이성질체는 (B)각에서 안정성이 서로 유사하다.
cycloalkene의 고리가 (C)각 이상이면 trans이성질체가 cis보다 더 안정하다.

	A	B	C
①	7	11	12
②	7	12	13
③	8	11	12
④	8	12	12
⑤	9	12	13

30 주생성물의 구조가 옳은 것만을 〈보기〉에서 있는 대로 고른 것은? (단, 주생성물은 적절한 분리·정제 과정을 통하여 얻는다.)

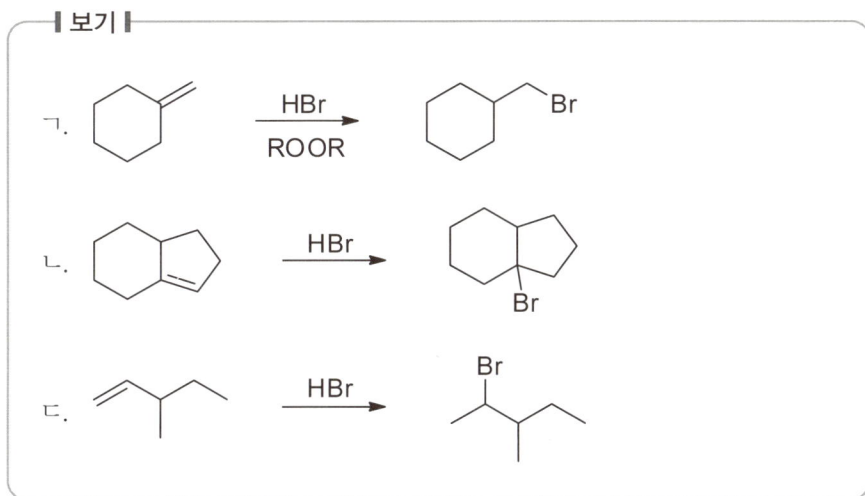

① ㄱ
② ㄴ
③ ㄷ
④ ㄱ, ㄴ
⑤ ㄱ, ㄷ
⑥ ㄴ, ㄷ
⑦ ㄱ, ㄴ, ㄷ

알켄

31 주생성물의 구조가 옳은 것만을 〈보기〉에서 있는 대로 고른 것은? (단, 주생성물은 적절한 분리·정제 과정을 통하여 얻는다.)

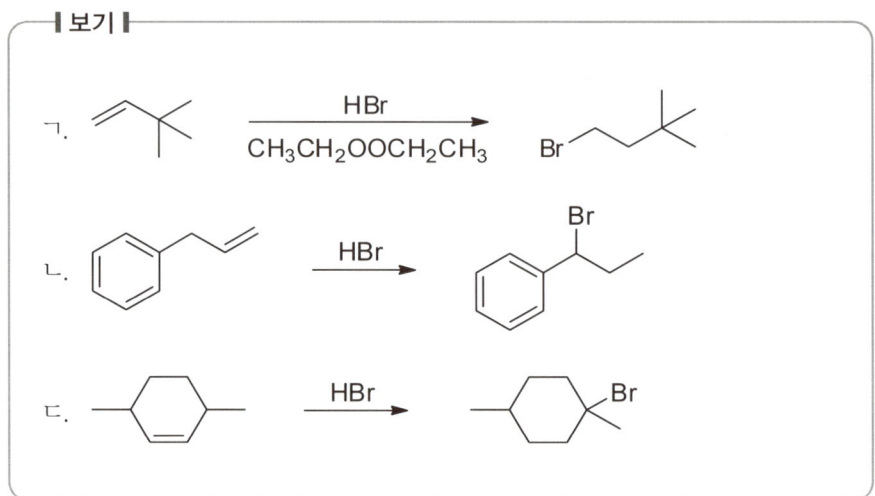

① ㄱ　　② ㄴ　　③ ㄷ
④ ㄱ, ㄴ　　⑤ ㄱ, ㄷ　　⑥ ㄴ, ㄷ
⑦ ㄱ, ㄴ, ㄷ

32 주생성물의 구조가 옳은 것만을 〈보기〉에서 있는 대로 고른 것은? (단, 주생성물은 적절한 분리·정제 과정을 통하여 얻는다.)

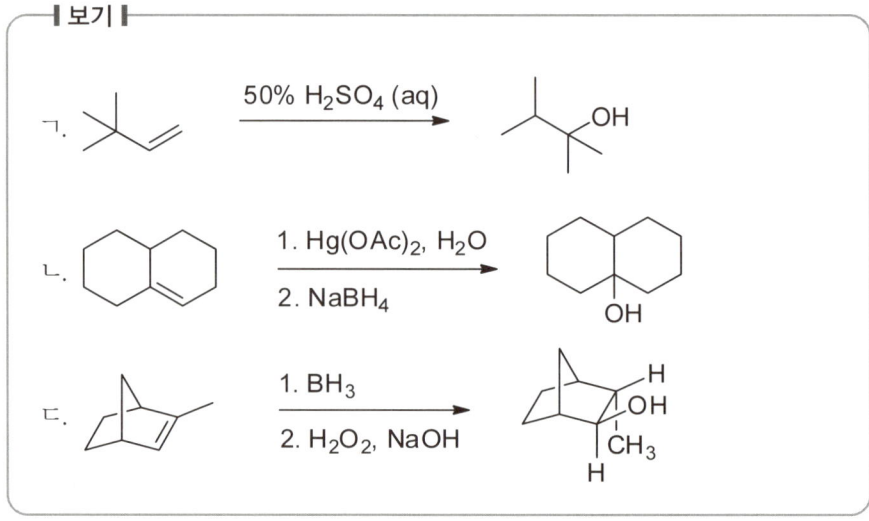

① ㄱ　　② ㄴ　　③ ㄷ
④ ㄱ, ㄴ　　⑤ ㄱ, ㄷ　　⑥ ㄴ, ㄷ
⑦ ㄱ, ㄴ, ㄷ

33 주생성물의 구조가 옳은 것만을 〈보기〉에서 있는 대로 고른 것은? (단, 주생성물은 적절한 분리·정제 과정을 통하여 얻는다.)

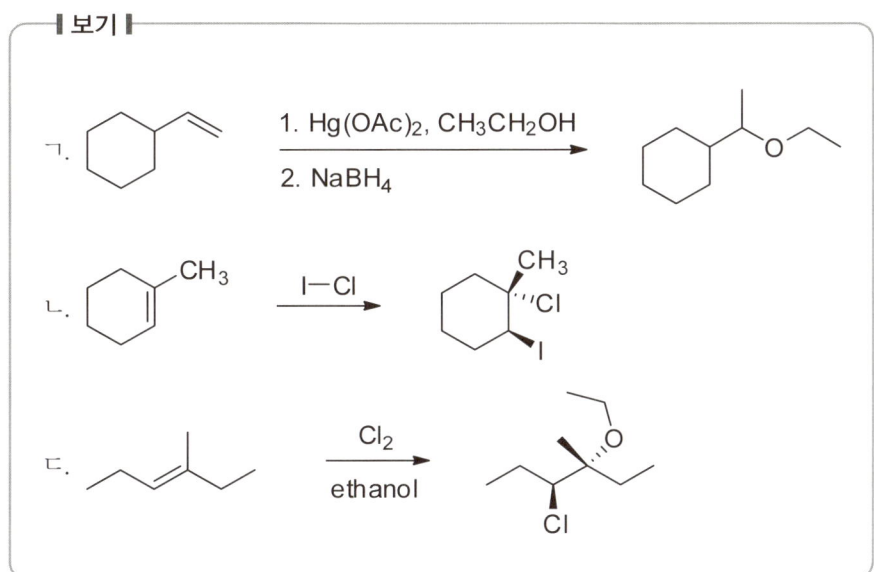

① ㄱ ② ㄴ ③ ㄷ
④ ㄱ, ㄴ ⑤ ㄱ, ㄷ ⑥ ㄴ, ㄷ
⑦ ㄱ, ㄴ, ㄷ

34 다음 〈보기〉에 주어진 반응의 주생성물 A로 옳은 것은?

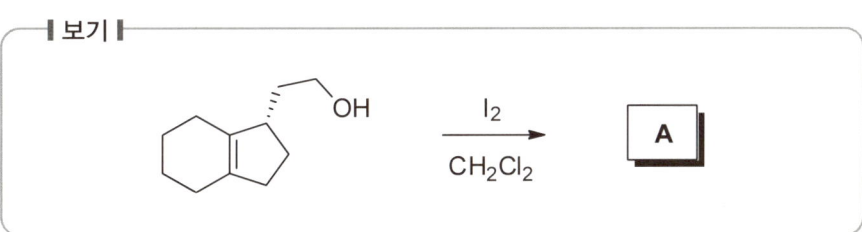

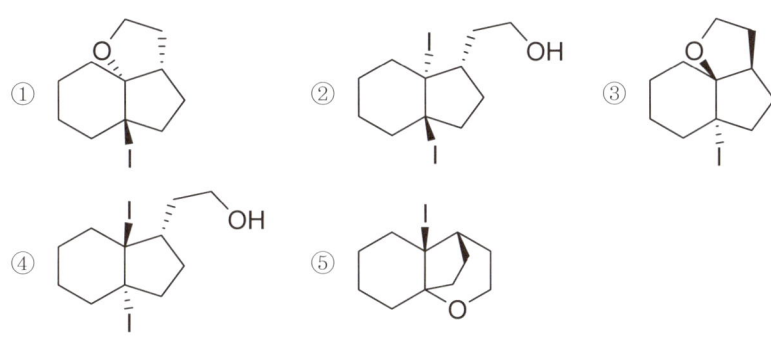

알켄

35 다음 화합물 1mole을 뜨겁고 진한 $KMnO_4$로 처리했을 때 몇 mole의 CO_2가 생성되는가?

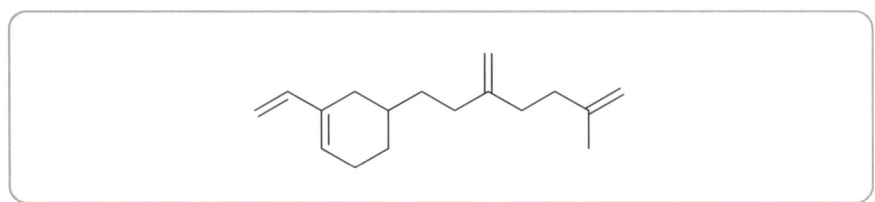

① 1   ② 2   ③ 3
④ 4   ⑤ 8

36 β-Ocimene은 좋은 향을 내는 천연물이다. 다음의 정보를 통해 β-Ocimene의 구조를 추론하여 그리시오.

$$\beta\text{-Ocimene} (C_{10}H_{16}) \xrightarrow{H_2, Pt} \text{2,6-dimethyloctane}$$

$$\xrightarrow[(CH_3)_2S]{O_3} HCHO + CH_3COCH_3 + CH_3COCHO + OHCCH_2CHO$$

37 다음 〈보기〉에 주어진 반응의 주생성물 A로 옳은 것은?

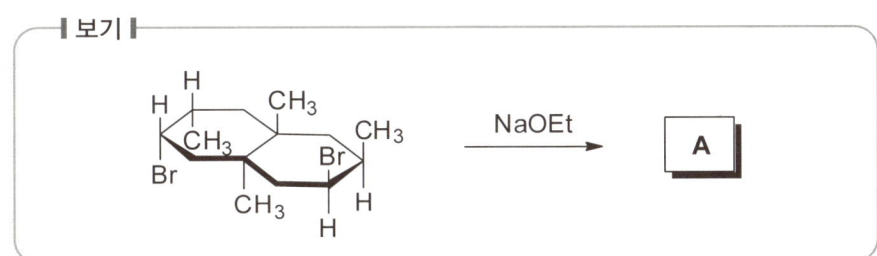

알켄

38 다음 〈보기〉에 주어진 반응의 주생성물 A로 옳은 것은?

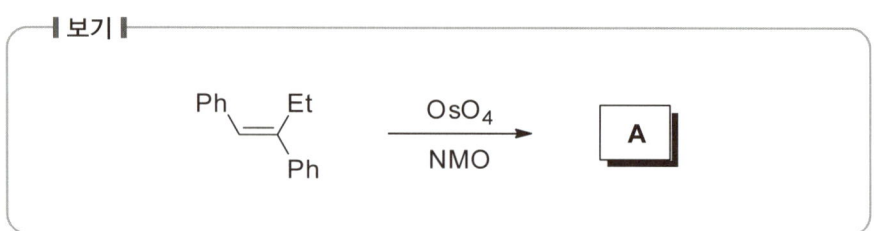

① Ph, OH, H, Et, Ph, OH (Newman projection)

② Ph, OH, Et, H, Ph, OH

③ H, OH, Ph, Ph(HO)HC, CH₃, H

④ H, OH, CH₃, Ph(HO)HC, Ph, H

⑤ Ph, OH, OH, Ph, H, Et

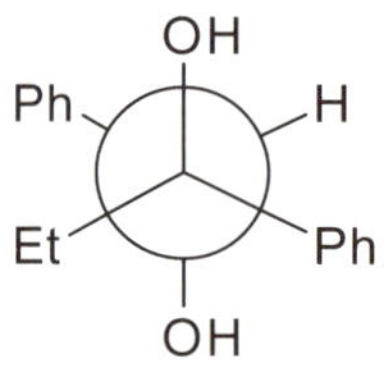

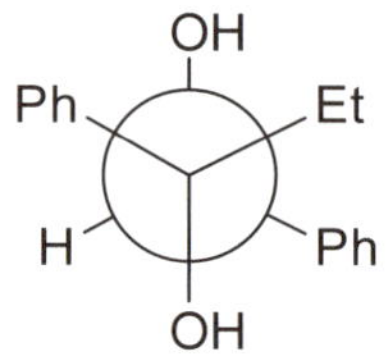

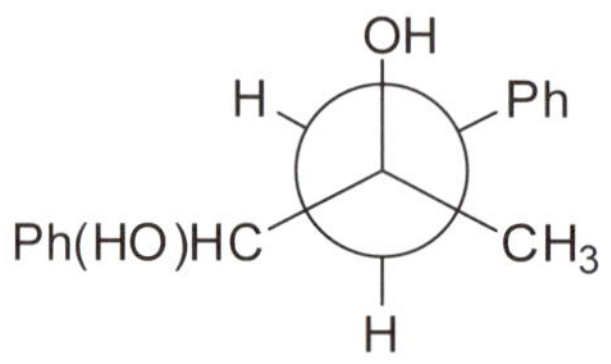

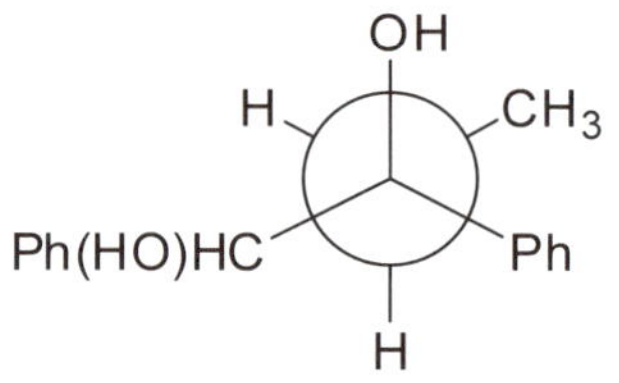

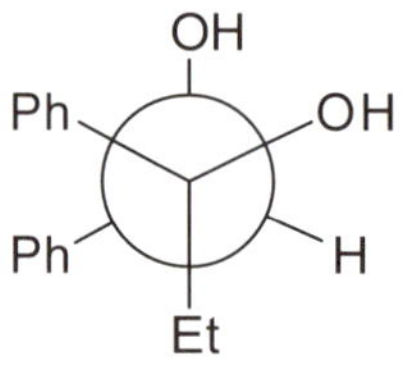

39 다음 (가), (나)는 알켄의 반응이다.

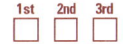

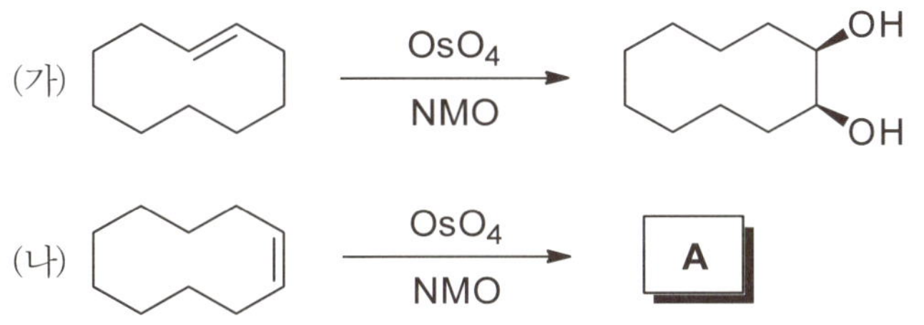

위의 반응에 대한 설명으로 옳은 것만을 〈보기〉에서 있는 대로 고른 것은?
(단, 주생성물은 적절한 분리·정제 과정을 통하여 얻는다.)

| 보기 |

ㄱ. (가)의 생성물은 잘못된 구조이다.
ㄴ. A는 (가)의 생성물과 부분입체이성질체 관계이다.
ㄷ. 위 반응의 중간체는 고리중간체이다.

① ㄱ　　　　　　② ㄴ　　　　　　③ ㄷ
④ ㄱ, ㄴ　　　　 ⑤ ㄱ, ㄷ　　　　⑥ ㄴ, ㄷ
⑦ ㄱ, ㄴ, ㄷ

알켄

40 주생성물의 구조가 옳은 것만을 〈보기〉에서 있는 대로 고른 것은? (단, 각 단계에서 주생성물은 적절한 분리·정제 과정을 통하여 얻어진다.)

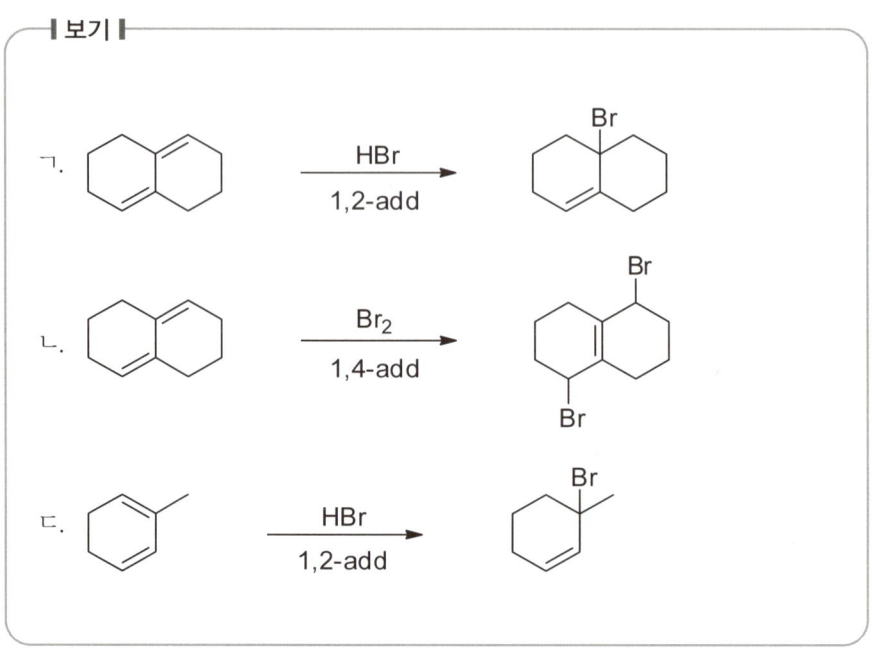

① ㄱ ② ㄴ ③ ㄷ
④ ㄱ, ㄴ ⑤ ㄱ, ㄷ ⑥ ㄴ, ㄷ
⑦ ㄱ, ㄴ, ㄷ

41 다음 (가), (나)는 알켄의 반응이다.

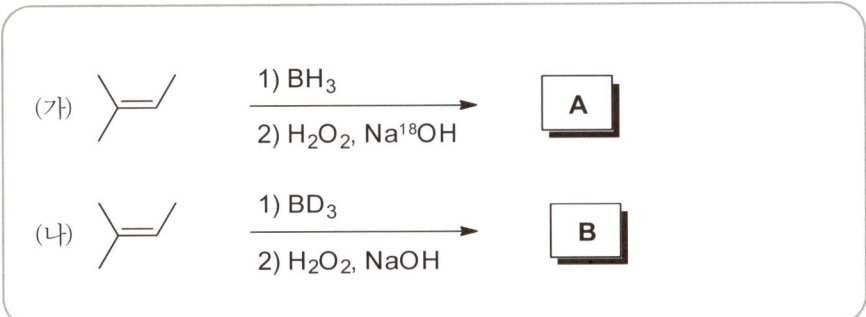

위의 반응에 대한 설명으로 옳은 것만을 〈보기〉에서 있는 대로 고른 것은?
(단, 주생성물은 적절한 분리·정제 과정을 통하여 얻는다.)

보기

ㄱ. (가)의 주생성물 A는 방사성 동위원소를 포함한다.
ㄴ. (나)의 주생성물 B는 방사성 동위원소를 포함한다.
ㄷ. A와 B는 모두 라세미혼합물이다.

① ㄱ ② ㄴ ③ ㄷ
④ ㄱ, ㄴ ⑤ ㄱ, ㄷ ⑥ ㄴ, ㄷ
⑦ ㄱ, ㄴ, ㄷ

알켄

42 다음 (가)~(다)는 다이엔의 가오존 분해반응이다.

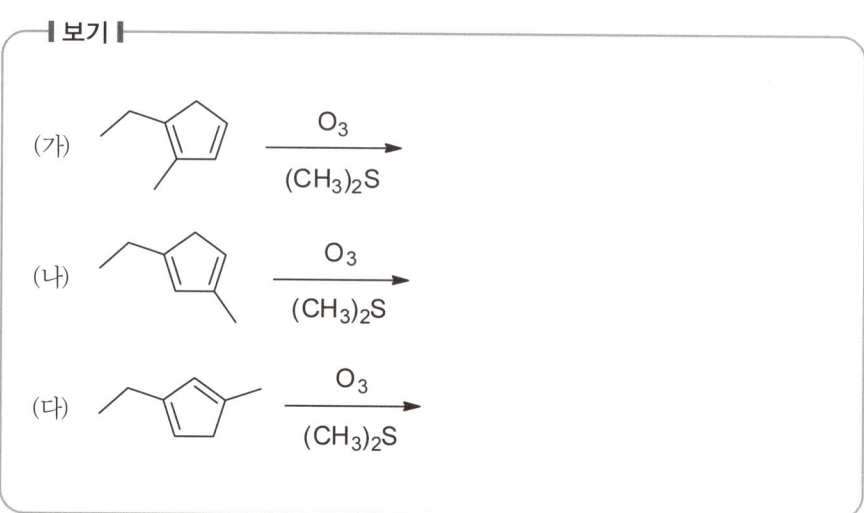

위의 반응에 대한 설명으로 옳은 것만을 〈보기〉에서 있는 대로 고른 것은? (단, 주생성물은 적절한 분리·정제 과정을 통하여 얻는다.)

|보기|

ㄱ. (가)와 (나)의 생성물은 동일하다.
ㄴ. (나)와 (다)의 생성물은 동일하다.
ㄷ. (가)와 (다)의 생성물은 구조이성질체 관계이다.

① ㄱ   ② ㄴ   ③ ㄷ
④ ㄱ, ㄴ   ⑤ ㄱ, ㄷ   ⑥ ㄴ, ㄷ
⑦ ㄱ, ㄴ, ㄷ

43 다음 반응의 생성물 A의 IUPAC 이름으로 옳은 것은?

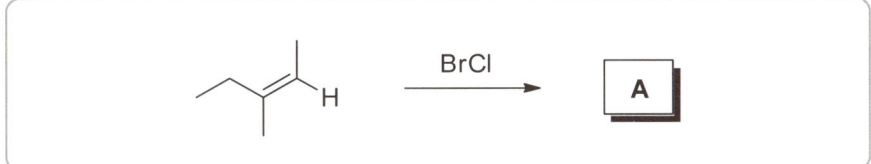

① (2R,3R)-2-bromo-3-chloro-3-methylpentane
② (2S,3R)-2-bromo-3-chloro-3-methylpentane
③ (2R,3S)-2-bromo-3-chloro-3-methylpentane
④ (2S,3S)-4-bromo-3-chloro-3-methylpentane
⑤ (2S,3S)-2-bromo-4-chloro-3-methylpentane

44 다음 알켄 A와 C에 대한 HBr의 첨가 반응은 위치선택적이며 각각 첨가 생성물 B와 D를 형성한다. 그 이유를 설명하시오.

알켄

45 화합물 A~C에는 몇 개의 고리와 π 결합이 포함되어 있는가?

a. 화합물 A는 C_5H_8의 분자식을 가지며, 수소첨가반응을 통해 C_5H_{10}의 분자식을 갖는 물질이 된다.

b. 화합물 B는 $C_{10}H_{16}$의 분자식을 가지며, 수소첨가반응을 통해 $C_{10}H_{18}$의 분자식을 갖는 물질이 된다.

c. 화합물 C는 C_8H_8의 분자식을 가지며, 수소첨가반응을 통해 C_8H_{16}의 분자식을 갖는 물질이 된다.

46 다음 반응의 생성물을 그리시오. (단, 존재하는 경우 생성물의 입체화학을 나타내어라.)

a. 3-methyl-2-buten-1-ol $\xrightarrow{\text{H}_2, \text{Pd}}$

b. 3-methyl-2-buten-1-ol $\xrightarrow{\text{mCPBA}}$

c. 3,4-dihydro-2H-pyran $\xrightarrow{\text{CH}_3\text{OH}, \text{TsOH}}$

47 다음 반응의 주생성물을 그리시오.

a.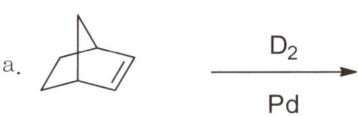

b.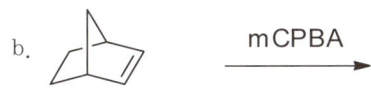

c.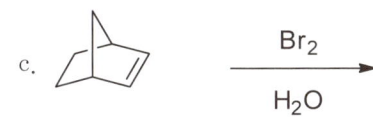

48 3,3-dimethyl-1-butene과 HBr의 반응에서의 주생성물(A)과 동일한 알켄을 HBr 및 과산화물과 반응 시켰을 때의 주생성물(B)를 그려라.

49 Bromocyclodecane의 할로젠화수소 제거 반응에서 주생성물은 trans-cyclodecene이 아니라 cis-cyclodecene이다. 이에 대해 설명하시오.

1st 2nd 3rd

50 다음 각 화합물에 대한 IUPAC 이름을 쓰시오.

구조	IUPAC 명칭
a. 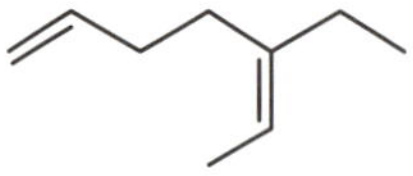	
b. 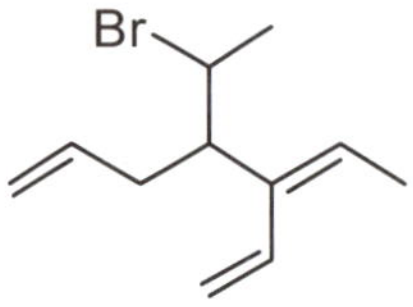	
c. 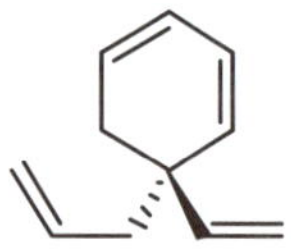	
d. 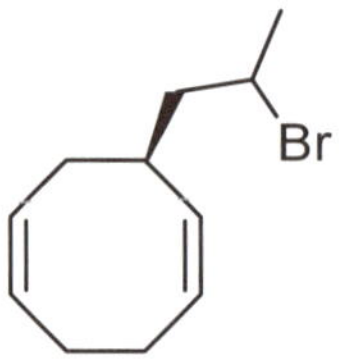	

1st 2nd 3rd

51 다음 구조에서 이중 결합의 배열이 Z배열인 것은?

① 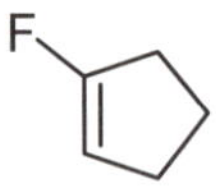

② 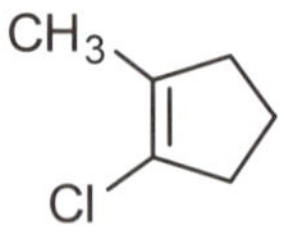

③ 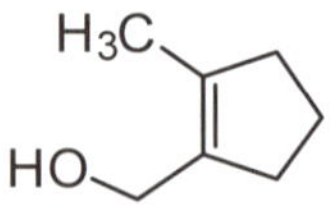

④ 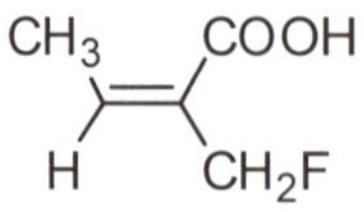

⑤ 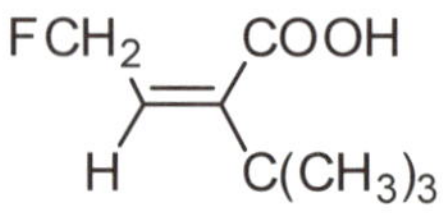

52 다음 구조에서 이중 결합의 배열이 Z배열인 것은?

① CH₃O, CH₃ / CH₃, OCH₃
② CH₃, OCH₃ / H, CH₃
③ CH₃-N(CH₃), CH₃ / CH₃, CH₂CH₃
④ Cl, CH₃ / CH₃, OCH₃
⑤ CH₃OOC, H / CH₃O(HO)₂C, CH₃

53 다음 비타민 D3의 표기된 알켄은 몇 치환 알켄인가?

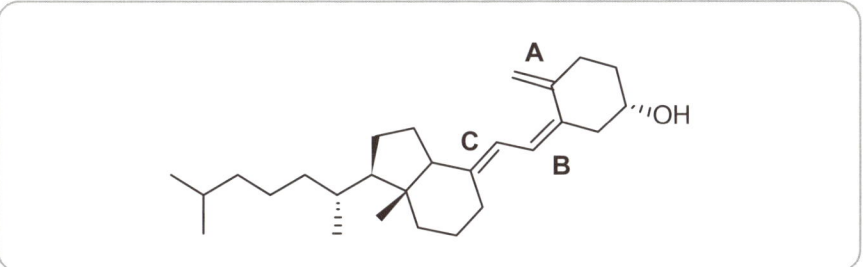

① A = 2치환 ; B = 3치환 ; C = 3치환
② A = 1치환 ; B = 2치환 ; C = 3치환
③ A = 2치환 ; B = 2치환 ; C = 3치환
④ A = 2치환 ; B = 3치환 ; C = 2치환
⑤ A = 1치환 ; B = 2치환 ; C = 2치환

알켄

54 다음 알켄 중 가장 안정한 것은?

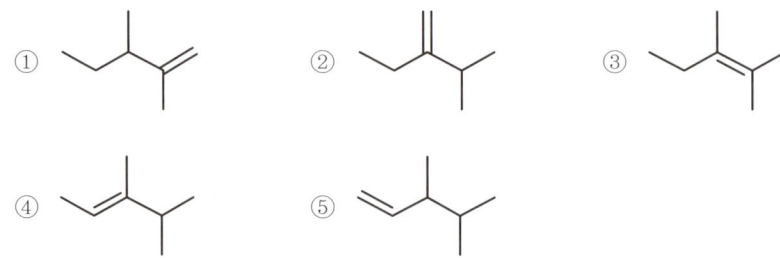

55 주생성물의 구조가 옳은 것만을 〈보기〉에서 있는 대로 고른 것은? (단, 주생성물은 적절한 분리·정제 과정을 통하여 얻는다.)

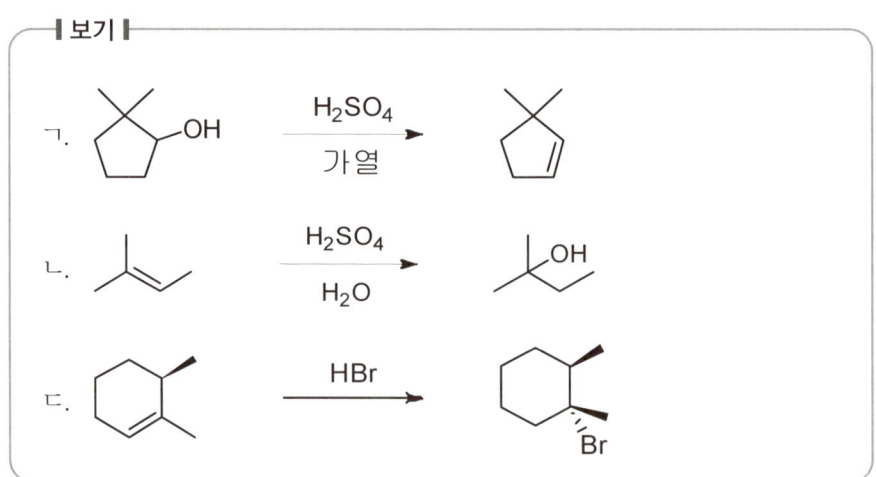

① ㄱ ② ㄴ ③ ㄷ
④ ㄱ, ㄴ ⑤ ㄴ, ㄷ ⑥ ㄱ, ㄷ
⑦ ㄱ, ㄴ, ㄷ

56 주생성물의 구조가 옳은 것만을 〈보기〉에서 있는 대로 고른 것은? (단, 주생성물은 적절한 분리·정제 과정을 통하여 얻는다.)

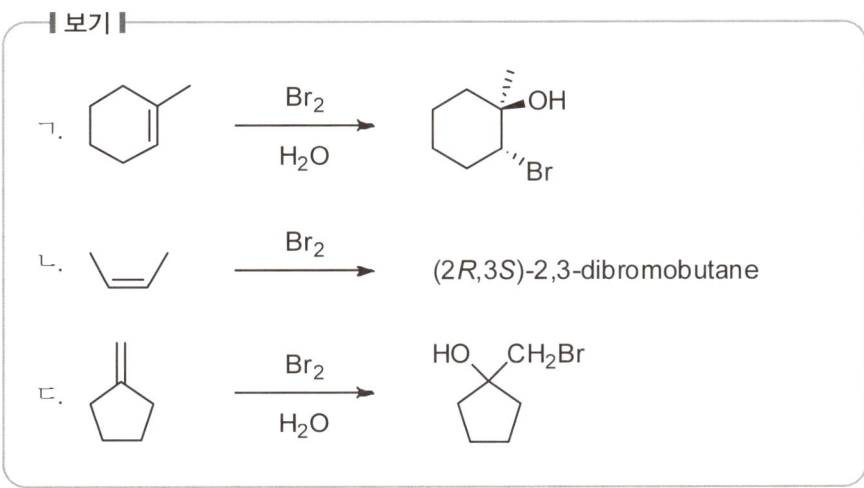

① ㄱ ② ㄴ ③ ㄷ
④ ㄱ, ㄴ ⑤ ㄴ, ㄷ ⑥ ㄱ, ㄷ
⑦ ㄱ, ㄴ, ㄷ

57 주생성물의 구조가 옳은 것만을 〈보기〉에서 있는 대로 고른 것은? (단, 주생성물은 적절한 분리·정제 과정을 통하여 얻는다.)

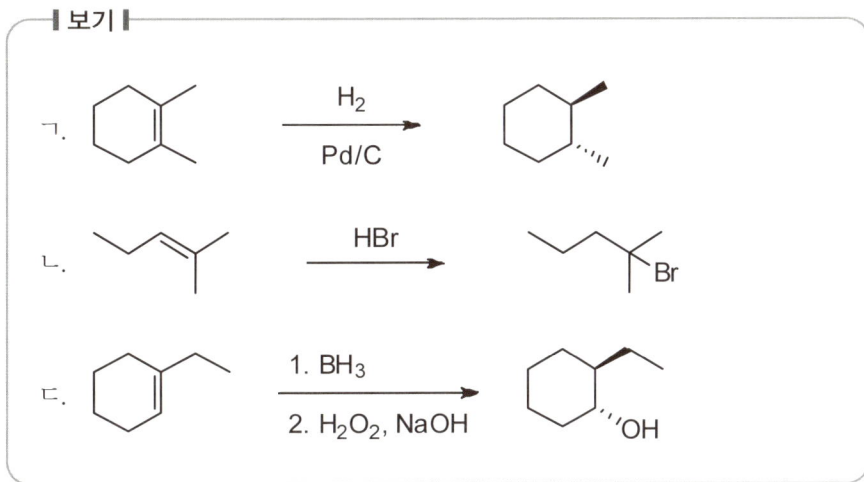

① ㄱ ② ㄴ ③ ㄷ
④ ㄱ, ㄴ ⑤ ㄴ, ㄷ ⑥ ㄱ, ㄷ
⑦ ㄱ, ㄴ, ㄷ

알켄

58 주생성물의 구조가 옳은 것만을 〈보기〉에서 있는 대로 고른 것은? (단, 주생성물은 적절한 분리·정제 과정을 통하여 얻는다.)

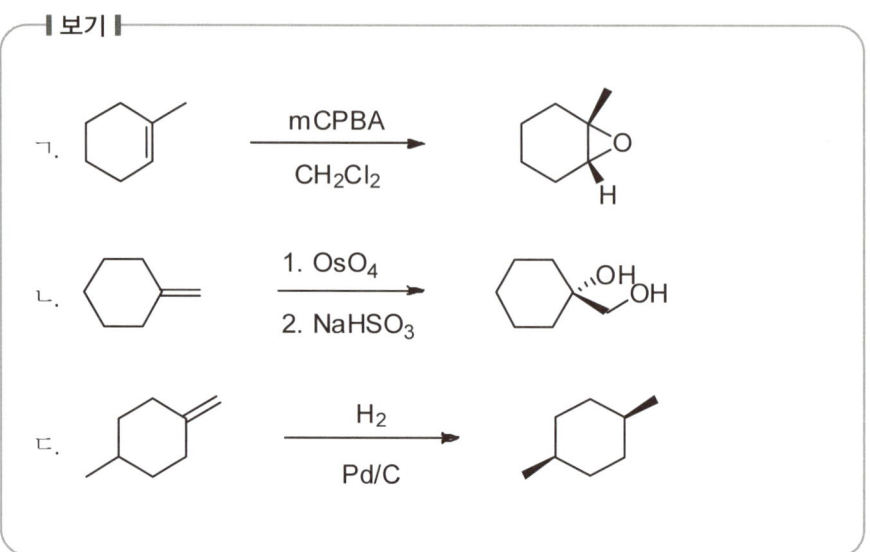

① ㄱ 　② ㄴ 　③ ㄷ
④ ㄱ, ㄴ 　⑤ ㄴ, ㄷ 　⑥ ㄱ, ㄷ
⑦ ㄱ, ㄴ, ㄷ

59 주생성물의 구조가 옳은 것만을 〈보기〉에서 있는 대로 고른 것은? (단, 주생성물은 적절한 분리·정제 과정을 통하여 얻는다.)

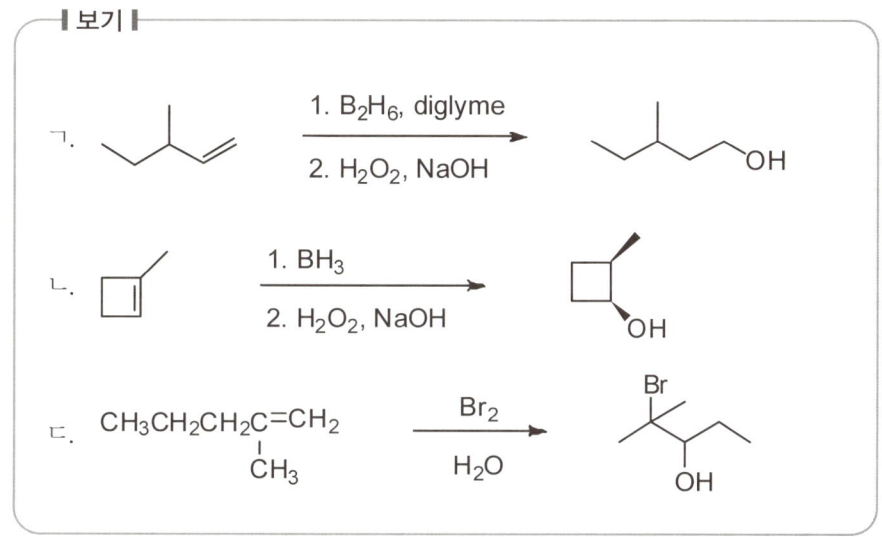

① ㄱ   ② ㄴ   ③ ㄷ
④ ㄱ, ㄴ   ⑤ ㄴ, ㄷ   ⑥ ㄱ, ㄷ
⑦ ㄱ, ㄴ, ㄷ

60 다음 중 알켄의 수소화붕소첨가/산화반응을 거쳐 얻을 수 없는 것은?

① 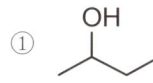   ② 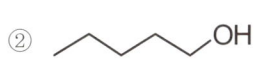   ③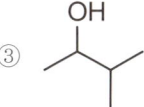

④ 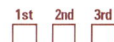   ⑤

알켄

61 Dichlorocarbene을 형성할 수 있는 시약의 조합으로 적절한 것은?

① KOC(CH₃)₃ + chloroform(CHCl₃)
② Zn(Cu) + chloroform(CHCl₃)
③ (CH₃)₂CuLi + chloroform(CHCl₃)
④ KOC(CH₃)₃ + diazomethane(CH₂N₂)
⑤ KOC(CH₃)₃ + dichloromethane(CH₂Cl₂)

62 다음 〈보기〉의 반응물을 Br₂와의 반응성이 감소하는 순서대로 올바르게 나열한 것은?

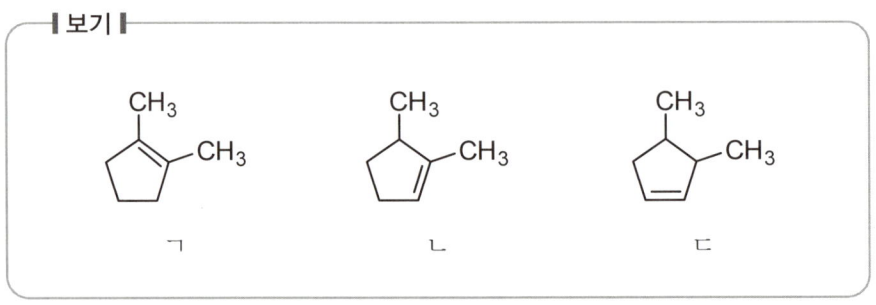

① ㄱ > ㄴ > ㄷ   ② ㄷ > ㄱ > ㄴ   ③ ㄴ > ㄱ > ㄷ
④ ㄱ > ㄷ > ㄴ   ⑤ ㄴ > ㄷ > ㄱ

63 다음 화학종 중 1-butene의 HBr 라디칼 첨가 반응의 중간체로 올바른 것은?

① 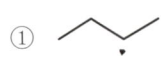 ② 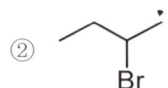 ③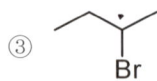

④   ⑤

64 다음 반응 중 Anti-첨가로만 진행되는 반응은 무엇인가?

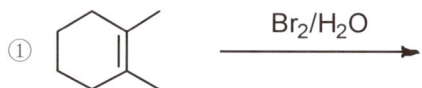

①   Br$_2$/H$_2$O

② 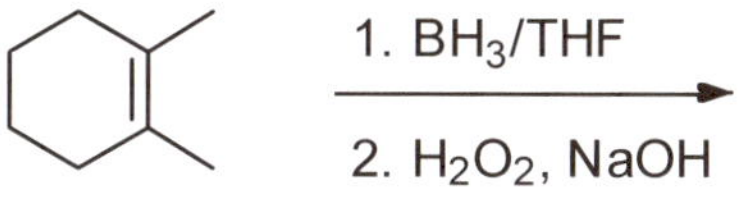   1. BH$_3$/THF
     2. H$_2$O$_2$, NaOH

③   CH$_3$COOOH

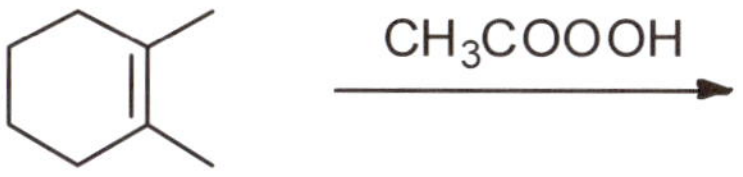

④   H$_2$, Pt

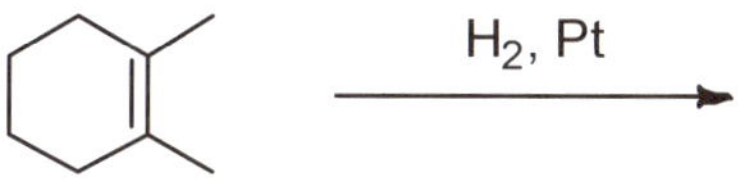

⑤ 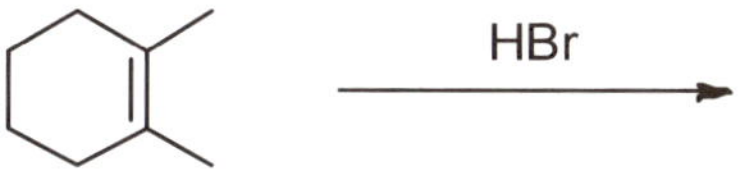   HBr

65 다음 중 알켄의 수소붕소화/산화반응에 대한 설명으로 올바른 것은?

① 수소붕소화반응에서 더 치환된 탄소에 붕소가 결합한다.
② 수소붕소화반응은 안티첨가반응이 일어난다.
③ 산화반응시 입체배열은 보존된다.
④ 수소화붕소반응시 9-BBN은 BH$_3$와 동일한 당량이 필요하다.
⑤ 위치선택성을 결정하는 가장 중요한 효과는 전자적 효과(Electronic effect)이다.

알켄

66 다음 〈보기〉의 반응에서 A에 적합한 것은 무엇인가?

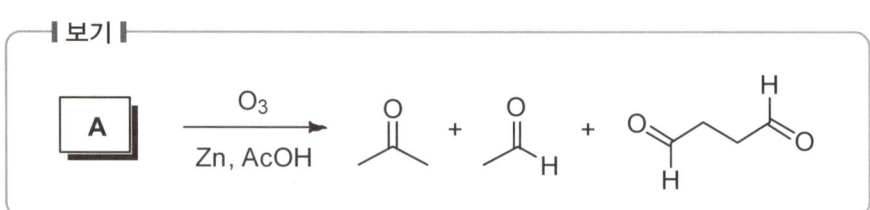

① 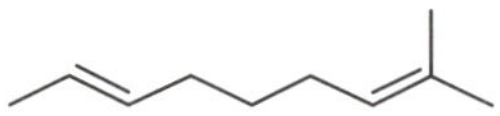 ～＝＼＿／＝＜   ② ＞＝＼＿／＝＜

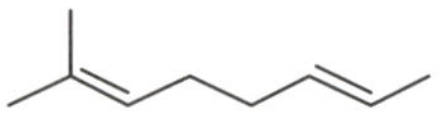

③ 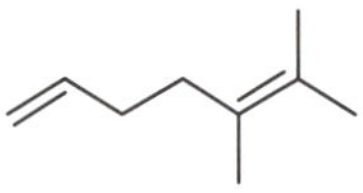 ＝＼＿＼＝＜   ④ ＞＝＼＿＼＝

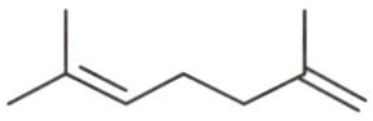

⑤ ＝＼＿＼＝＼

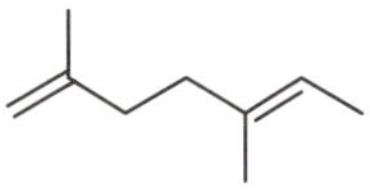

67 다음 〈보기〉에 주어진 반응에서 A로 적합한 것은 무엇인가? (단, A의 분자식은 $C_7H_{13}Cl$이다.)

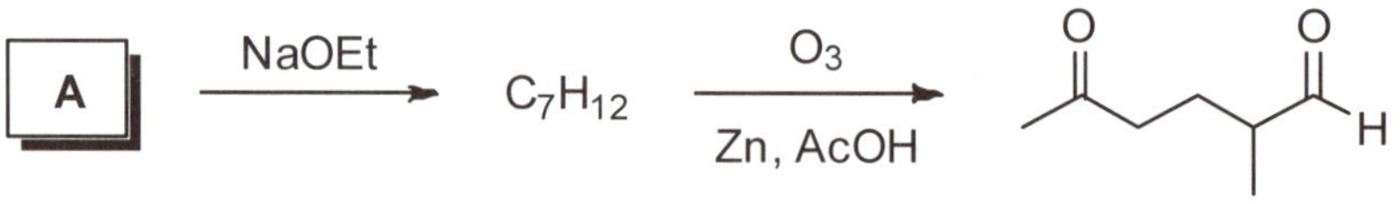

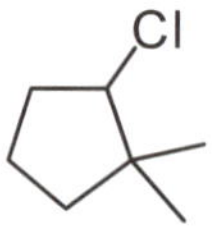

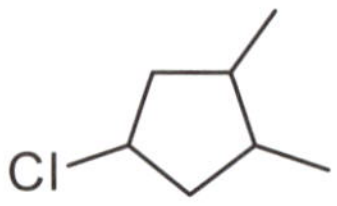

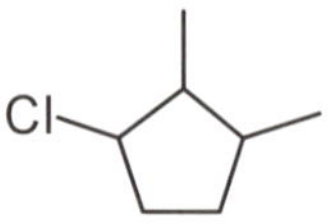

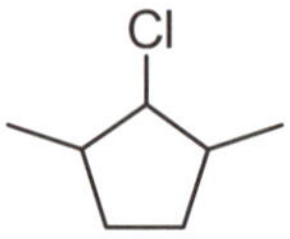

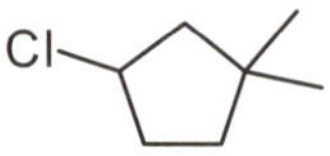

68 주생성물의 구조가 옳은 것만을 〈보기〉에서 있는 대로 고른 것은? (단, 주생성물은 적절한 분리·정제 과정을 통하여 얻는다.)

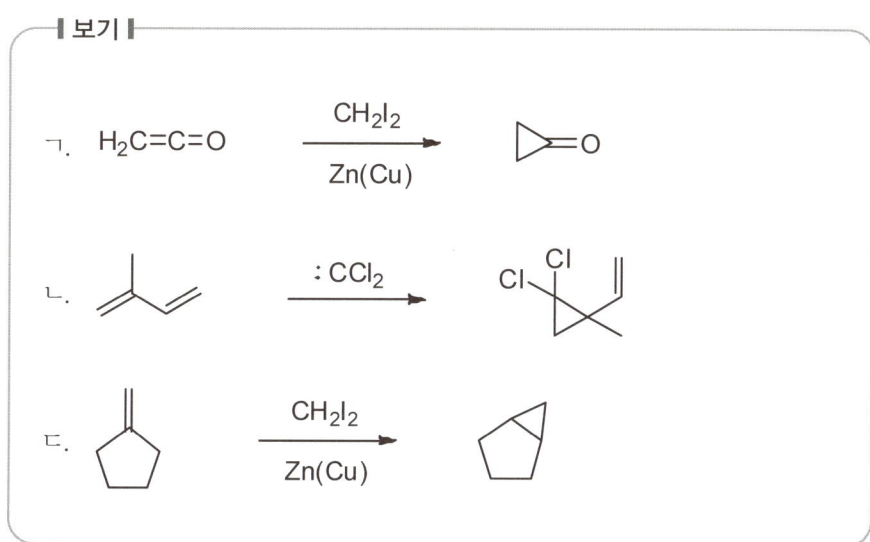

① ㄱ   ② ㄴ   ③ ㄷ
④ ㄱ, ㄴ   ⑤ ㄴ, ㄷ   ⑥ ㄱ, ㄷ
⑦ ㄱ, ㄴ, ㄷ

ACE 500제

유기화학
심화편

CHAPTER

4

알카인

알카인

01 다음 〈보기〉에 주어진 불포화 탄화수소의 끓는점 순서를 올바르게 나열한 것은?

| 보기 |

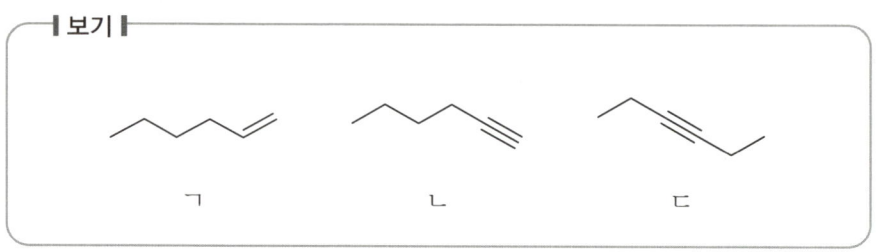

ㄱ ㄴ ㄷ

① ㄱ < ㄴ < ㄷ ② ㄷ < ㄴ < ㄱ ③ ㄴ < ㄱ < ㄷ
④ ㄷ < ㄱ < ㄴ ⑤ ㄴ < ㄷ < ㄱ

02 다음 화합물의 IUPAC 이름으로 옳은 것은?

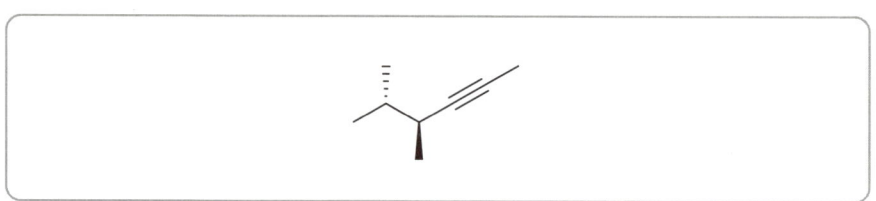

① (S)-4,5-dimethylhex-2-yne
② (R)-4,5-dimethylhex-2-yne
③ (4S,5S)-4,5-dimethylhex-2-yne
④ (4S,5R)-4,5-dimethylhex-2-yne
⑤ (4R,5R)-4,5-dimethylhex-2-yne

03 다음 화합물의 명명이 바르게 되어 있지 않은 것은 무엇인가?

① (R)-hept-4-yn-2-ol

② 5-bromo-5-methylhex-2-yne

③ 3-sec-butylhexa-1,5-diyne

④ (Z)-4,5-dimethylhept-4-en-2-yne

⑤ (E)-7-ethyl-8-methylnon-2-en-5-yne

04 다음 주어진 화합물에 대한 IUPAC 명칭을 쓰시오.

구조	IUPAC 명칭

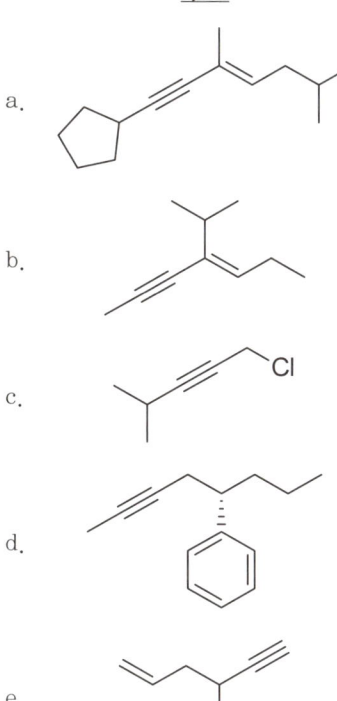

알카인

05 다음 〈보기〉의 반응을 통해 얻어지는 주생성물 A, B, C에 대한 IUPAC 명칭을 쓰시오.

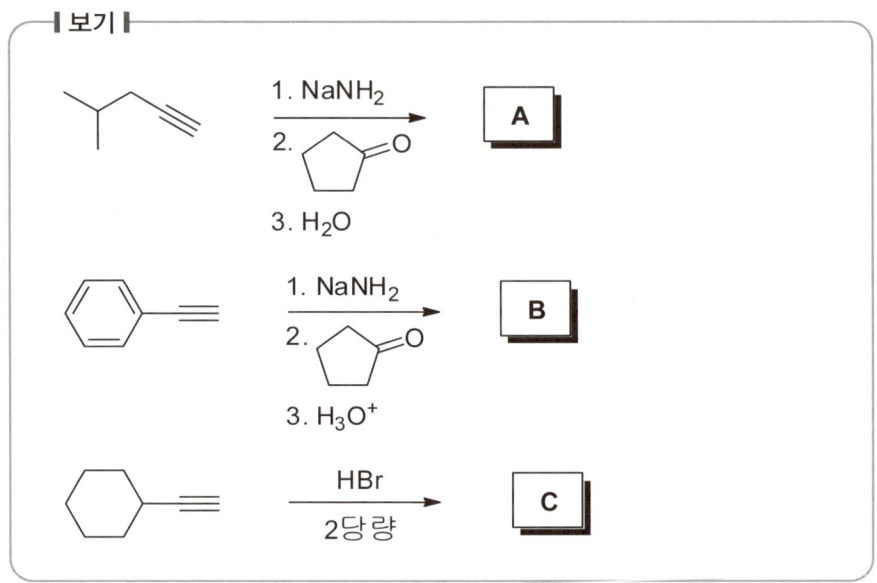

06 아래 〈보기〉의 반응에 사용된 시약 중 옳지 않은 것은?

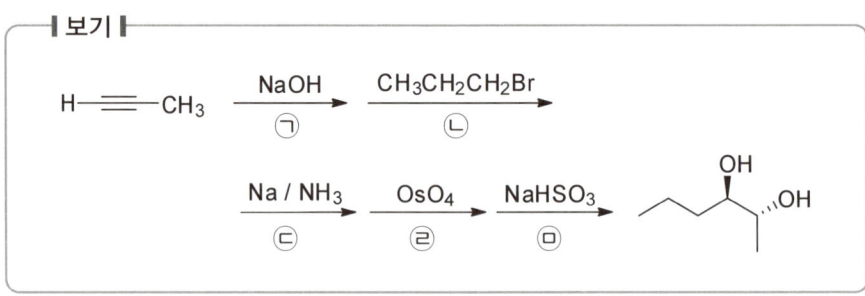

① ㉠ ② ㉡ ③ ㉢
④ ㉣ ⑤ ㉤

07 다음 〈보기〉에 주어진 반응의 주생성물 A로 옳은 것은?

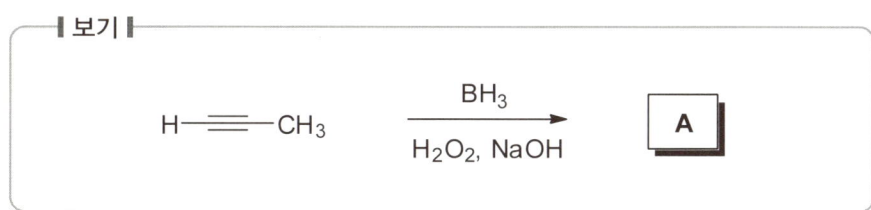

① (enol, OH on CH=CH-CH3) ② (acetone) ③ (allyl alcohol, CH2=CH-CH2OH)

④ propanal (CH3CH2CHO) ⑤ (CH2=C(OH)CH3)

08 다음 〈보기〉의 반응에서 2,3-dimethyloxirane을 합성하기 위한 시약 A, B로 옳은 것은?

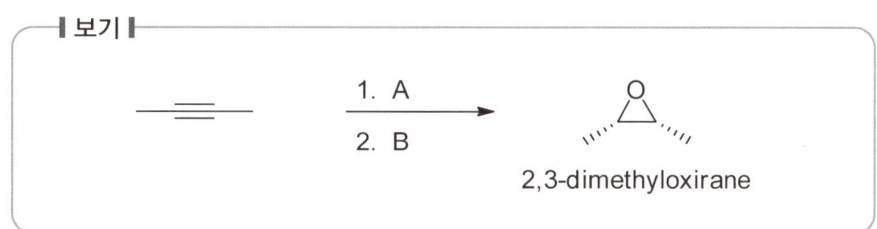

	A	B
①	H₂/Lindlar Pd	CH₃CO₃H
②	H₂SO₄	CH₃CO₂H
③	NaH	H₂O, H₂SO₄, HgSO₄
④	H₂/Pd	BH₃, H₂O₂, ⁻OH
⑤	HBr	CH₃CO₃H

알카인

09 다음의 각 출발 물질로부터 최종 생성물을 얻기 위한 반응 시약 및 조건으로 적절하지 <u>않은</u> 것은? (단, 각 단계에서 주생성물은 적절한 분리·정제 과정을 통하여 얻는다.)

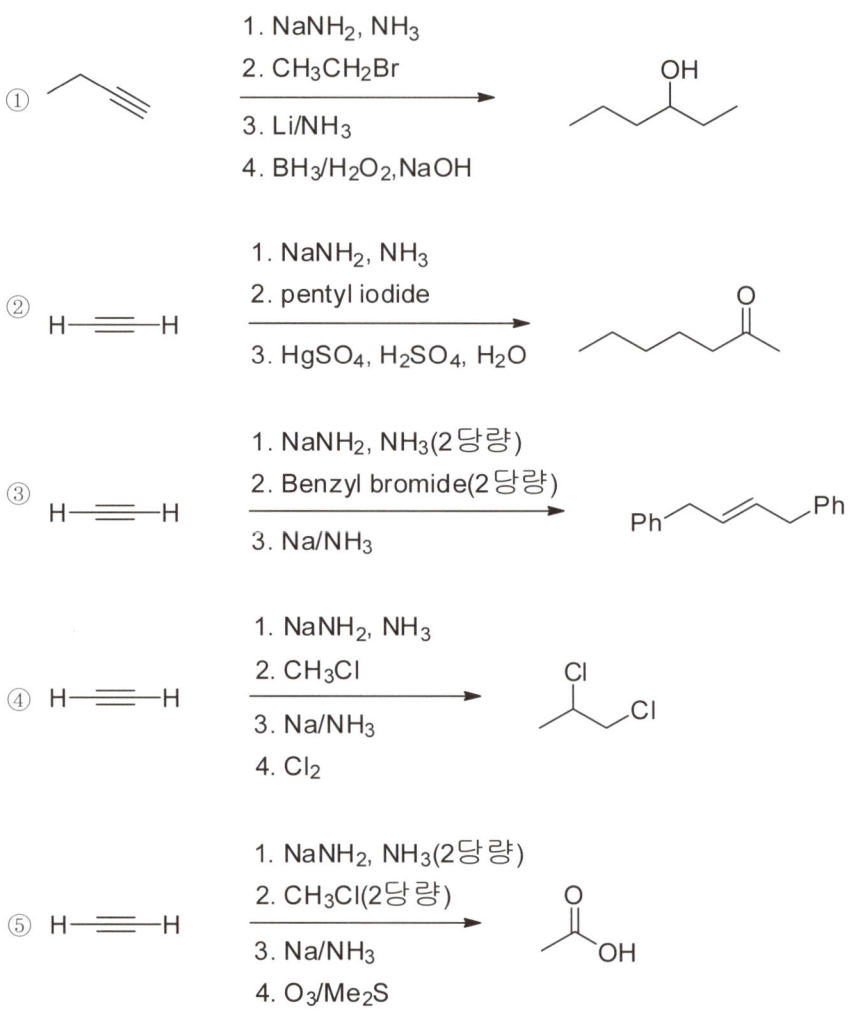

10 주생성물의 구조가 옳은 것만을 〈보기〉에서 있는 대로 고른 것은? (단, 각 단계에서 주생성물은 적절한 분리·정제 과정을 통하여 얻어진다.)

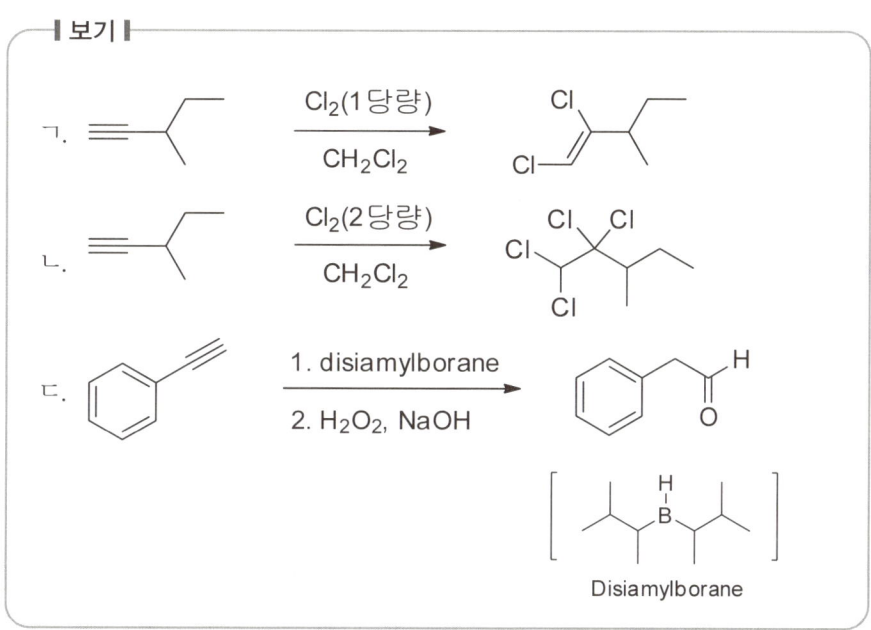

① ㄱ   ② ㄴ   ③ ㄷ
④ ㄱ, ㄴ   ⑤ ㄱ, ㄷ   ⑥ ㄴ, ㄷ
⑦ ㄱ, ㄴ, ㄷ

11 다음 〈보기〉의 문장에서 A, B, C에 들어갈 표현으로 가장 적절한 것은?

| 보기 |

알카인의 파이결합은 알켄의 파이결합보다 (A).
3,3-dimethyl-1-butyne의 끓는점은 1-hexyne보다 (B).
trans-hept-4-en-2-yne에서 가장 짧은 C-C 결합은 (C)이다.

	A	B	C
①	짧고 약하다	낮다	2-3
②	짧고 약하다	높다	3-4
③	짧고 강하다	낮다	2-3
④	길고 강하다	높다	4-5
⑤	길고 약하다	낮다	2-3

알카인

12 말단 알카인의 탈양성자화(deprotonation)를 위해 사용할 시약으로 적절한 것을 모두 고르시오.

① n-BuLi ② LDA ③ NaOMe
④ PhMgBr ⑤ NaOH

13 주생성물의 구조가 옳은 것만을 〈보기〉에서 있는 대로 고른 것은? (단, 주생성물은 적절한 분리·정제 과정을 통하여 얻는다.)

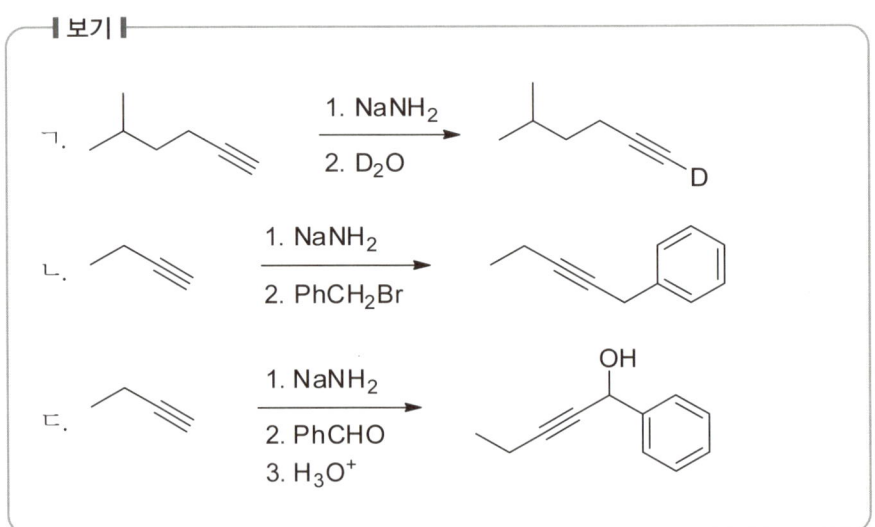

① ㄱ ② ㄴ ③ ㄷ
④ ㄱ, ㄴ ⑤ ㄱ, ㄷ ⑥ ㄴ, ㄷ
⑦ ㄱ, ㄴ, ㄷ

14 다음 〈보기〉의 반응에서 주생성물을 합성하기 위한 시약 A, B, C로 옳은 것은?

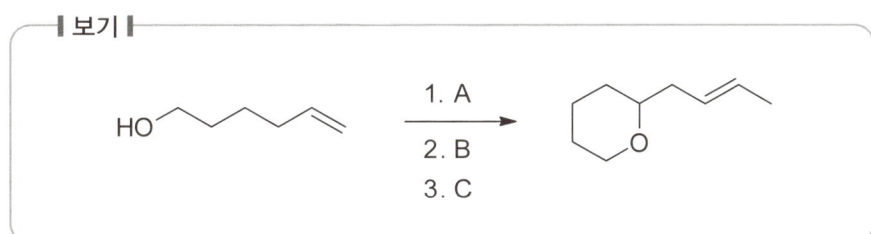

	A	B	C
①	Br₂	CH₃CCNa	Na/NH₃
②	Br₂	CH₃CHCHNa	Li/NH₃
③	H₂SO₄	NBS/hv	CH₃CHCHNa
④	mCPBA	H₂SO₄	HBr
⑤	Br₂	CH₃CCNa	H₂/Lindlar cat'

15 다음 〈보기〉의 문장에서 A, B, C에 들어갈 시약으로 가장 적절한 것은?

|보기|

hex-3-yne에 (A)를 처리하면 (E)-hex-3-ene이 된다.
hex-3-yne에 (B)를 처리하면 (Z)-hex-3-ene이 된다.
hex-1-yne에 1당량의 HBr을 (C)존재하에 첨가하면 1-bromo hexene의 E/Z 혼합물을 얻을 수 있다.

	A	B	C
①	Na/NH₃	H₂/Lindlar cat'	H₂O
②	Na/NH₃	H₂/Lindlar cat'	H₂O₂
③	H₂/Lindlar cat'	Na/NH₃	H₂O
④	H₂/Lindlar cat'	Na/NH₃	H₂O₂
⑤	H₂/Lindlar cat'	Na/NH₃	ROOR

알카인

16 주생성물의 구조가 옳은 것만을 〈보기〉에서 있는 대로 고른 것은? (단, 주생성물은 적절한 분리·정제 과정을 통하여 얻는다.)

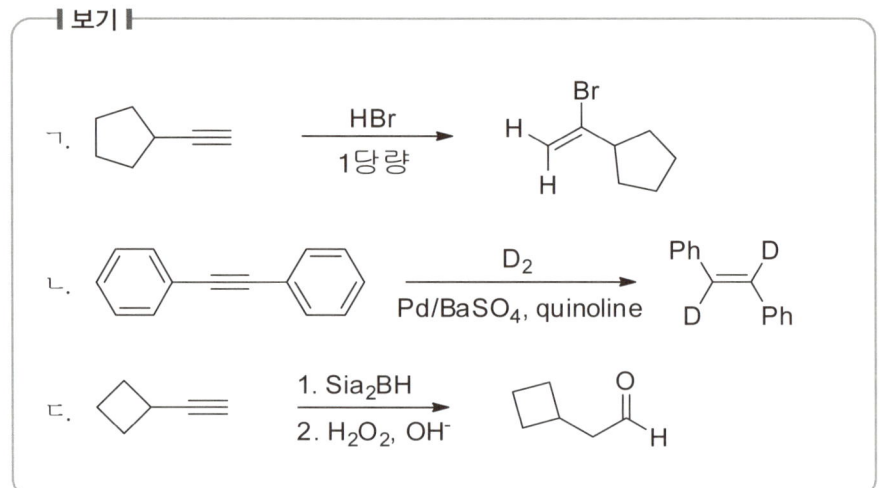

① ㄱ　　　　　② ㄴ　　　　　③ ㄷ
④ ㄱ, ㄴ　　　⑤ ㄱ, ㄷ　　　⑥ ㄴ, ㄷ
⑦ ㄱ, ㄴ, ㄷ

17 다음 〈보기〉의 반응을 완성하기위한 (가)에 들어갈 시약의 조합으로 가장 적절한 것은?

| 보기 |

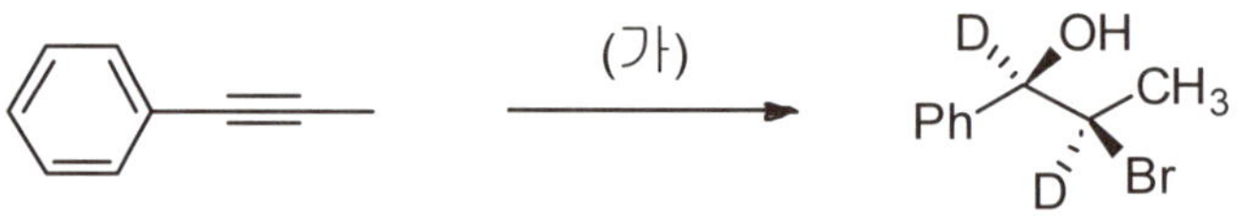

Ph-C≡C-H →(가)→ Ph(D)(OH)C-C(CH₃)(D)(Br)

① 1) DBr　2) BD₃　3) H₂O₂/NaOH
② 1) D₂/Pd, BaSO₄, quinoline　2) Br₂/H₂O
③ 1) Na/ND₃　2) Br₂　3) H₂O
④ 1) Na/ND₃　2) Br₂/H₂O
⑤ 1) Br₂/H₂O　2) D₂/Pd, BaSO₄, quinoline

1st 2nd 3rd

18 다음 각 IUPAC 이름에 해당하는 구조를 그려라.

IUPAC 명칭	구조
a. 5,6−dimethyl−2−heptyne	
b. 5−tert−butyl−6,6−dimethyl−3−nonyne	
c. (S)−4−chloro−2−pentyne	
d. cis−1−ethynyl−2−methylcyclopentane	
e. 3,4−dimethyl−1,5−octadiyne	
f. (Z)−6−methyl−6−octen−1−yne	

알카인

19 알카인 A를 NaNH₂와 반응시킨 다음 연이어 CH₃I로 처리하면 화합물 B가 얻어지지 않고 C₆H₁₀O의 분자식을 갖는 생성물이 얻어진다. 이 생성물의 구조는 무엇이며, 왜 B가 얻어지지 않은 것인지 설명하라.

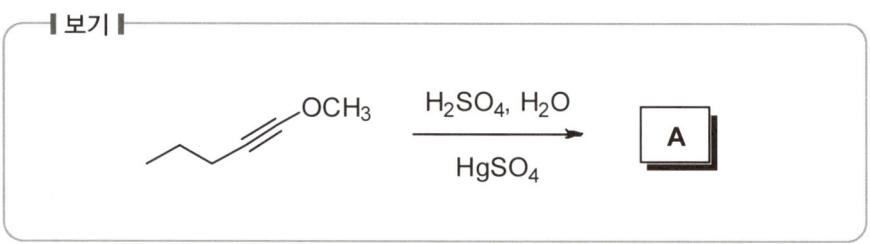

20 다음 〈보기〉에 주어진 반응의 주생성물 A의 구조를 그리시오.

21 전기음성도가 큰 산소 원자가 탄소-탄소 이중 결합에서 전자 밀도를 유도효과로 잡아당김에도 불구하고, 엔올의 C=C가 알켄의 C=C보다 왜 친핵성이 큰지를 설명하시오.

22 다음 〈보기〉에 주어진 반응의 메커니즘을 쓰시오.

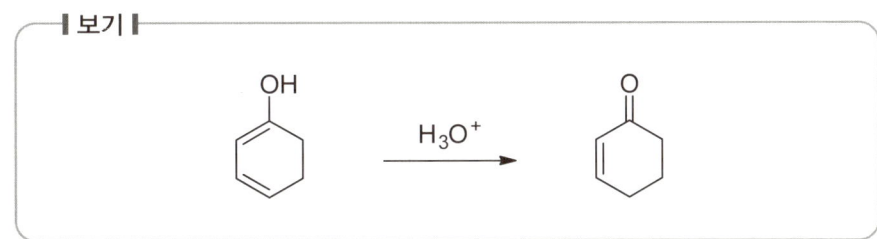

23 다음 각 화합물에 대한 IUPAC 이름을 쓰시오.

<u>구조</u>　　　　　　　　　<u>IUPAC 명칭</u>

a.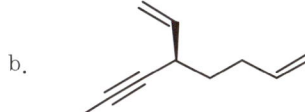

b.

c.

d.

알카인

24 주생성물의 구조가 옳은 것만을 〈보기〉에서 있는 대로 고른 것은? (단, 주생성물은 적절한 분리·정제 과정을 통하여 얻는다.)

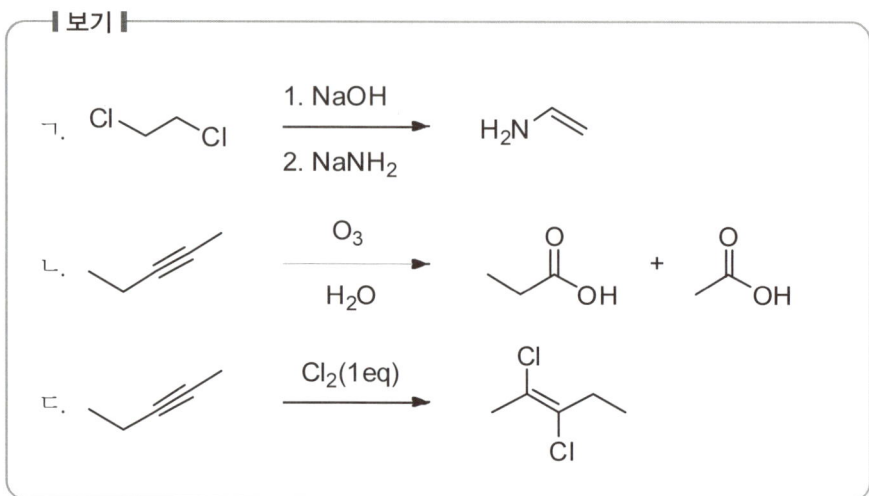

① ㄱ　　　　② ㄴ　　　　③ ㄷ
④ ㄱ, ㄴ　　　⑤ ㄴ, ㄷ　　⑥ ㄱ, ㄷ
⑦ ㄱ, ㄴ, ㄷ

25 다음 물질 중 토토머(tautomer) 관계인 것으로 옳지 <u>않은</u> 것은?

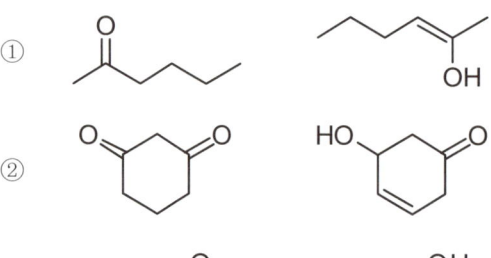

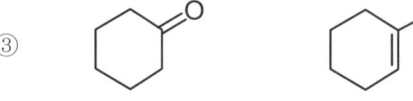

26 다음 〈보기〉의 반응에서 A의 IUPAC 이름으로 옳은 것은?

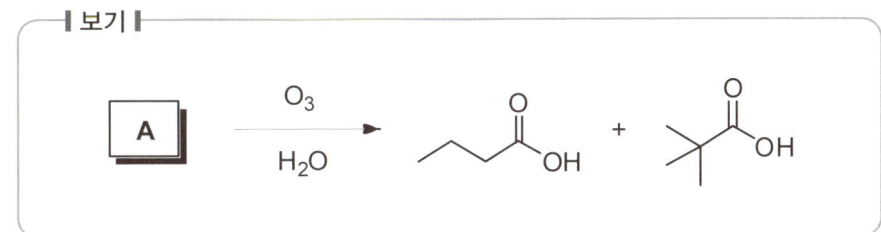

① 2,2-dimethyl-3-octyne
② 3,3-dimethyl-4-octyne
③ 2,2-dimethyl-3-heptyne
④ 6,6-dimethyl-3-heptyne
⑤ 3,3-dimethyl-4-heptyne

27 다음 〈보기〉에 주어진 반응에서 A의 구조로 올바른 것은?

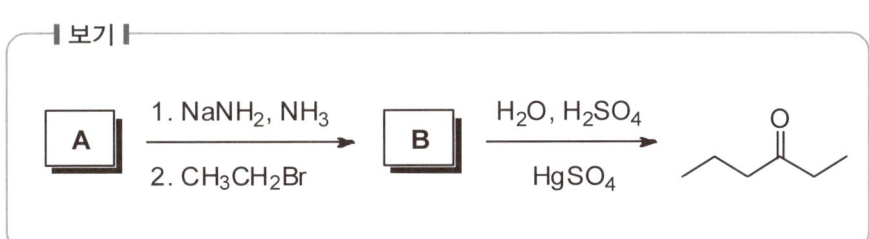

① Me—≡—Me ② Me—≡—H ③ 〰
④ 〰—≡—H ⑤ 〰—≡—H

알카인

28 주생성물의 구조가 옳은 것만을 〈보기〉에서 있는 대로 고른 것은? (단, 주생성물은 적절한 분리·정제 과정을 통하여 얻는다.)

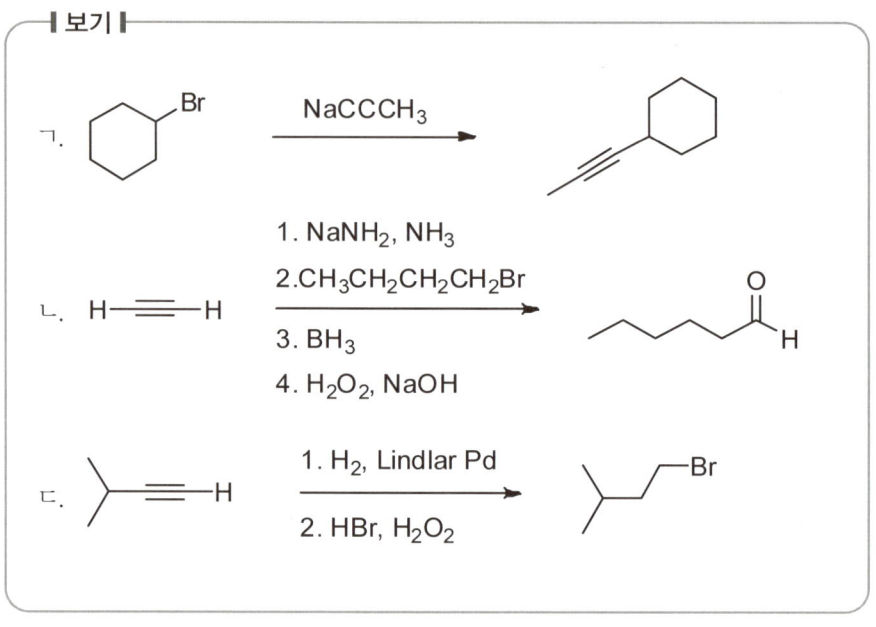

① ㄱ   ② ㄴ   ③ ㄷ
④ ㄱ, ㄴ   ⑤ ㄴ, ㄷ   ⑥ ㄱ, ㄷ
⑦ ㄱ, ㄴ, ㄷ

29 다음 〈보기〉에 주어진 반응의 주생성물 A로 올바른 것은?

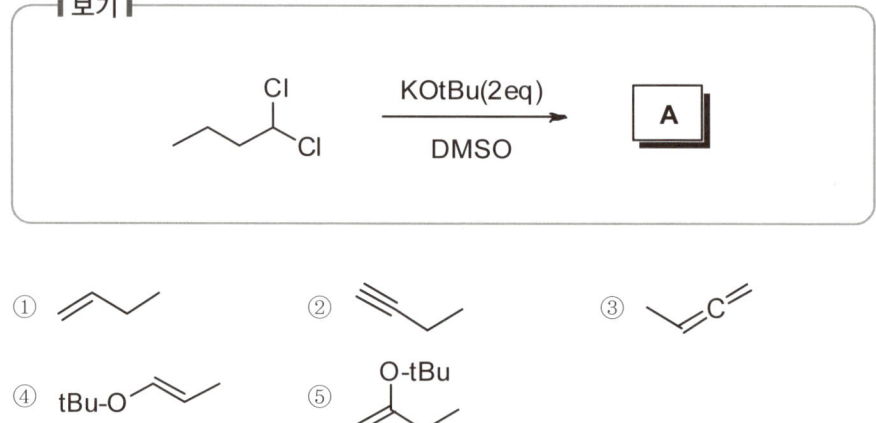

30 주생성물의 구조가 옳은 것만을 〈보기〉에서 있는 대로 고른 것은? (단, 주생성물은 적절한 분리·정제 과정을 통하여 얻는다.)

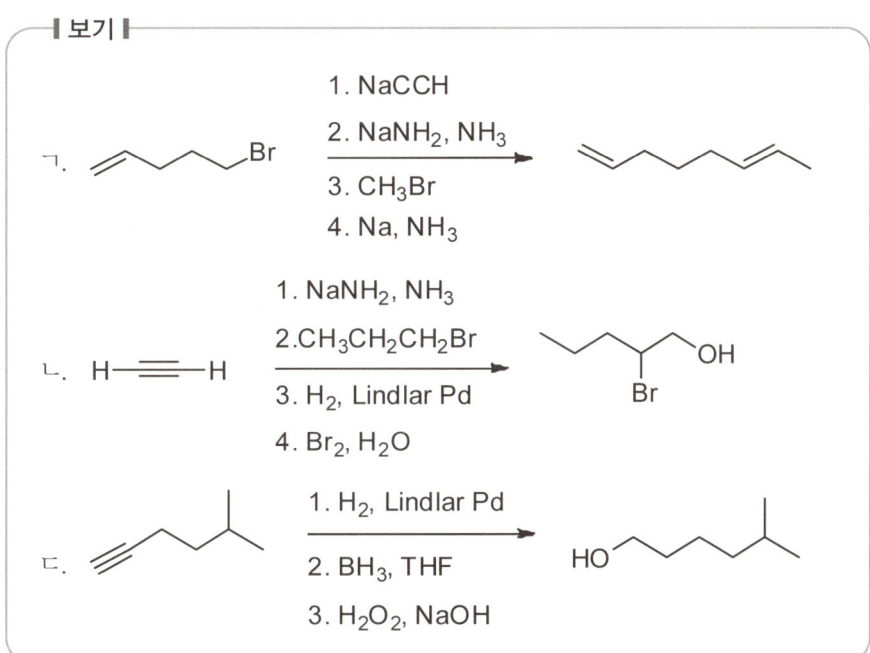

① ㄱ　　　　　② ㄴ　　　　　③ ㄷ
④ ㄱ, ㄴ　　　⑤ ㄴ, ㄷ　　　⑥ ㄱ, ㄷ
⑦ ㄱ, ㄴ, ㄷ

ACE 500제
유기화학
심화편

CHAPTER 5

입체화학

입체화학

01 다음 주어진 화합물 중 서로 거울상이성질체 관계인 것을 고르시오.

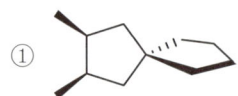

02 다음 이성질체에 대한 설명 중 옳지 <u>않은</u> 것은?

① 카이랄 중심이 존재하지 않는 카이랄 화합물이 존재한다.
② 거울상이성질체를 제외한 나머지 입체이성질체를 부분입체이성질체라 한다.
③ 거울상 관계인 각각의 화합물과 그 화합물들의 라세미 혼합물은 모두 동일한 끓는점을 갖는다.
④ Meso화합물은 2개 이상의 카이랄 중심을 가지고 있다.
⑤ 라세미 혼합물이란 거울상이성질체간의 비율이 1:1인 혼합물을 의미한다.

03 다음 주어진 화합물 중 거울상 이성질체가 존재하지 <u>않는</u> 것은?

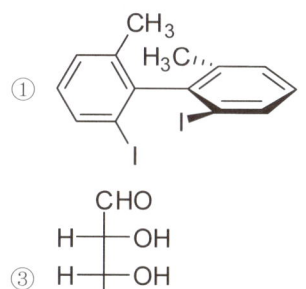

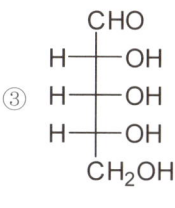

04 다음 〈보기〉에 주어진 화합물의 * 표시된 부분의 입체배열이 모두 (R)배열인 화합물을 모두 고른 것은?

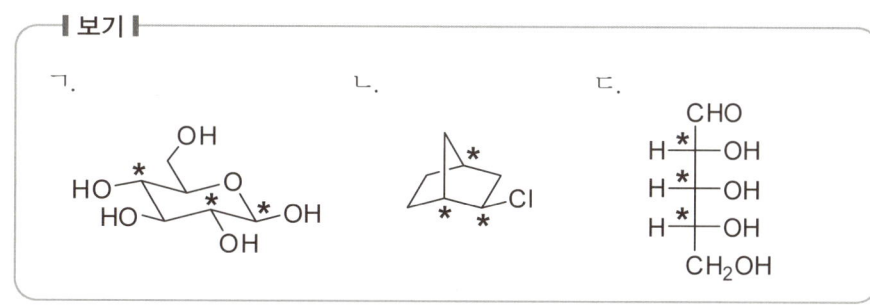

① ㄱ　　② ㄴ　　③ ㄷ
④ ㄱ, ㄴ　　⑤ ㄱ, ㄷ　　⑥ ㄴ, ㄷ
⑦ ㄱ, ㄴ, ㄷ

입체화학

05 다음 〈보기〉의 화합물에서 카이랄 탄소의 입체배열이 모두 (S)배열인 것은?

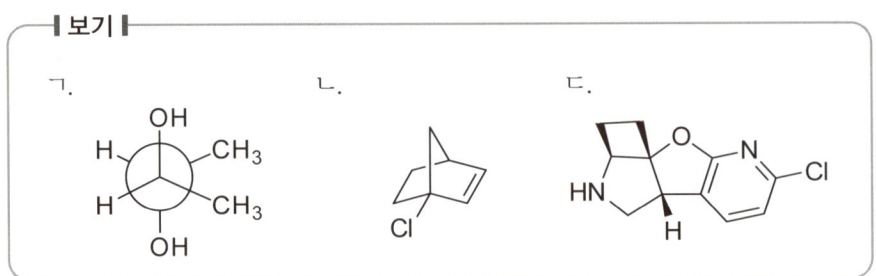

① ㄱ ② ㄴ ③ ㄷ
④ ㄱ, ㄴ ⑤ ㄱ, ㄷ ⑥ ㄴ, ㄷ
⑦ ㄱ, ㄴ, ㄷ

06 다음 〈보기〉의 반응 생성물이 광학활성을 갖는 것은 모두 몇 개인가?

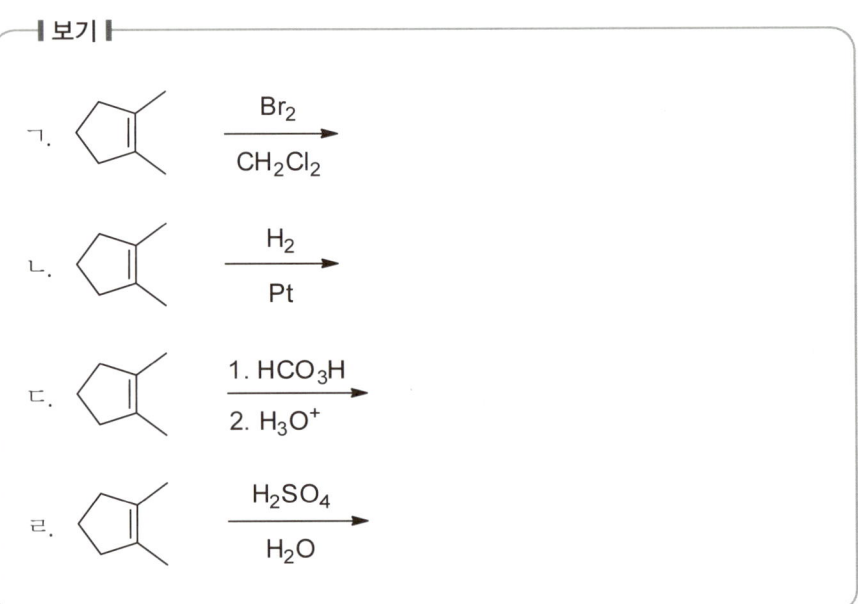

① 1개 ② 2개 ③ 3개
④ 4개 ⑤ 0개

07 다음 〈보기〉에 주어진 화합물 중 광학활성을 갖는 물질은 모두 몇 개인가?

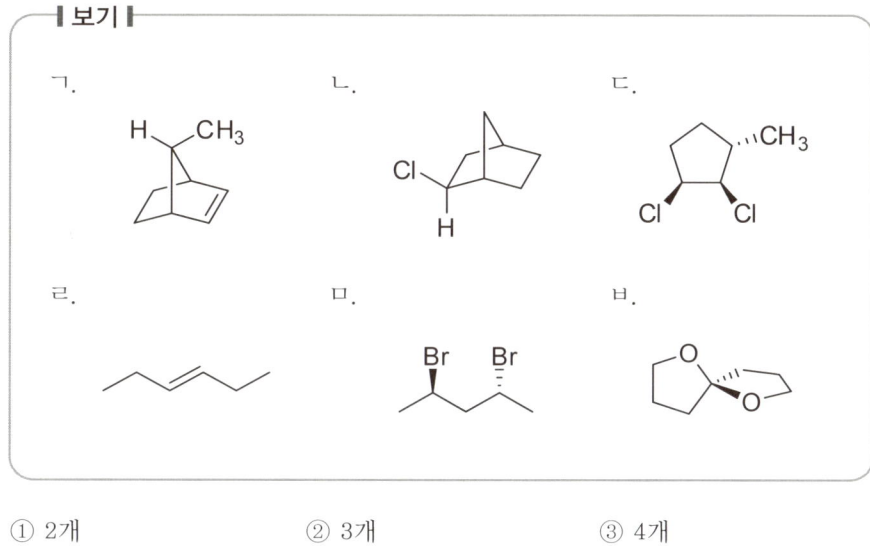

① 2개 ② 3개 ③ 4개
④ 5개 ⑤ 6개

08 다음 〈보기〉에 주어진 화합물 중 광학활성을 갖는 물질은 모두 몇 개인가?

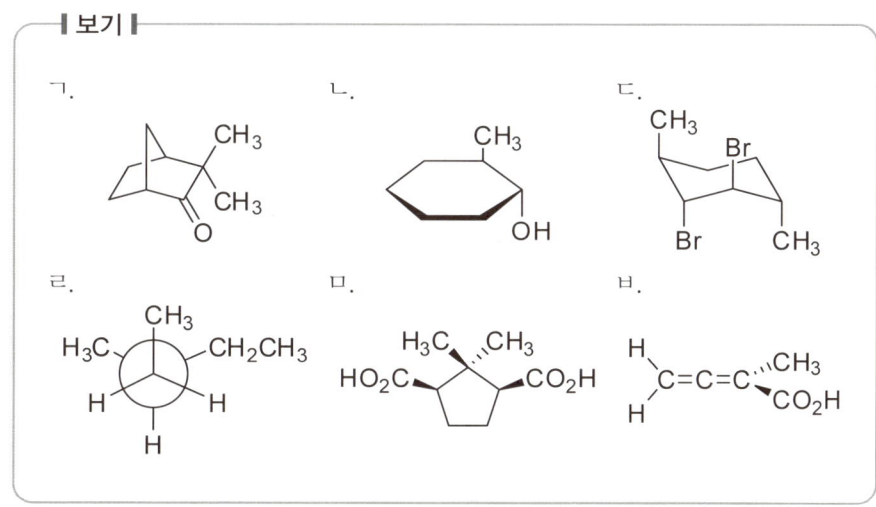

① 2개 ② 3개 ③ 4개
④ 5개 ⑤ 6개

입체화학

09 다음 〈보기〉의 화합물 중에서 광학활성인 물질을 모두 고른 것은?

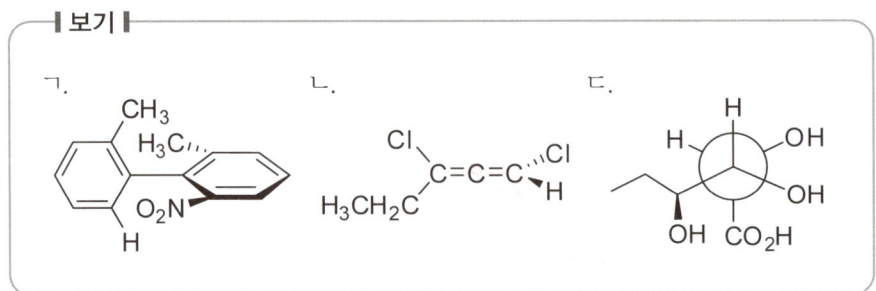

① ㄱ ② ㄴ ③ ㄷ
④ ㄱ, ㄴ ⑤ ㄱ, ㄷ ⑥ ㄴ, ㄷ
⑦ ㄱ, ㄴ, ㄷ

10 다음 〈보기〉의 반응에서 주생성물이 라세미혼합물인 것은 모두 몇 개인가?

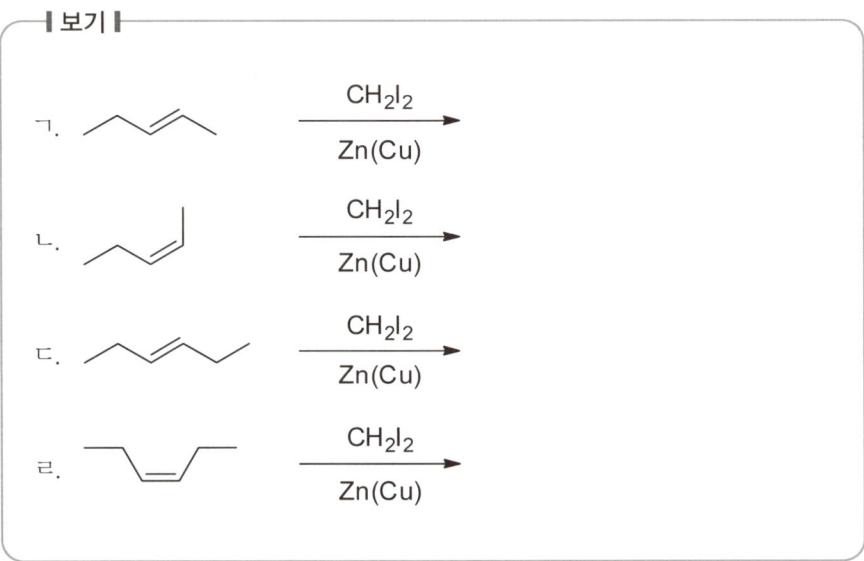

① 0 ② 1 ③ 2
④ 3 ⑤ 4

11 순수한 미지의 화합물 (+)-X의 고유광회전도 [α]는 40°이다. (+)-X와 그것의 거울상 이성질체인 (-)-X가 섞여있는 혼합물의 고유광회전도 [α]는 -8°이다. 이 혼합물에서 (+)-X가 차지하는 비율은 얼마인가?

① 25%   ② 30%   ③ 35%
④ 40%   ⑤ 45%

12 만약 거울상 이성질체의 초과량(% ee)이 70%라면, 각각의 거울상 이성질체의 % 비율은?

① 70% : 30%   ② 75% : 25%   ③ 80% : 20%
④ 85% : 15%   ⑤ 90% : 10%

13 만약 거울상 이성질체의 과량(% ee)이 40%라면, 각각의 거울상 이성질체의 % 비율은?

① 70% : 30%   ② 60% : 40%   ③ 80% : 20%
④ 75% : 25%   ⑤ 95% : 5%

14 광학적으로 순수한 반응물 (R)-2-bromobutane($[α]_D = -30.3°$)를 THF용매 하에서 NaCN과 반응 시켰을 때 얻어진 생성물의 광회전도는 $[α]_D = +5.3°$이다. 완전한 반전이 일어났다면 광학적으로 순수한 물질의 광회전도는 $[α]_D = +53°$이다. 이 반응에서 보존(retention)백분율은 몇 % 인가?

① 10%   ② 25%   ③ 45%
④ 55%   ⑤ 65%

입체화학

15 R 배열이 65%인 거울상이성질체 혼합물의 관찰된 광회전도는 −25.3°이다. 이 혼합물의 농도가 25°C에서 2.038 g/mL 라면, S 이성질체의 고유광회전도는 얼마인가? (단, 시료관의 길이는 10 cm이다.)

① −25.3° ② −53.5° ③ +12.4°
④ +41.3° ⑤ +53.5°

16 다음 반응의 주생성물이 라세미 혼합물인 것만을 〈보기〉에서 있는 대로 고른 것은?

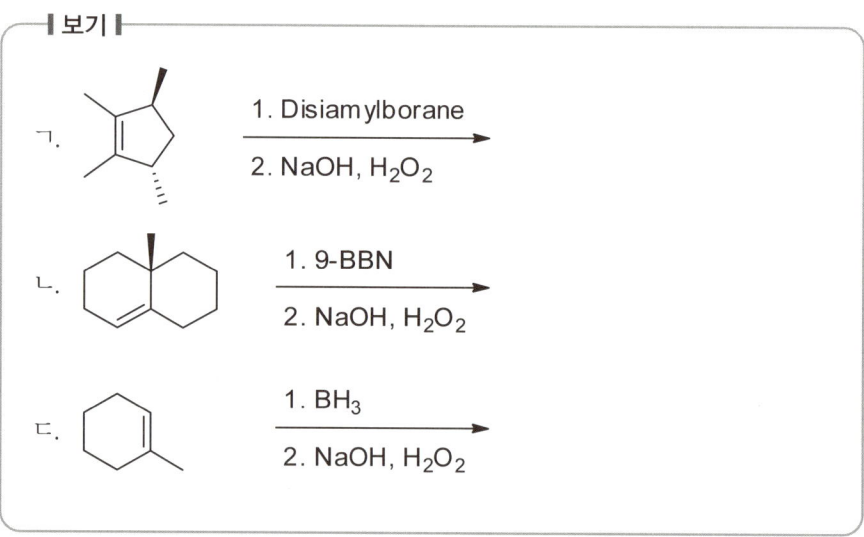

① ㄱ ② ㄴ ③ ㄷ
④ ㄱ, ㄴ ⑤ ㄱ, ㄷ ⑥ ㄴ, ㄷ
⑦ ㄱ, ㄴ, ㄷ

17 다음 반응 중 생성물이 메조화합물로 얻어지는 것은?

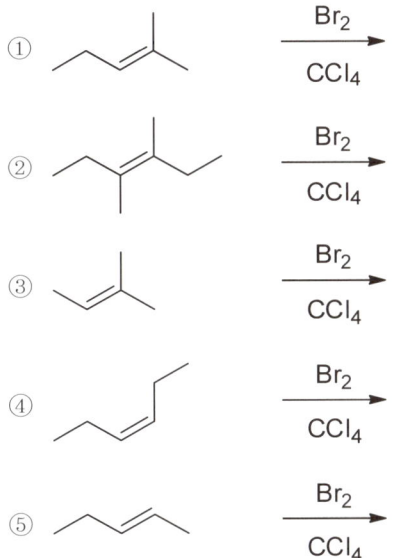

18 다음 반응의 주생성물이 메조화합물(meso compound)인 것만을 〈보기〉에서 있는 대로 고른 것은? (단, 주생성물은 적절한 분리·정제 과정을 통하여 얻는다.)

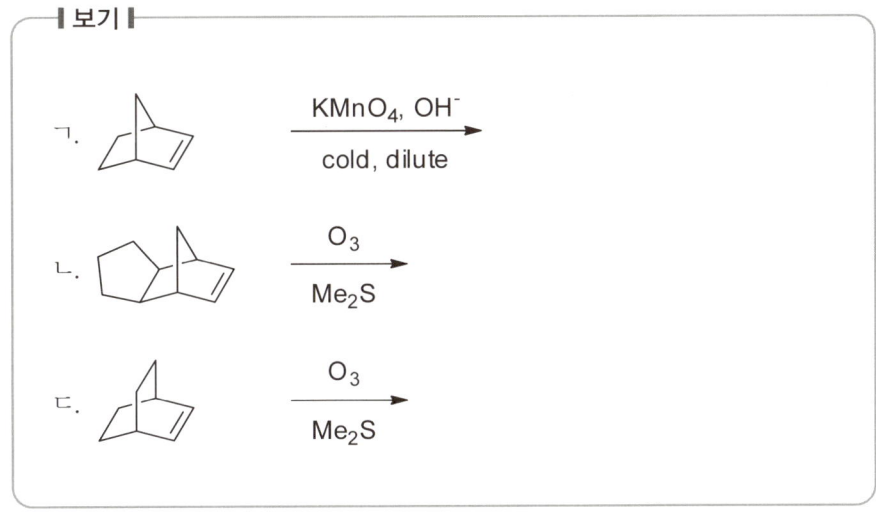

① ㄱ   ② ㄴ   ③ ㄷ
④ ㄱ, ㄴ   ⑤ ㄱ, ㄷ   ⑥ ㄴ, ㄷ
⑦ ㄱ, ㄴ, ㄷ

입체화학

19 주생성물이 메조화합물(meso compound)인 반응을 〈보기〉에서 있는 대로 고른 것은? (단, 주생성물은 적절한 분리·정제 과정을 통하여 얻는다.)

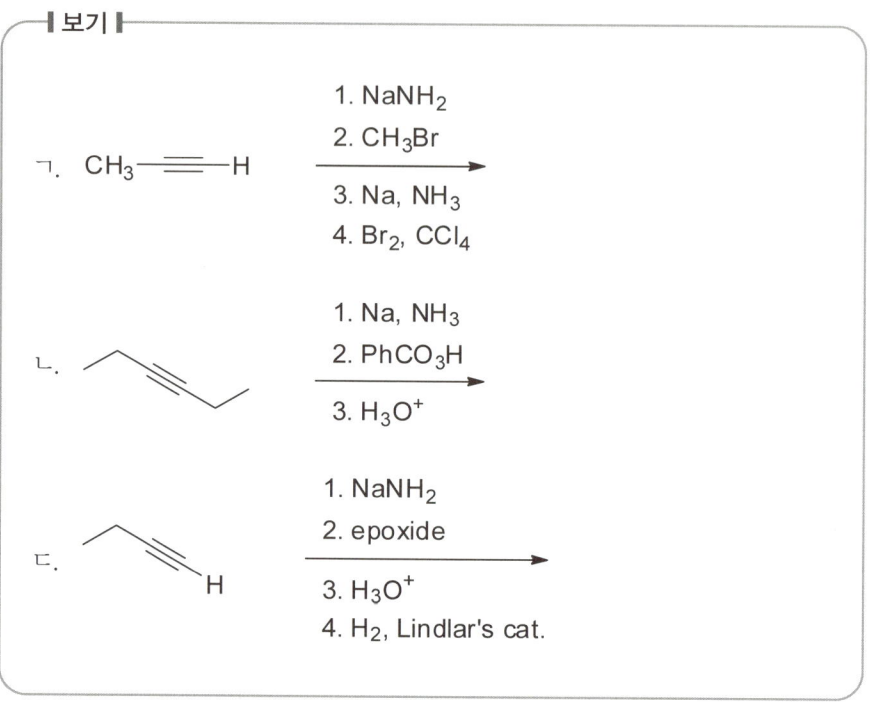

① ㄱ ② ㄴ ③ ㄷ
④ ㄱ, ㄴ ⑤ ㄱ, ㄷ ⑥ ㄴ, ㄷ
⑦ ㄱ, ㄴ, ㄷ

20 다음은 myo-Inositol과 Compound X이다. Compound X에 대한 설명으로 올바른 것은?

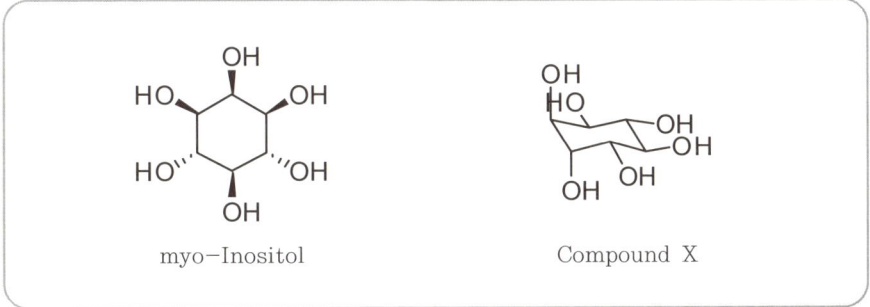

① Compound X는 myo-inositol의 가장 안정한 형태이다.
② Compound X는 myo-inositol의 가장 불안정한 형태이다.
③ Compound X는 myo-inositol의 공명구조이다.
④ Compound X는 myo-inositol의 구조이성질체이다.
⑤ Compound X는 myo-inositol의 입체이성질체이다.

21 다음 두 화합물의 관계로 올바른 것은?

① 구조이성질체 ② 부분입체이성질체 ③ 형태이성질체
④ 거울상이성질체 ⑤ 동일물질

입체화학

22 다음 중 광학비활성인 화합물을 모두 고르시오.

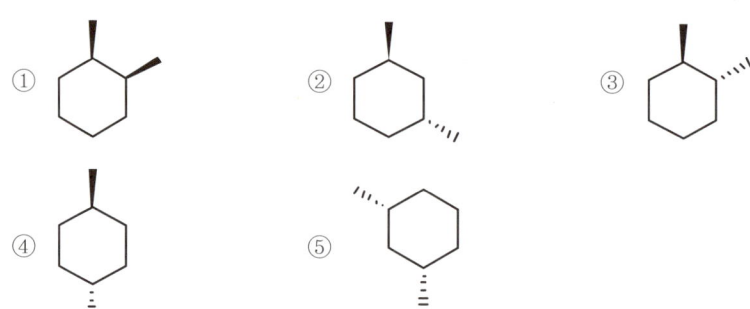

23 다음 중 광학활성이 존재하는 화합물을 모두 고르시오.

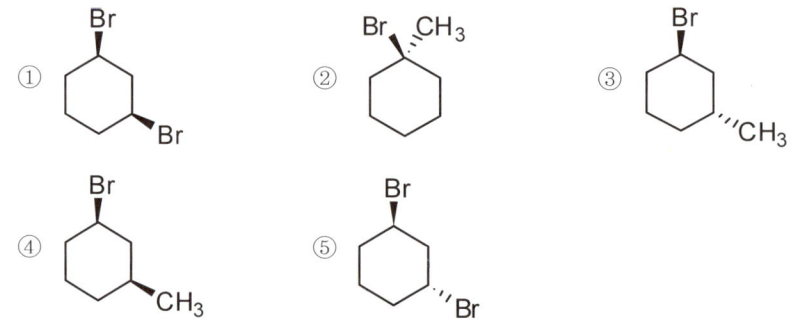

24 다음 중 광학활성이 존재하는 화합물을 모두 고르시오.

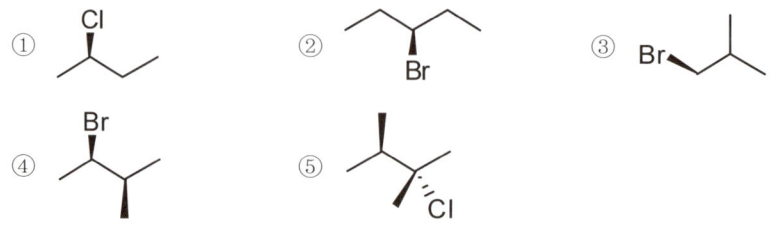

25 다음 〈보기〉의 각 화합물에 존재하는 카이랄 탄소의 개수의 합은?

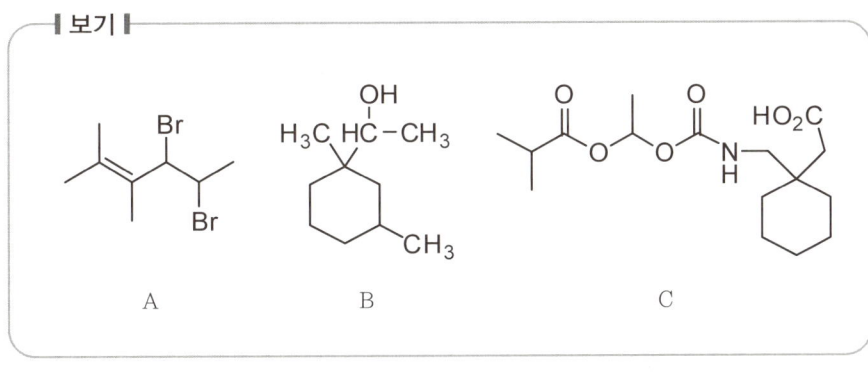

① 3개 ② 4개 ③ 5개
④ 6개 ⑤ 7개

26 다음 각 화합물의 R, S배열이 올바르게 표현된 것을 모두 고른 것은?

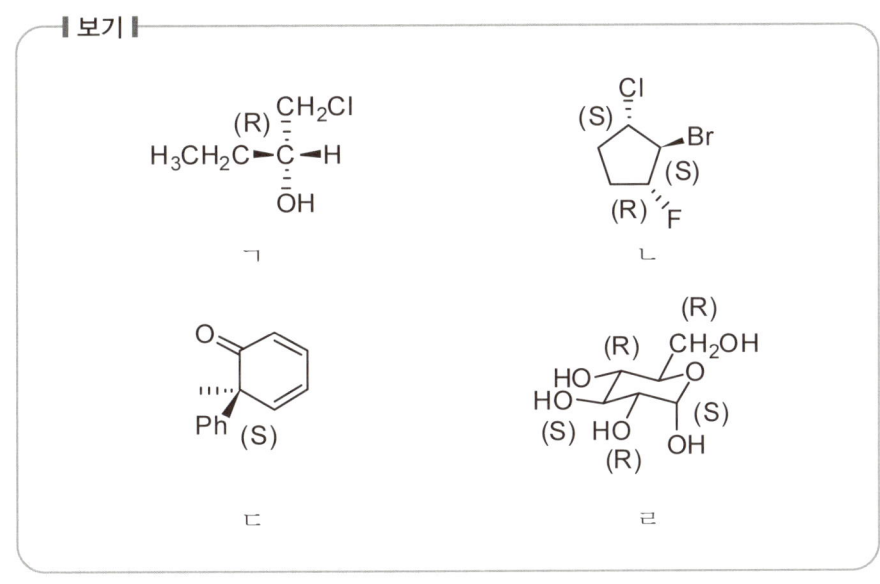

① ㄱ, ㄴ ② ㄴ, ㄷ ③ ㄴ, ㄹ
④ ㄱ, ㄴ, ㄹ ⑤ ㄱ, ㄴ, ㄷ

1st 2nd 3rd

27

0.4 g/mL 농도의 S배열 이성질체를 포함하는 용액을 1dm길이 시험관을 이용하여 광회전도를 측정하였을 때 +5.6°의 광회전도가 측정되었다. 동일한 광회전도 측정기에서 0.8 g/mL 농도의 S이성질체를 이용하여 광회전도를 측정한 결과를 예측하시오.

① +5.6° ② +56° ③ +11.2°
④ +112° ⑤ +0.112°

1st 2nd 3rd

28

70%와 30%의 거울상이성질체가 혼합되어 있는 혼합물에서 %광학적 순도(%ee)를 구하시오.

① 70 ② 85 ③ 50
④ 40 ⑤ 30

1st 2nd 3rd

29

광학적 순도가 90%일 때 각 거울상이성질체의 %를 구하시오.

① 95% : 5% ② 90% : 10% ③ 80% : 20%
④ 65% : 35% ⑤ 55% : 45%

1st 2nd 3rd

30 순수한 (S)−phenylalanine은 +70°의 편광을 가진다. 두 거울상이성질체 혼합물은+7.0°의 편광을 가진다. 이 혼합물에서 S−이성질체와 R−이성질체의 %를 구하시오

① 95% : 5%　② 90% : 10%　③ 80% : 20%

④ 55% : 45%　⑤ 52.5% : 47.5%

1st 2nd 3rd

31 다음 주어진 화합물의 관계가 올바르지 <u>않게</u> 표현된 것은?

① 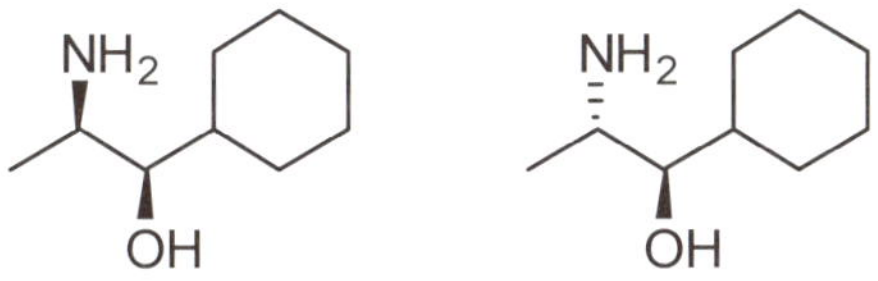

부분입체이성질체

② 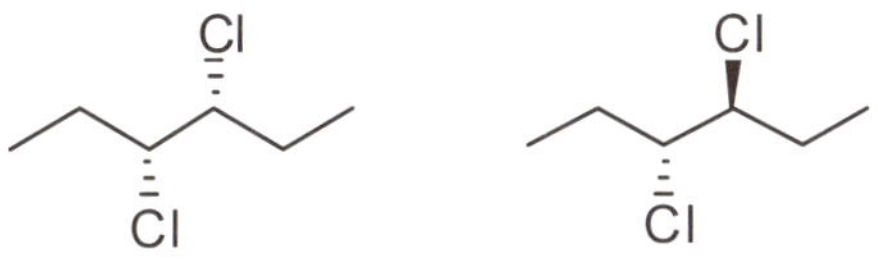

부분입체이성질체

③

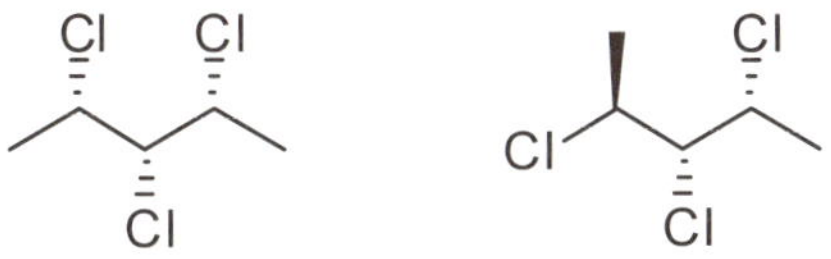

동일물질

④ 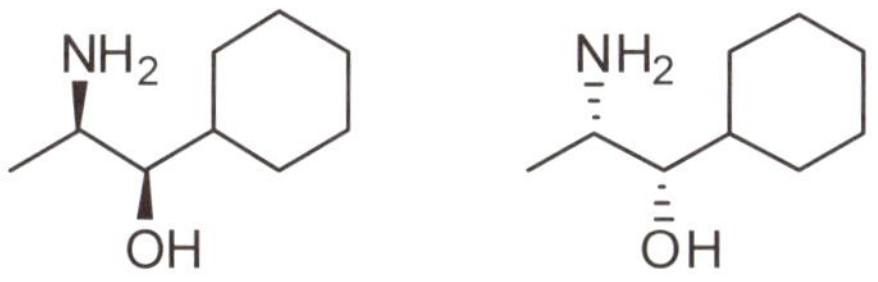

거울상이성질체

⑤

거울상이성질체

입체화학

32 다음 중 생성물이 라세미혼합물인 것을 고르시오.

① $(CH_3)_2C=CHCH_3$에 HCl 첨가반응
② $(CH_3)_2C=CHCH_3$의 촉매수소화반응
③ $(CH_3)_2C=CHCH_3$에 Cl_2 첨가반응
④ $(CH_3)_2C=CHCH_3$에 산촉매수화반응
⑤ $(CH_3)_2C=CHCH_3$에 옥시수은화/환원반응

33 다음 주어진 화합물의 관계가 올바르지 <u>않게</u> 표현된 것은?

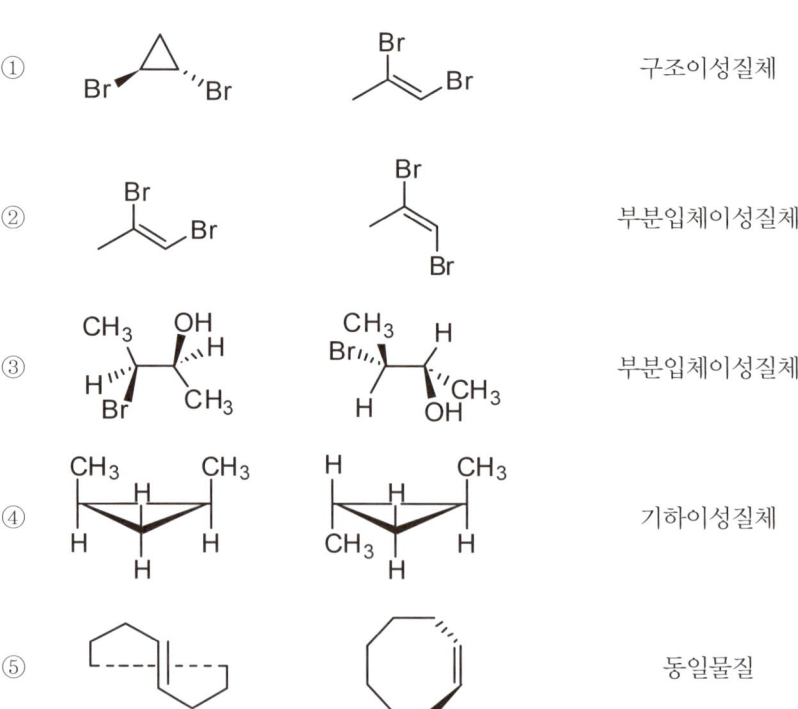

① 구조이성질체
② 부분입체이성질체
③ 부분입체이성질체
④ 기하이성질체
⑤ 동일물질

34 다음 화합물의 가능한 입체이성질체 개수로 옳은 것은?

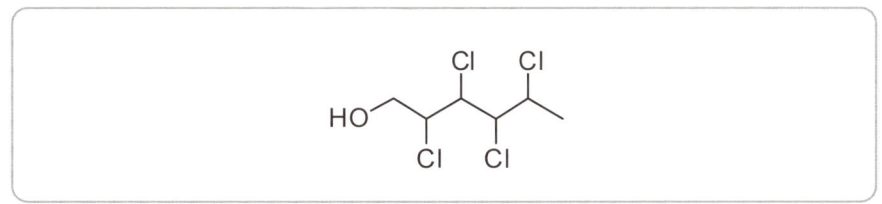

① 8개 ② 15개 ③ 16개
④ 31개 ⑤ 32개

35 다음 화합물의 가능한 입체이성질체의 수로 올바른 것은?

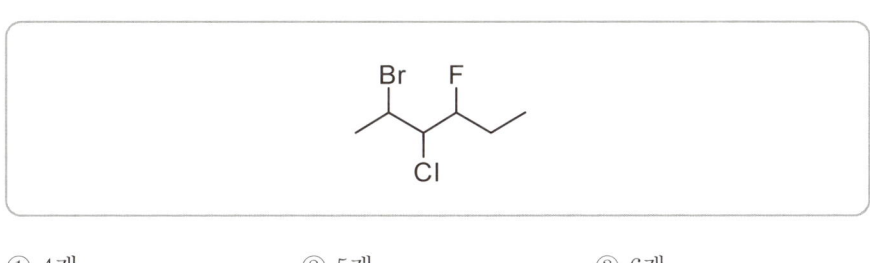

① 4개 ② 5개 ③ 6개
④ 7개 ⑤ 8개

36 화합물 X는 $C_5H_{10}O$의 화학식을 가지며, 광학활성을 갖는다. 이 화합물은 1당량의 H_2를 소모하여 $C_5H_{12}O$가 되며, 이 역시 광학활성을 갖는다. 다음 중 화합물 X에 해당하는 구조로 옳은 것을 고르시오.

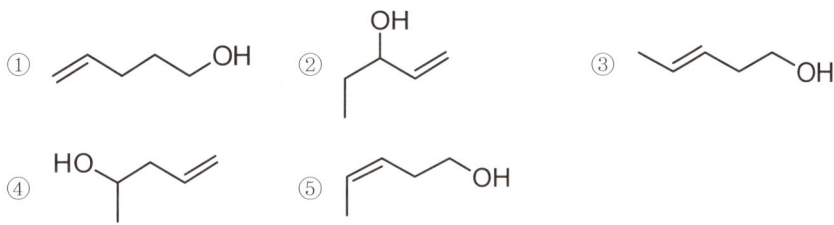

입체화학

37 금속촉매수소화반응을 하였을 때 1,3-dimethylcyclopentane의 입체이성질체 중 한 가지만 얻어지는 것은 무엇인가?

① CH₂=⟨⟩=CH₂   ② CH₂=⟨⟩-CH₃(H)   ③ CH₃-⟨⟩-CH₃(H)

④ CH₃(H''')-⟨⟩-CH₃(H)   ⑤ CH₃-⟨⟩-CH₃(H)

38 다음 〈보기〉의 평형에 대한 설명으로 옳은 것을 고르시오.

| 보기 |

(cyclohexane)N-CH₃ ⇌ (cyclohexane)N(CH₃) (axial/equatorial N-methyl interconversion)

① 두 구조는 서로 거울상이성질체이며, 상온에서 천천히 라세미화 된다.
② 두 구조는 서로 거울상이성질체이며, 상온에서 광회전도를 확인하기에는 너무 빠르게 라세미화가 진행된다.
③ 두 구조는 서로 부분입체이성질체이며, 상온에서 상호 전환이 불가능하다.
④ 두 구조는 서로 부분입체이성질체이며, 상온에서 매우 빠르게 상호 전환한다.
⑤ 두 구조는 서로 이형태체이며, 평형상수(K)는 1보다 작다.

39 아민의 질소 원자는 3개의 서로 다른 치환기와 비공유전자쌍이 있는 경우 엄밀히 말하자면 입체중심이다. 하지만 다수의 경우 아민의 질소는 광학활성이 없다. 왜 그런지 올바르게 설명한 것을 고르시오.

① 입체중심이 되기 위해서는 4개의 결합이 필요하기 때문이다.
② 광학활성은 사면체 탄소에만 존재하기 때문이다.
③ 상온에서 두 이성질체가 일반적으로 느린 상호 전환을 하기 때문이다.
④ 상온에서 두 이성질체가 매우 빠르게 상호 전환을 하기 때문이다.
⑤ 비공유전자쌍이 치환기가 아니기 때문이다.

40 암모늄염에서 4개의 서로 다른 원자나 원자단을 가지는 경우, 광학활성을 갖는 이유로 가장 올바른 것은?

① 상온에서 두 이성질체가 느리게 상호 전환을 하기 때문이다.
② 비공유 전자쌍이 없는 경우 상온에서 이성질체간의 상호 전환이 일어나지 않기 때문이다.
③ 카이랄 중심을 가지지 않으므로 광학활성을 가지지 않는다.
④ 거울상 이성질체의 혼합비율이 1:1이 아니기 때문이다.
⑤ 화합물이 사면체구조를 가지기 때문이다.

입체화학

41 제시된 화합물은 (S)-(−)-Malic acid이다. 이 화합물과 반응하여 부분입체이성질체를 형성할 수 있는 아민을 〈보기〉에서 모두 고른 것은?

(S)-(−)-Malic acid

|보기|

CH₃CHNH₂ | Ph (ㄱ)   (CH₃)₂CNH₂ | Ph (ㄴ)   CH₃CHCH₂NH₂ | Ph (ㄷ)

① ㄱ   ② ㄴ   ③ ㄷ
④ ㄱ, ㄴ   ⑤ ㄴ, ㄷ   ⑥ ㄱ, ㄷ
⑦ ㄱ, ㄴ, ㄷ

42 C_6H_{10}의 화학식을 가지는 Cycloalkene의 이성질체 중 CH_3CO_3H와 반응을 하였을 때 부분입체이성질체 관계의 에폭사이드를 생성하는 것으로 올바른 것은?

① 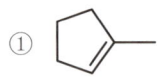   ② 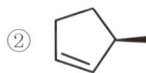   ③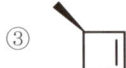

④ 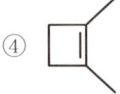   ⑤

43 다음 반응 중 부분입체이성질체가 얻어지는 것으로 올바른 것은?

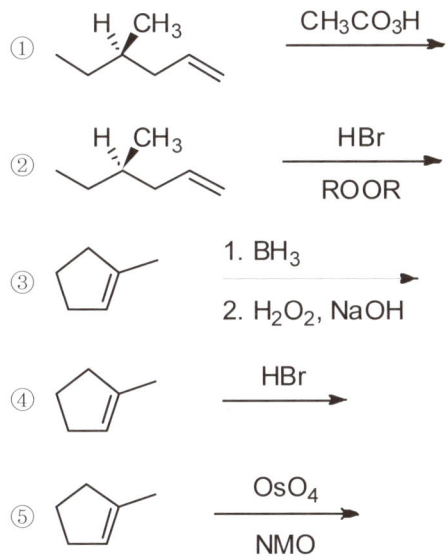

44 다음 〈보기〉의 라디칼 브롬화반응 시 몇 가지 단일 치환 브롬화 생성물을 얻을 수 있는가? (단, 입체이성질체까지 고려한다.)

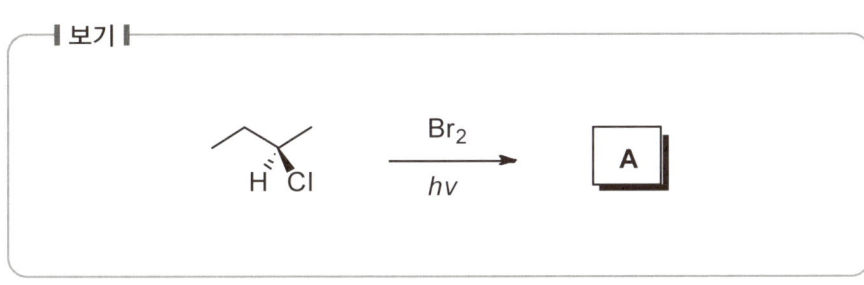

① 4개　　　② 5개　　　③ 6개
④ 7개　　　⑤ 8개

입체화학

45 다음 설명 중 **틀린** 문장인 것은?

① 카이랄 중심이 존재하지 않는 카이랄 화합물이 존재한다.
② 거울상이성질체를 제외한 나머지 입체이성질체를 부분입체이성질체라 한다.
③ 거울상이성질체 관계인 각각의 화합물과 그 화합물들의 라세미 혼합물은 모두 동일한 끓는점을 갖는다.
④ Meso화합물은 짝수개의 카이랄 중심을 가지고 있다.
⑤ 라세미 혼합물이란 거울상이성질체간의 혼합비율이 1:1인 것을 의미한다.

46 다음은 (가)~(다)에 해당하는 반응이다.

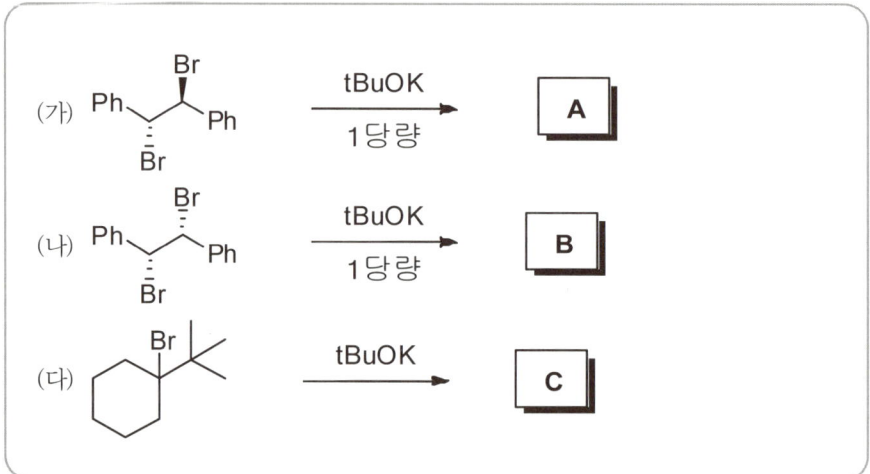

이에 대한 설명으로 옳은 것만을 〈보기〉에서 있는 대로 고른 것은?

| 보기 |

ㄱ. (가)의 반응물은 meso화합물이다.
ㄴ. B와 A는 부분입체이성질체 관계이다.
ㄷ. C는 라세미혼합물이다.

① ㄱ ② ㄴ ③ ㄷ
④ ㄱ, ㄴ ⑤ ㄴ, ㄷ ⑥ ㄱ, ㄷ
⑦ ㄱ, ㄴ, ㄷ

47 다음 〈보기〉의 화합물에서 입체배열이 R인 카이랄 중심의 개수는?

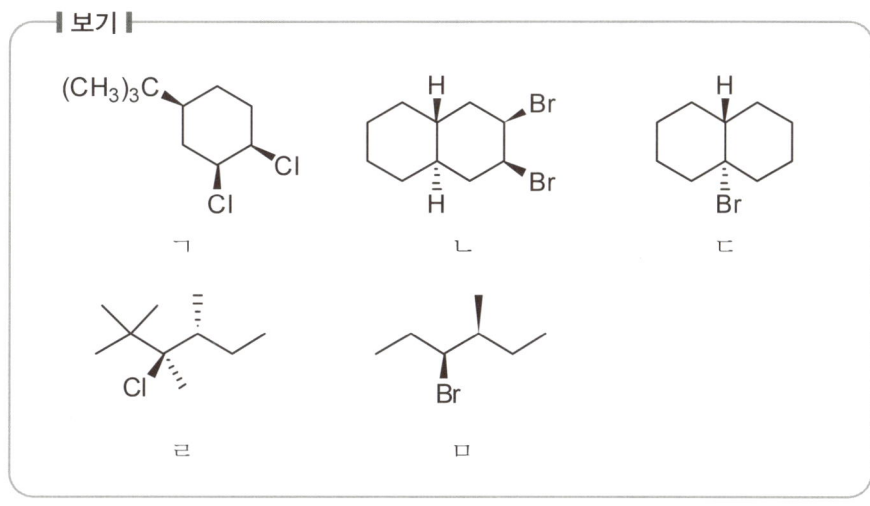

① 5개   ② 6개   ③ 7개
④ 8개   ⑤ 9개

48 다음 화합물 중 비카이랄(achiral)인 화합물인 것은?

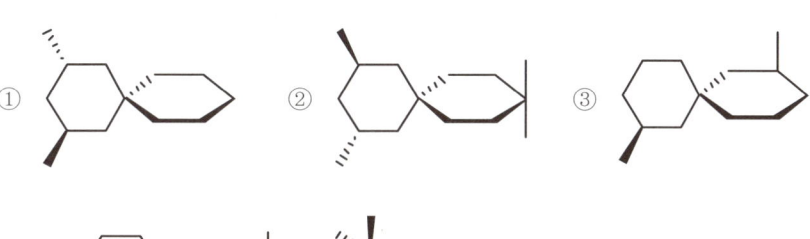

ACE 500제
유기화학
심화편

CHAPTER 6

유기할로젠화물

유기할로젠화물

01 다음 〈보기〉의 반응에서 생성물로 얻어질 수 <u>없는</u> 물질은 무엇인가?

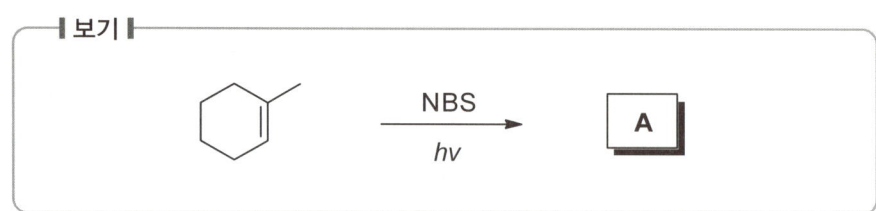

02 아래 〈보기〉의 반응을 통해 다음과 같은 생성물은 얻기 위한 반응물 A로 적합한 것은 무엇인가?

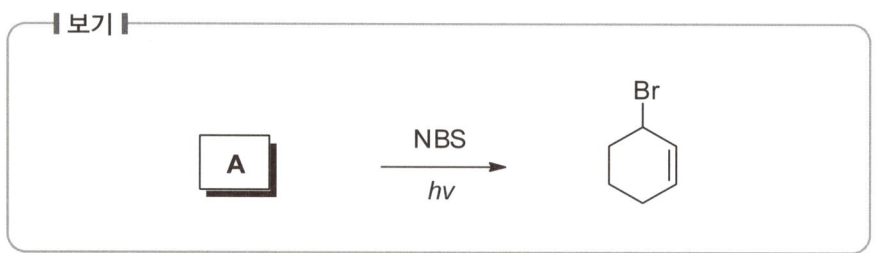

① 1-bromocyclohexane
② cyclohex-1-ene
③ cyclohexane
④ cyclohexanol
⑤ cyclohex-1,3-diene

03 다음의 반응 중 1,1-dibromopopane을 합성할 수 있는 가장 바람직한 반응은 무엇인가?

① $CH_3CH=CH_2 \xrightarrow[CCl_4]{Br_2}$

② $CH_3CH=CH_2 \xrightarrow[light]{Br_2}$

③ $CH_3C\equiv CH \xrightarrow{2HBr}$

④ $CH_3C\equiv CH \xrightarrow[ROOR]{2HBr}$

⑤ $CH_3CH=CH_2 \xrightarrow[H_2O]{Br_2}$

04 다음 〈보기〉에 주어진 반응을 통해 얻어진 생성물에 대한 설명으로 옳은 것은?

| 보기 |

$$H_3C\overset{H}{\underset{CH_2CH_3}{-}}Cl \xrightarrow[h\nu]{Br_2} Br\overset{CH_3}{\underset{CH_2CH_3}{-}}Cl + Cl\overset{CH_3}{\underset{CH_2CH_3}{-}}Br$$

A B

① A만 얻어진다.
② A와 B는 1 : 1의 혼합물로 얻어진다.
③ A가 주생성물, B는 부생성물로 얻어진다.
④ B만 얻어진다.
⑤ B가 주생성물, A는 부생성물로 얻어진다.

유기할로젠화물

05 Cycloheptene과 NBS 존재하에 빛을 쪼였을 때 얻어지는 주생성물은 무엇인가?

① 1-bromocycloheptene
② 2-bromocycloheptene
③ 1,2-dibromocycloheptene
④ 3-bromocycloheptene
⑤ 4-bromocycloheptene

06 다음 〈보기〉의 반응에 대한 설명으로 옳지 <u>않은</u> 것은? (단, 반응은 단일 치환반응이다.)

보기

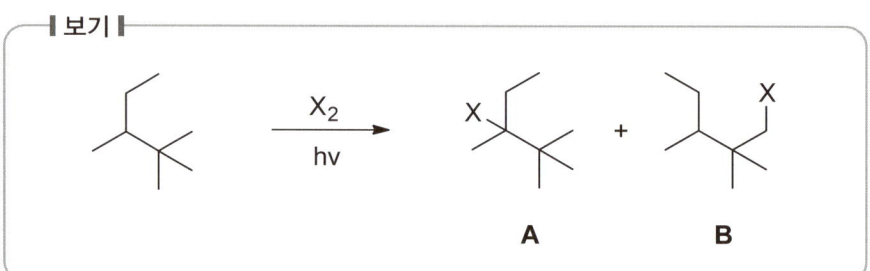

① 반응물은 카이랄 중심을 포함한다.
② A는 라세미혼합물이다.
③ B는 반응물과 카이랄 중심의 개수가 동일하다.
④ 생성물의 비 A/B는 X_2가 Br_2일 때 보다, Cl_2일 때 더 크다.
⑤ 생성물은 A, B 외에 3가지가 더 있다.

07 주생성물의 구조가 옳지 <u>않은</u> 것만을 〈보기〉에서 있는 대로 고른 것은? (단, 주생성물은 적절한 분리·정제 과정을 통하여 얻는다.)

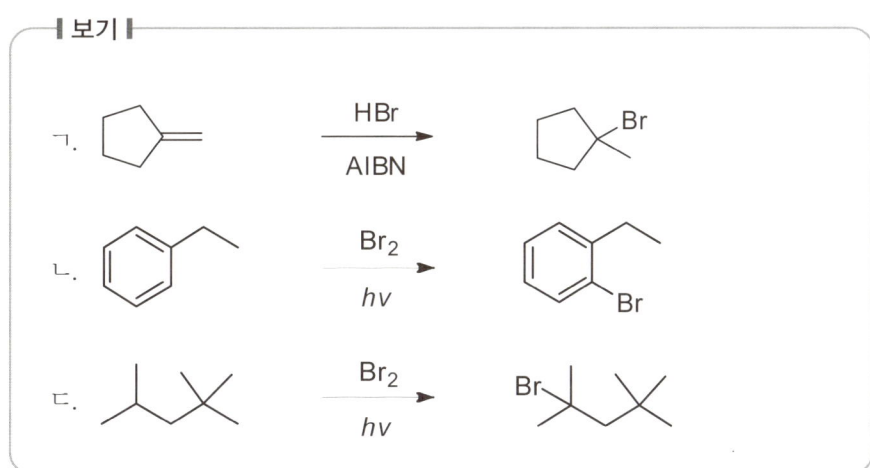

① ㄱ ② ㄴ ③ ㄷ
④ ㄱ, ㄴ ⑤ ㄱ, ㄷ ⑥ ㄴ, ㄷ
⑦ ㄱ, ㄴ, ㄷ

08 다음 화합물의 IUPAC 이름으로 옳은 것은?

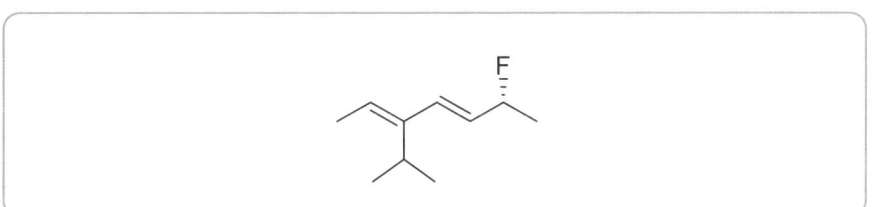

① (6S, 2E, 4E)-6-fluoro-3-isopropylhepta-2,4-diene
② (6R, 2E, 4E)-6-fluoro-3-isopropylhepta-2,4-diene
③ (6S, 2E, 4E)-2-fluoro-5-isopropylhepta-3,5-diene
④ (6R, 2Z, 4Z)-2-fluoro-5-isopropylhepta-3,5-diene
⑤ (6S, 2E, 4E)-2-fluoro-5-isopropylhepta-3,5-diene

유기할로젠화물

09 화합물의 구조와 IUPAC 이름이 옳지 않게 짝지어진 것은?

① 2-propylcyclopenta-1,3-diene

② 6-bromo-1-methylcyclohex-1-ene

③ 5-bromo-2-methylcyclopenta-1,3-diene

④ (R)-3-methyl-3-ethylcyclohex-1-ene

⑤ 4-phenylbut-1-ene

10 다음 화합물의 IUPAC 이름으로 옳은 것은?

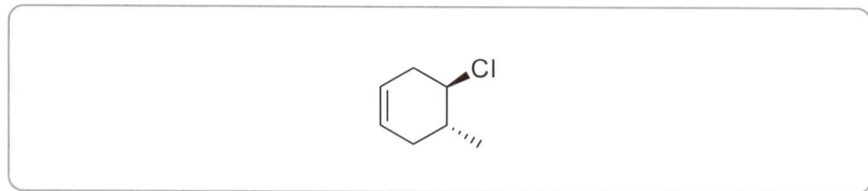

① (4S,5S)-4-chloro-5-methylcyclohex-1-ene
② (4R,5R)-4-chloro-5-methylcyclohex-1-ene
③ (4R,5S)-5-chloro-4-methylcyclohex-1-ene
④ (4S,5R)-5-chloro-4-methylcyclohex-1-ene
⑤ (1R,2S)-1-chloro-2-methylcyclohex-4-ene

11 다음 화합물의 IUPAC 이름으로 옳은 것은?

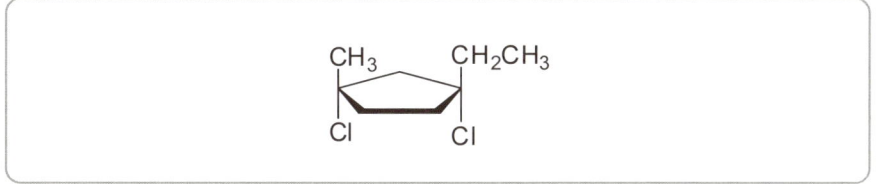

① (1S,3S)-1,3-dichloro-1-ethyl-3-methylcyclopentane
② (1R,3S)-1,3-dichloro-1-methyl-3-ethylcyclopentane
③ (1R,4S)-1,4-dichloro-1-methyl-3-ethylcyclopentane
④ (1R,3S)-1,3-dichloro-1-ethyl-3-methylcyclopentane
⑤ (1R,3S)-1,3-dichloro-3-ethyl-1-methylcyclopentane

12 다음 화합물의 IUPAC 이름으로 옳은 것은?

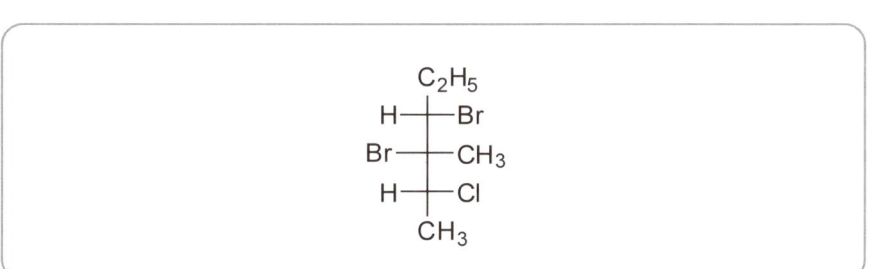

① (2R,3S,4S)-2-chloro-3,4-dibromo-3-methylhexane
② (2R,3S,4S)-3,4-dibromo-2-chloro-3-methylhexane
③ (3S,4S,5S)-3,4-dibromo-5-chloro-4-methylhexane
④ (2R,3R,4S)-3,4-dibromo-2-chloro-3-methylhexane
⑤ (2R,3S,4R)-3,4-dibromo-2-chloro-3-methylhexane

유기할로젠화물

13 화합물의 구조와 IUPAC 이름이 옳지 않게 짝지어진 것은?

①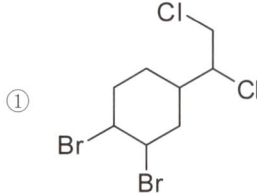
1,2-dibromo-4-(1,2-dichloroethyl)cyclohexane

②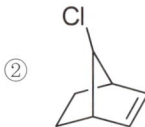
(1R,4S)-7-chlorobicyclo[2.2.1]hept-2-ene

③
(Z)-5-bromo-4-ethylhept-3-ene

④
cis-4-bromo-1,1-dimethylcyclohexane

⑤
1-bromo-2-methylenecyclohexane

14 다음 〈보기〉에 주어진 반응의 완결을 위해 (가)에 들어갈 시약으로 옳은 것은?

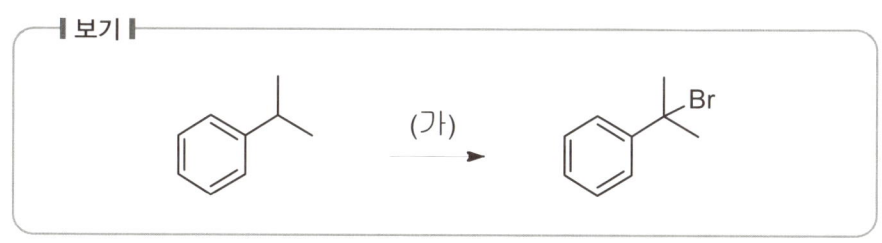

① NBS, H₂O   ② Br₂, FeBr₃   ③ Br₂, light
④ PdBr₂   ⑤ ZnBr₂, HBr

15 다음 〈보기〉에 주어진 알케인의 단일 치환 염소화반응으로 얻을 수 있는 모든 이성질체의 개수를 순서대로 올바르게 짝지은 것은?

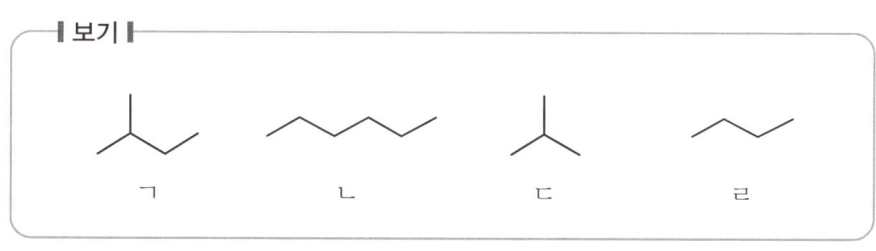

① 5, 4, 2, 3   ② 5, 5, 2, 3   ③ 5, 5, 3, 3
④ 6, 4, 3, 3   ⑤ 6, 5, 2, 3

16 분자식이 C_6H_{14}이며 Cl_2와 빛 조건에서 반응하여 분자식이 $C_6H_{13}Cl$인 4개의 구조이성질체가 생성물로 얻어지는 알케인의 구조로 옳은 것은? (단, 입체이성질체는 고려하지 않는다.)

① 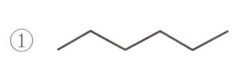   ② 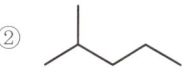   ③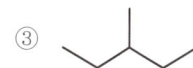

④   ⑤

유기할로젠화물

17 다음 표시한 탄소와 결합한 수소 중 결합력이 가장 약한 것은 무엇인가?

① CH₂=CH₂   ② CH₃CH₂CH₃   ③ CH₃CH=CHCH₂CH₃
   ↑   ↑   ↑

④ CH₃CH=CHCH₂CH₃   ⑤ CH₃CH₂CH₃
              ↑   ↑

18 다음은 알케인의 할로젠화반응이다.

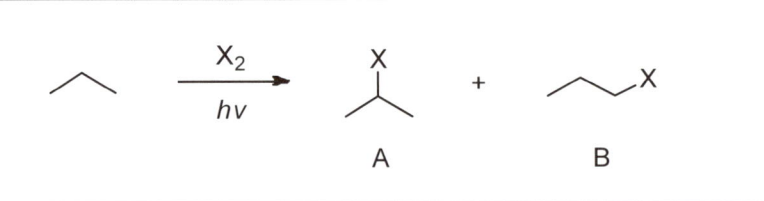

이에 대한 설명으로 옳은 것만을 〈보기〉에서 있는 대로 고른 것은?

―| 보기 |―

ㄱ. X = Br 일 때가 X = Cl 일 때보다 B/A 비가 더 크다.
ㄴ. X = Br 일 때 수득률은 B < A이다.
ㄷ. 모든 수소의 반응성이 동일하다면 B가 주생성물이 된다.

① ㄱ   ② ㄴ   ③ ㄷ
④ ㄱ, ㄴ   ⑤ ㄴ, ㄷ   ⑥ ㄱ, ㄷ
⑦ ㄱ, ㄴ, ㄷ

19 다음 〈보기〉의 반응은 화합물 A의 할로젠화반응이다. 이에 대한 설명으로 옳은 것은? (단, 할로젠에 따른 수소의 반응성비는 Cl_2는 $1°H : 2°H : 3°H = 1 : 3.5 : 5$ 이고 Br_2는 $1°H : 2°H : 3°H = 1 : 82 : 1600$ 이다.)

| 보기 |

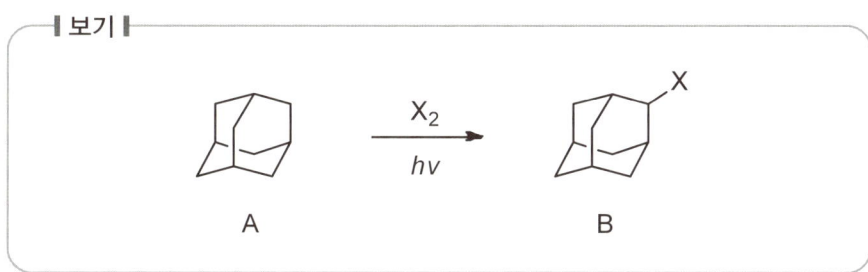

① X = Br 일 때 화합물 B는 반응의 주생성물이다.
② 반응의 결과로 나올 수 있는 모든 생성물은 3종류이다.
③ X = Cl 일 때 화합물 B는 반응의 주생성물이다.
④ X = Cl 일 때 주생성물은 광학활성을 갖는다.
⑤ X = Br 일 때 B의 수득률은 50% 이상이다.

20 다음은 라디칼 치환반응이다.

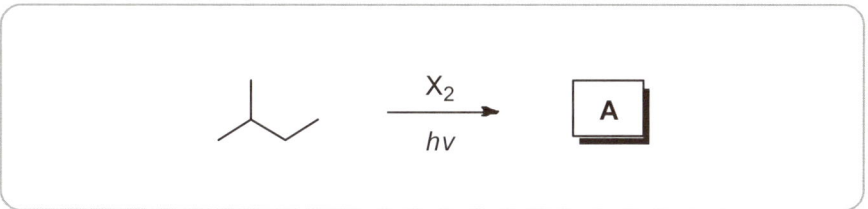

이에 대한 설명으로 옳은 것만을 〈보기〉에서 있는 대로 고른 것은?

| 보기 |

ㄱ. X = Cl 이 X = Br 보다 더 빠른 반응이다.
ㄴ. X = Br 이 X = Cl 보다 선택성이 떨어진다.
ㄷ. X = Br 일 때 속도결정단계(RDS)는 흡열반응이다.

① ㄱ ② ㄴ ③ ㄷ
④ ㄱ, ㄴ ⑤ ㄴ, ㄷ ⑥ ㄱ, ㄷ
⑦ ㄱ, ㄴ, ㄷ

유기할로젠화물

21 다음 〈보기〉의 화합물을 NBS/peroxide(ROOR) 조건에서 반응시킬 때 Br이 치환되는 위치로 올바른 것은?

〈보기〉

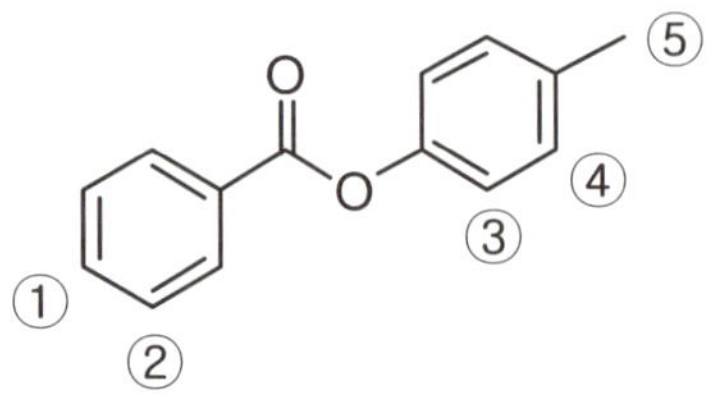

(벤조산 4-메틸페닐 에스터 구조, 위치 ①②는 벤조일 쪽 방향족 고리, ③④는 오른쪽 방향족 고리, ⑤는 메틸기)

22 다음 〈보기〉에 주어진 반응의 주생성물 A로 적절한 것은?

〈보기〉

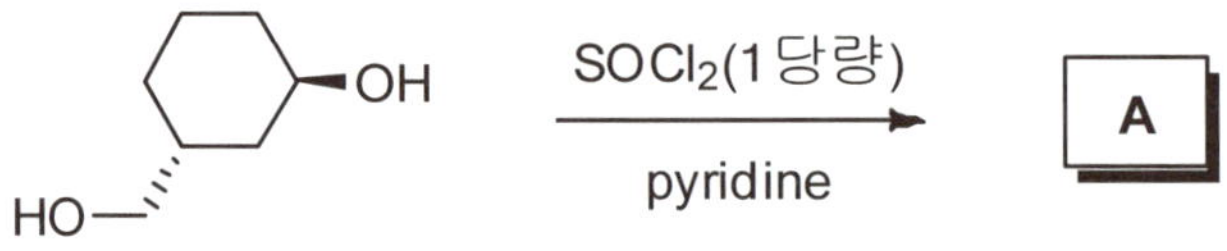

trans-3-(hydroxymethyl)cyclohexan-1-ol $\xrightarrow{\text{SOCl}_2(1\text{당량})}{\text{pyridine}}$ A

① HO-CH₂기 유지, S(=O)₂-Cl 치환 (고리 탄소에)
② HO-CH₂기 유지, OSO₂Cl 치환
③ ClCH₂기, OH 유지
④ ClCH₂기, OH 유지 (입체 다름)
⑤ HOCH₂기, Cl 치환 (고리 탄소에)

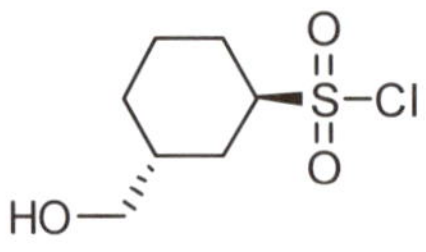

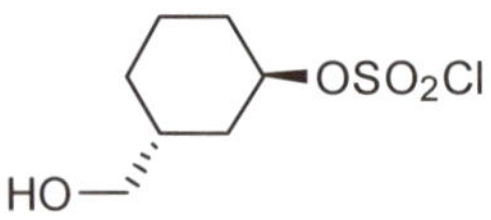

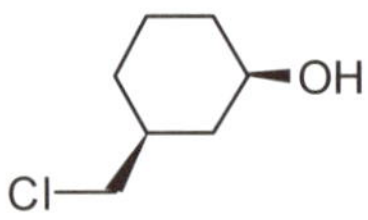

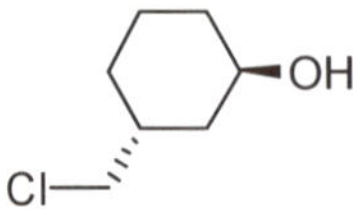

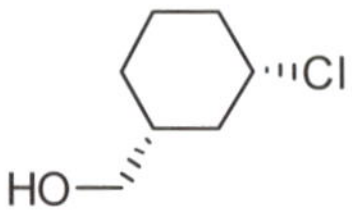

23 다음 알코올 중 NaBr/H₂SO₄과 가장 빠르게 반응하는 화합물로 올바른 것은?

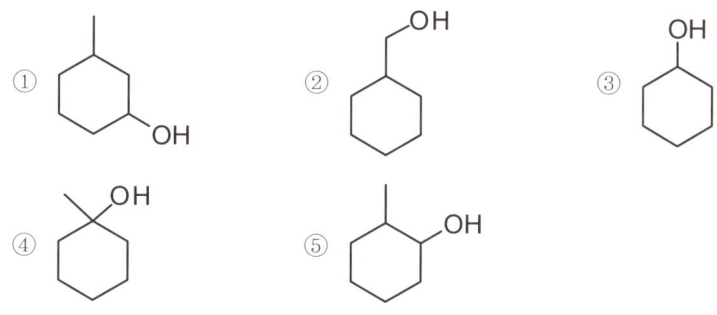

24 다음 〈보기〉에 주어진 반응의 주생성물 A로 적절한 것은?

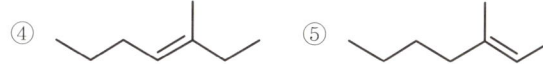

유기할로젠화물

25 다음 〈보기〉의 알코올과 HBr과의 반응성이 감소하는 순서대로 나열한 것은?

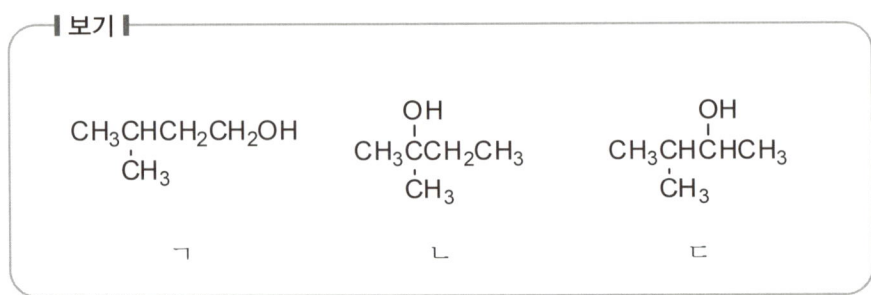

① ㄱ > ㄴ > ㄷ
② ㄱ > ㄷ > ㄴ
③ ㄷ > ㄴ > ㄱ
④ ㄴ > ㄷ > ㄱ
⑤ ㄴ > ㄱ > ㄷ

26 다음 〈보기〉에 주어진 반응의 주생성물 A로 적절한 것은?

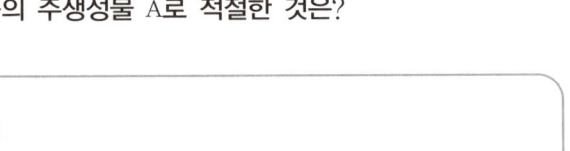

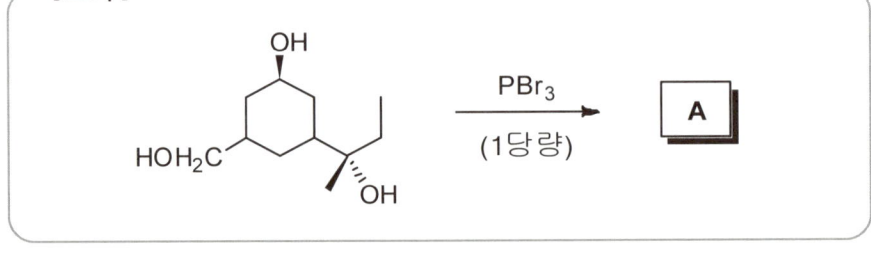

27 다음 중 HBr과 반응을 가장 빠르게 하는 것은?

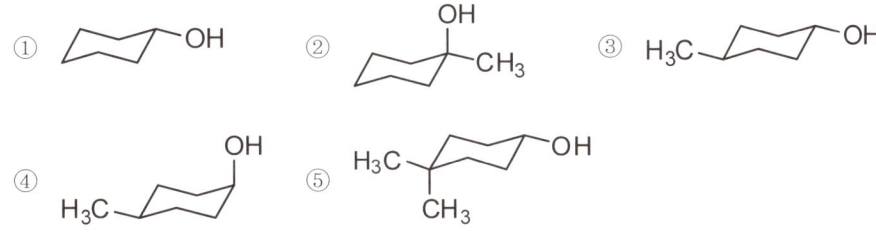

28 다음 〈보기〉에 주어진 화합물을 녹는점이 증가하는 순서대로 올바르게 나열한 것은?

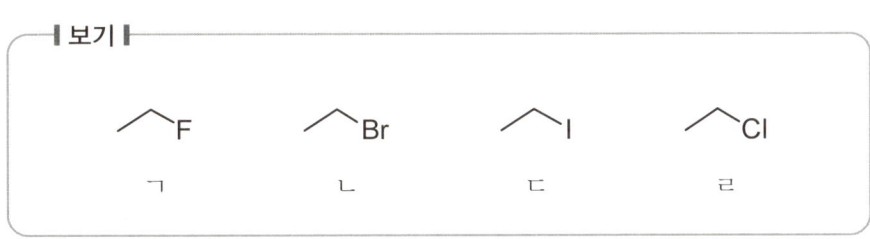

① ㄱ < ㄹ < ㄴ < ㄷ   ② ㄱ < ㄹ < ㄷ < ㄴ   ③ ㄷ < ㄴ < ㄱ < ㄹ
④ ㄱ < ㄴ < ㄷ < ㄹ   ⑤ ㄷ < ㄴ < ㄹ < ㄱ

유기할로젠화물

29 다음 중 가장 빠른 반응속도를 보이는 반응으로 적절한 것은?

① cyclopentyl-C(CH₃)₂-OH + HCl → cyclopentyl-C(CH₃)₂-Cl + H₂O

② cyclopentyl-C(CH₃)₂-OH + HBr → cyclopentyl-C(CH₃)₂-Br + H₂O

③ cyclopentyl-C(CH₃)₂-OH + HF → cyclopentyl-C(CH₃)₂-F + H₂O

④ cyclopentyl-OH + HBr → cyclopentyl-Br + H₂O

⑤ cyclopentyl-OH + HCl → cyclopentyl-Cl + H₂O

30 다음 주어진 화학종에 해당하는 에너지 도표상의 지점으로 올바른 것은?

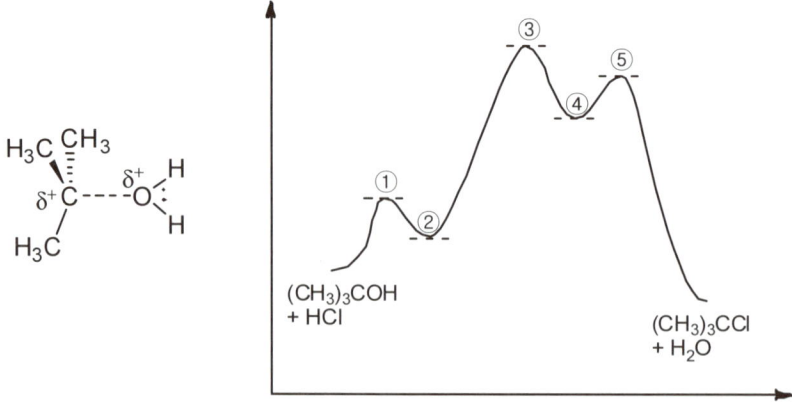

31 다음 〈보기〉의 반응에 의한 주생성물에 카이랄 중심이 <u>없는</u> 것은?

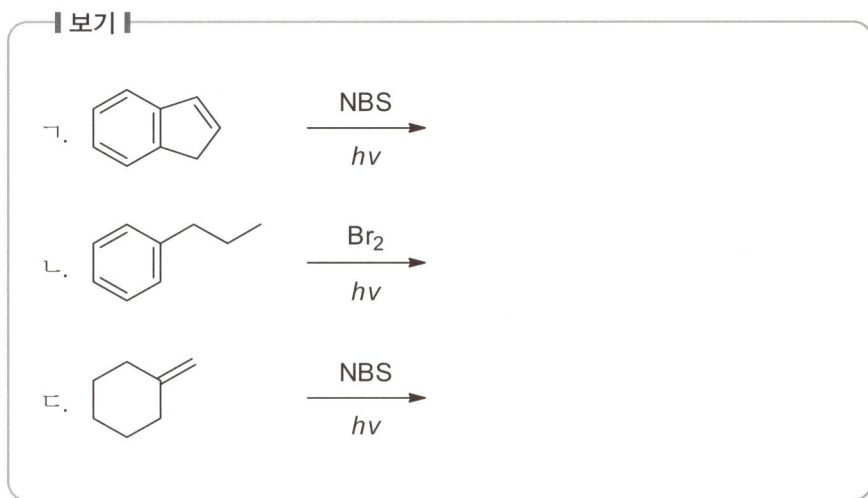

① ㄱ　　　　　　② ㄴ　　　　　　③ ㄷ
④ ㄱ, ㄴ　　　　　⑤ ㄱ, ㄷ　　　　⑥ ㄴ, ㄷ
⑦ ㄱ, ㄴ, ㄷ

ACE 500제
유기화학
심화편

CHAPTER

7

친핵성 치환반응, 제거반응

친핵성 치환반응, 제거반응

01 다음 〈보기〉의 반응식에서 용매의 조건을 methanol에서 DMSO로 바꾸었을 경우 일어나는 변화가 옳은 것은?

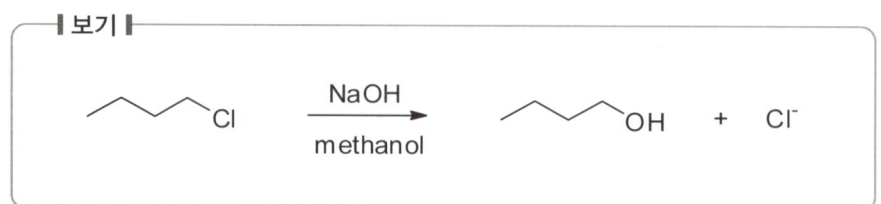

① 속도증가
② 속도감소
③ 변화 없음
④ 주어진 정보만으로는 예측할 수 없다.
⑤ 반응이 일어나지 않음

02 다음 주어진 반응식에서 이탈기를 Cl^-에서 ^-OTs로 바꾸었을 경우 일어나는 변화가 옳은 것은?

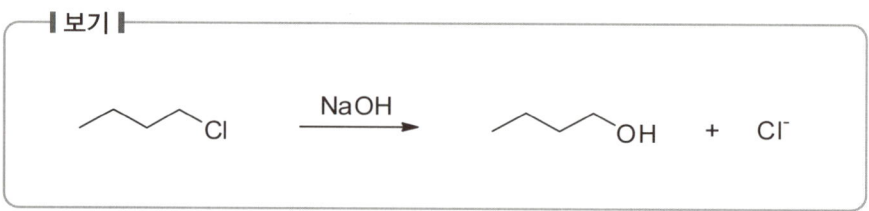

① 속도증가
② 속도감소
③ 변화 없음
④ 주어진 정보만으로는 예측할 수 없다.
⑤ 반응이 일어나지 않음

03 다음 중 S_N1 메커니즘에 대한 설명으로 옳은 것은?

① 3차 알킬 할라이드에서 잘 일어난다.
② 아세톤에서 메탄올로 용매를 바꾸면 반응 속도가 느려진다.
③ 이탈기는 반응 속도에 영향을 미치지 않는다.
④ 강한 친핵체 일수록 반응속도가 빨라진다.
⑤ 단일단계 반응으로 진행된다.

04 다음 중 S_N2 메커니즘에 대한 설명으로 옳은 것은?

① 극성 비양성자성 용매하에서 반응이 빠르게 진행된다.
② 극성 양성자성 용매하에서 반응이 빠르게 진행된다.
③ 이탈기는 반응 속도에 영향을 미치지 않는다.
④ 약한 친핵체 일수록 반응속도가 빨라진다.
⑤ 3차 알킬 할라이드에서 잘 일어난다.

05 다음 중 NaCN과 함께 S_N2반응을 가장 잘하는 기질은 무엇인가?

① 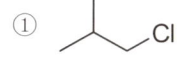 ② 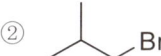 ③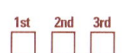

④ 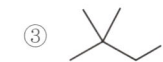 ⑤

친핵성 치환반응, 제거반응

06 다음 중 S$_N$2 메커니즘에 대한 설명으로 옳은 것은?

① 협동반응(Concerted reaction)
② 이탈기의 종류에 따라 반응속도는 변하지 않는다.
③ 입체배열은 부분적인 라세미화가 일어난다.
④ 거울상 이성질체 초과량을 구할 수 있다.
⑤ Aryl halide에서 반응성이 좋다.

07 다음 중 S$_N$1 반응이 가장 잘 일어날 수 있는 용매 조건은?

① 20% DMSO, 80% MeOH
② Acetone
③ DMSO
④ 50% Acetone, 50% MeOH
⑤ Water

08 다음 〈보기〉에 주어진 반응의 주생성물 A로 옳은 것은?

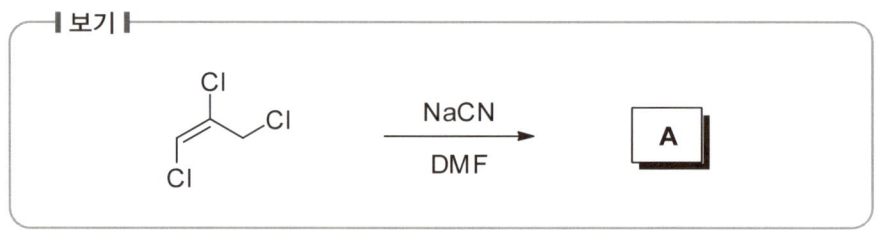

09 다음 〈보기〉에 주어진 반응의 주생성물 A로 옳은 것은?

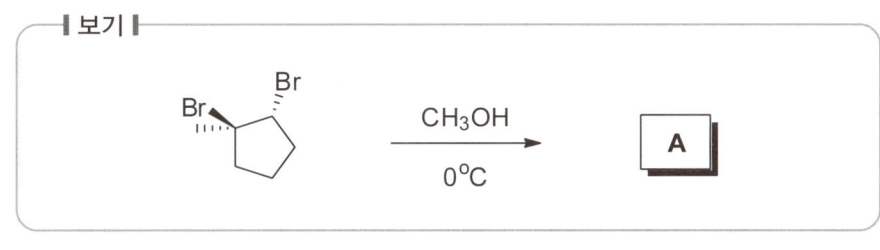

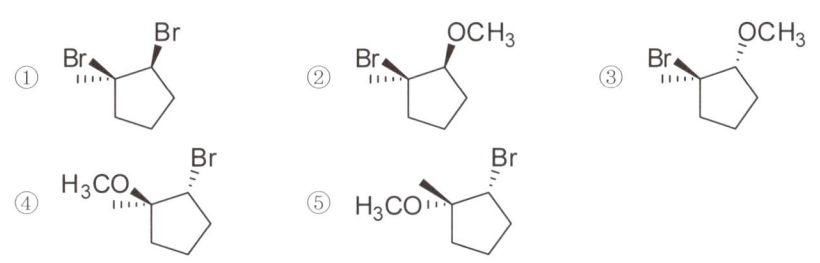

10 다음 〈보기〉에 주어진 반응의 주생성물 A로 옳은 것은?

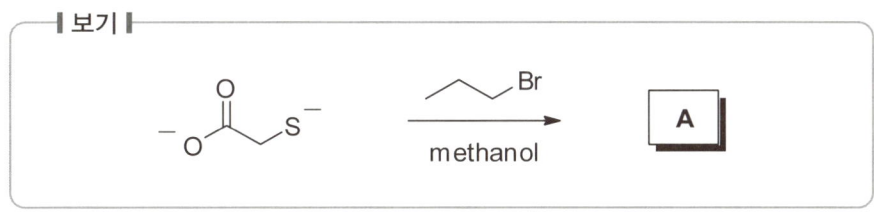

친핵성 치환반응, 제거반응

11 다음 〈보기〉에 주어진 반응의 주생성물 A로 옳은 것은?

〈보기〉 반응: thiolate/carboxylate acetylcysteine 음이온 + HOCH₂CH₂Br / H₂O → A

① HOCH₂CH₂-O-C(=O)-CH(NHAc)-CH₂-S⁻
② BrCH₂CH₂-O-C(=O)-CH(NHAc)-CH₂-S⁻
③ HOCH₂CH₂-S-CH₂-CH(NHAc)-COO⁻
④ ⁻O-CH₂CH₂-S-CH₂-CH(NHAc)-COOH
⑤ BrCH₂CH₂-S-CH₂-CH(NHAc)-COO⁻

12 다음 〈보기〉에 주어진 반응의 주생성물 A로 옳은 것은?

〈보기〉 4-chlorobenzyl chloride + CH₃CCNa / THF → A

① 4-Cl-C₆H₄-CH₂-C≡C-CH₃
② HC≡C-C₆H₄-CH₂Cl
③ 4-Cl-C₆H₄-CH=CH₂
④ 2-(propynyl)-4-chloro-benzyl chloride 이성질체
⑤ 2-(propynyl)-4-chloro-benzyl chloride 이성질체

13 다음 〈보기〉에 주어진 반응의 주생성물 A로 옳은 것은? (단, LDA : Lithium Diisopropyl Amide)

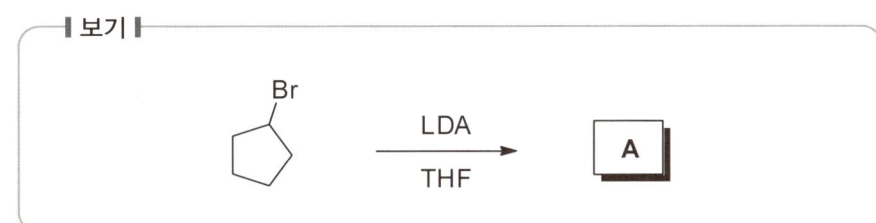

14 다음 〈보기〉에 주어진 반응의 주생성물 A로 옳은 것은?

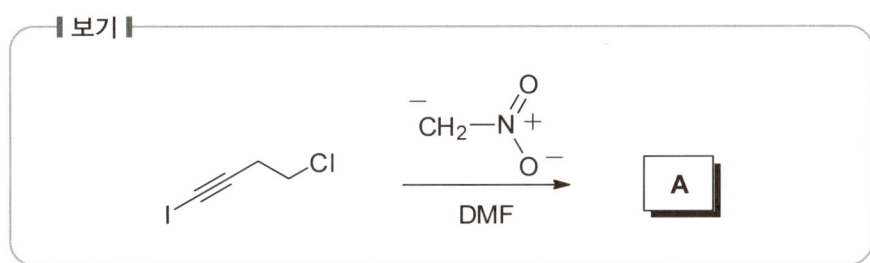

친핵성 치환반응, 제거반응

15 다음 (가), (나)의 반응에 의한 주생성물 A, B로 옳은 것을 〈보기〉에서 맞게 고른 것은?

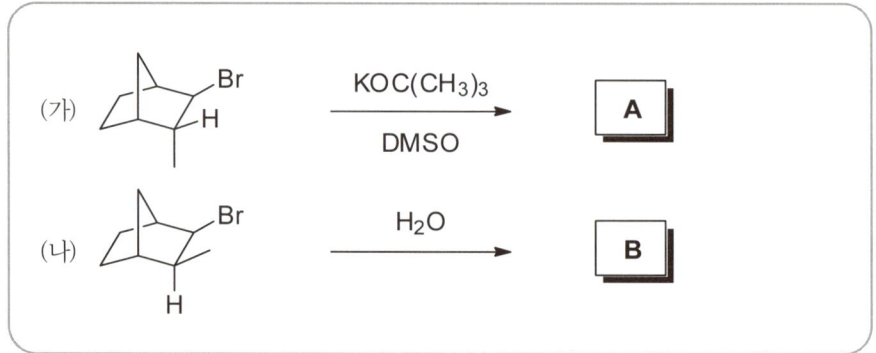

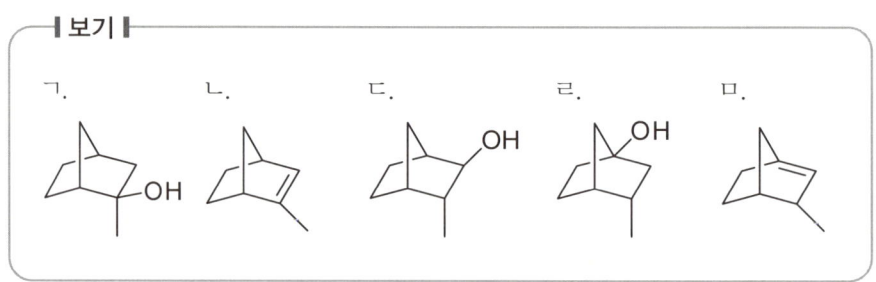

① A-ㄱ, B-ㄴ ② A-ㄴ, B-ㄱ ③ A-ㅁ, B-ㄷ
④ A-ㄴ, B-ㄹ ⑤ A-ㅁ, B-ㄹ

[16~17] 다음 〈보기〉에 주어진 용매를 보고 물음에 답하시오.

보기		
ㄱ. CH_3SCH_3 dimethyl sulfide	ㄴ. EtOH ethanol	ㄷ. $O{=}P(NMe_2)_3$ HMPA
ㄹ. NH_3 ammonia	ㅁ. NMe_3 trimethyl amine	ㅂ. $HCONMe_2$ DMF

1st 2nd 3rd

16

위 〈보기〉에서 극성양성자성 용매(polar protic solvent)를 모두 고른 것은?

① ㄴ, ㄹ ② ㄱ, ㄴ, ㄷ ③ ㄷ, ㄹ, ㅂ
④ ㄱ, ㄷ, ㅁ, ㅂ ⑤ ㄱ, ㄴ, ㄷ, ㅁ

1st 2nd 3rd

17

위 〈보기〉에서 극성 비양성자성 용매(polar aprotic solvent)를 모두 고른 것은?

① ㄴ, ㄹ ② ㄱ, ㄴ, ㄷ ③ ㄷ, ㄹ, ㅂ
④ ㄱ, ㄷ, ㅁ, ㅂ ⑤ ㄱ, ㄴ, ㄷ, ㅁ

1st 2nd 3rd

18

다음 중 극성 양성자성 용매에서 가장 친핵성이 큰 것은?

① F^- ② Cl^- ③ ^-OH
④ CH_3O^- ⑤ CH_3S^-

친핵성 치환반응, 제거반응

19 다음 중 극성 비양성자성 용매에서 가장 친핵성이 큰 것은?

① CH₃O⁻ ② CH₃CH₂⁻ ③ ⁻OH
④ F⁻ ⑤ ⁻NH₂

20 다음 중 S$_N$2 반응에 대한 설명으로 옳지 않은 것은?

① 반응은 1차 알킬 할라이드에서 가장 빨리 일어난다.
② 친핵체와 기질의 농도 모두 반응속도에 관여한다.
③ 이탈기는 반응속도에 영향을 미친다.
④ 반응 시 입체반전이 수반된다.
⑤ 물과 알코올과 같은 극성양성자성 용매 하에서 반응이 빠르게 진행된다.

21 다음 〈보기〉에 주어진 반응의 주생성물 A로 옳은 것은?

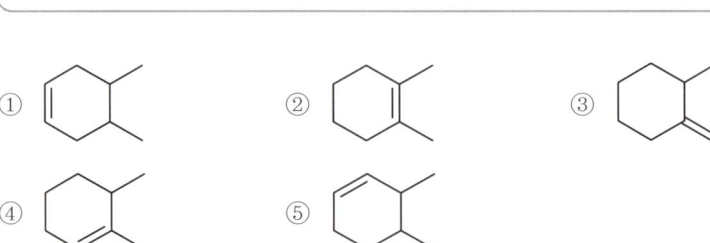

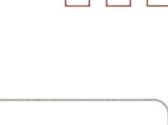

22 다음 〈보기〉에 주어진 반응의 주생성물 A로 옳은 것은?

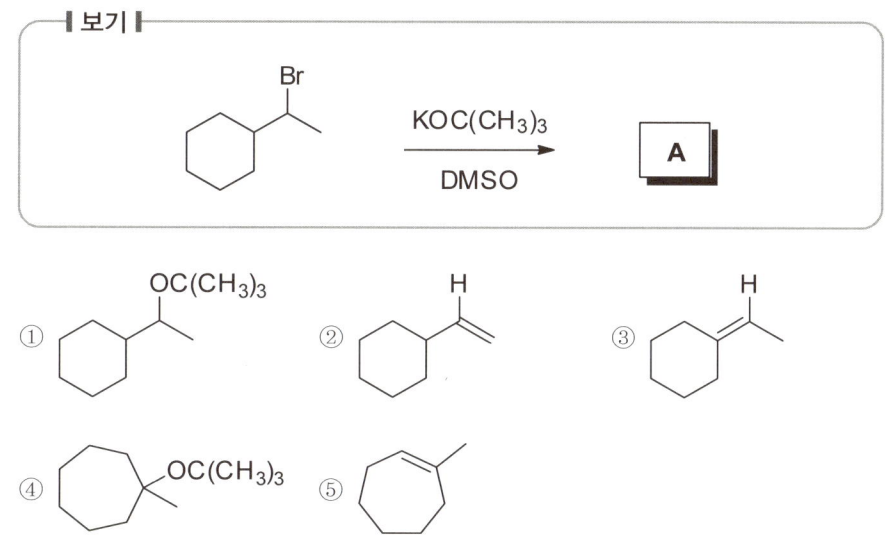

23 다음 〈보기〉의 화합물들에 대해 양성자성 용매(protic solvent)에서 친핵성도가 증가하는 순서대로 나열하시오.

| 보기 |

$CH_3CO_2^-$ CH_3S^- HO^- H_2O

친핵성 치환반응, 제거반응

24 다음 〈보기〉의 화합물들에 대해 양성자성 용매(protic solvent)에서의 친핵성도에 대한 비교가 옳은 것은 모두 몇 개인가?

> **보기**
> - CH_3S^- > CH_3O^-
> - $(CH_3)_2NH$ > $(CH_3)_3N$
> - Cl^- > F^-
> - SCN^- > OCN^-

① 0개 ② 1개 ③ 2개
④ 3개 ⑤ 4개

25 다음 중 CH_3OH에 의한 가용매분해반응(solvolysis)시 1,2-methyl shift (1,2-메틸 이동)에 의한 자리옮김(rearrangement)이 일어나는 할로젠화 알킬은 무엇인가?

① benzyl bromide
② 2-bromo-3-ethylpentane
③ 3-bromo-3-methylpentane
④ 2-bromo-3,3-dimethylpentane
⑤ 3-bromo-2,3-dimethylpentane

26 tert-butyl chloride의 가용매 분해반응은 30% water/70% acetone인 조건보다 70% water/30% acetone인 조건에서 보다 빠르게 진행한다. 그 이유로 바람직 한 것은?

① 혼합 용매의 극성이 증가할수록 탄소양이온 중간체의 형성 단계에서의 전이상태가 안정해진다.
② 친핵체인 물의 농도가 증가할수록 SN2 메커니즘에 의한 반응속도가 빨라진다.
③ 친핵체인 물의 농도가 증가할수록 SN1 메커니즘에 의한 반응속도가 빨라진다.
④ 혼합 용매에서 물의 %가 증가할수록 극성이 낮아져서, tert-butyl chloride의 안정성이 감소한다.
⑤ 친핵성도가 증가하기 때문이다.

27 다음의 반응에서 이탈기는 무엇인가?

| 보기 |

$H_3C-C_6H_4-SO_3CH_3$ + C_6H_5-ONa

↓

$H_3C-C_6H_4-SO_3Na$ + $C_6H_5-OCH_3$

① $H_3C-C_6H_4-SO_3^-$ ② $H_3C-C_6H_4-SO_3CH_3$ ③ $C_6H_5-OCH_3$

④ $C_6H_5-O^-$ ⑤ CH_3O^-

친핵성 치환반응, 제거반응

28 다음 반응에 의해 얻어지는 주생성물에 대한 IUPAC 이름으로 옳은 것은?

| 보기 |

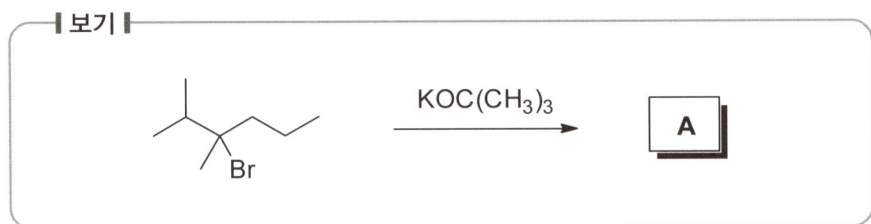

① 2,3-dimethyl-1-hexene
② 2,3-dimethyl-2-hexene
③ 2-isopropyl-1-pentene
④ (Z)-2,3-dimethyl-3-hexene
⑤ (E)-2,3-dimethyl-3-hexene

29 다음 〈보기〉에 주어진 반응에서 주생성물의 구조가 옳은 것은?

| 보기 |

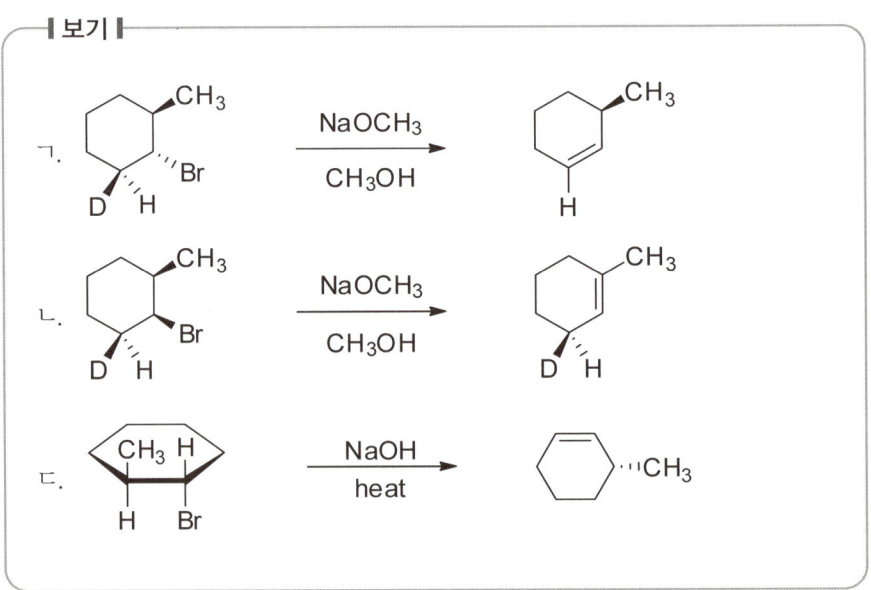

① ㄱ ② ㄴ ③ ㄷ
④ ㄱ, ㄴ ⑤ ㄱ, ㄷ ⑥ ㄴ, ㄷ
⑦ ㄱ, ㄴ, ㄷ

30 다음 〈보기〉에 주어진 화합물의 수용액하에서의 친핵성도(nucleophilicity)비교가 올바르게 되어 있는 것은?

| 보기 |

ㄱ. $(CH_3)_3COH < (CH_3)_3CO^- < CH_3CH_2O^- < CH_3CH_2S^-$

ㄴ. $H_2O < CH_3CO_2^- < HO^- < CH_3S^-$

ㄷ. 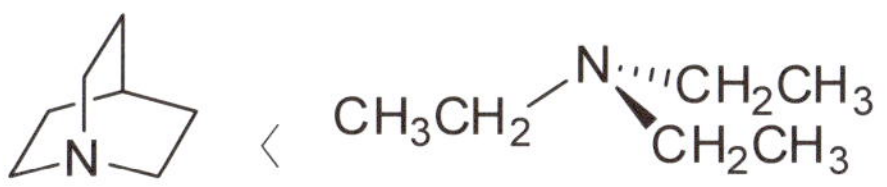 quinuclidine < $(CH_3CH_2)_3N$

① ㄱ ② ㄴ ③ ㄷ
④ ㄱ, ㄴ ⑤ ㄱ, ㄷ ⑥ ㄴ, ㄷ
⑦ ㄱ, ㄴ, ㄷ

31 다음 〈보기〉의 화합물들 중 S_N2가 가장 손쉽게 일어나는 것은?

| 보기 |

ㄱ. $(CH_3)_3CCH_2I$

ㄴ. $(CH_3)_3CCl$

ㄷ. $(CH_3)_2CHI$

ㄹ. $(CH_3)_2CHCH_2CH_2CH_2I$

ㅁ. $(CH_3)_2CHCH_2CH_2CH_2Cl$

① ㄱ ② ㄴ ③ ㄷ
④ ㄹ ⑤ ㅁ

친핵성 치환반응, 제거반응

32 다음 S_N2의 반응성이 증가하는 순서가 올바르게 나타낸 것을 〈보기〉에서 모두 고른 것은?

| 보기 |

ㄱ. 2-bromo-2-methylpentane < 1-chloro-2,2-dimethylpentane
 < 1-chloro-3,3-dimethylpentane < bromoethane

ㄴ. PhBr < PhCH(CH$_3$)Br < PhCH$_2$Br

ㄷ. 2-chlorobutane < 2-iodobutane < 1-iodobutane

① ㄱ　　　　② ㄴ　　　　③ ㄷ
④ ㄱ, ㄴ　　⑤ ㄱ, ㄷ　　⑥ ㄴ, ㄷ
⑦ ㄱ, ㄴ, ㄷ

33 다음 〈보기〉의 설명으로 옳은 것은?

| 보기 |

ㄱ.
t-butyl chloride + 70% water/30%acetone　　k1
t-butyl chloride + 80% water/20%acetone　　k2

용매의 극성이 클수록 탄소양이온이 보다 빠르게 형성되므로 k2 > k1 이다.

ㄴ.
1-iodo-1-methylcyclohexane + NaOEt
1-iodo-1-methylcyclohexane + KOtBu

입체장애가 작은 ethoxide는 더 안정한 알켄을 만들며, bulky한 t-butoxide는 가장 접근하기 쉬운 수소를 제거하기에 더 적게 치환된 알켄을 만든다.

ㄷ.
cis-1-bromo-4-t-butylcyclohexane + NaOEt
trans-1-bromo-4-t-butylcyclohexane + NaOEt

반응속도는 cis이성질체가 보다 빠르다.

① ㄱ　　　　② ㄴ　　　　③ ㄷ
④ ㄱ, ㄴ　　⑤ ㄱ, ㄷ　　⑥ ㄴ, ㄷ
⑦ ㄱ, ㄴ, ㄷ

34 주생성물의 구조가 옳은 것만을 〈보기〉에서 있는 대로 고른 것은? (단, 주생성물은 적절한 분리·정제 과정을 통하여 얻는다.)

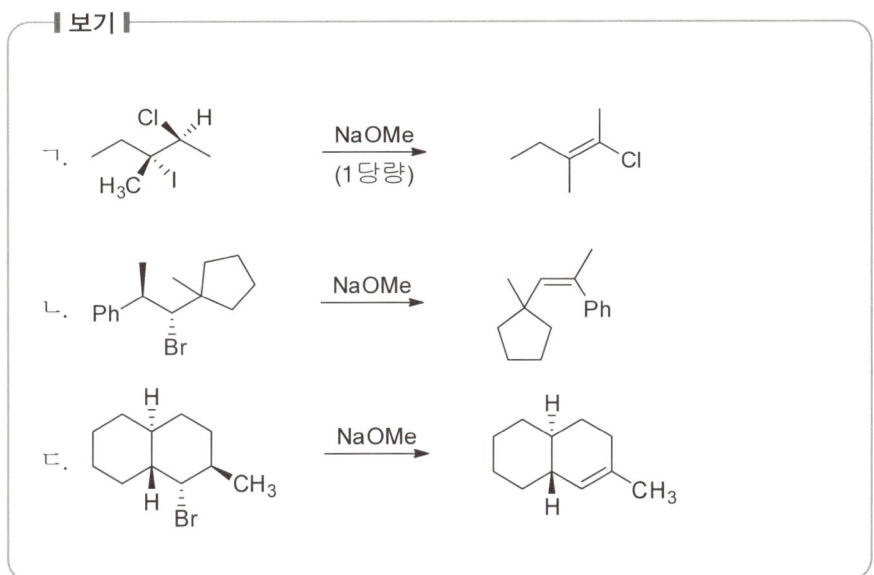

① ㄱ ② ㄴ ③ ㄷ
④ ㄱ, ㄴ ⑤ ㄱ, ㄷ ⑥ ㄴ, ㄷ
⑦ ㄱ, ㄴ, ㄷ

35 cis-1-bromo-2-methylcyclohexane을 CH₃OH/heat 로 처리했을 때, 다음 4가지 치환 및 제거반응생성물이 얻어진다.

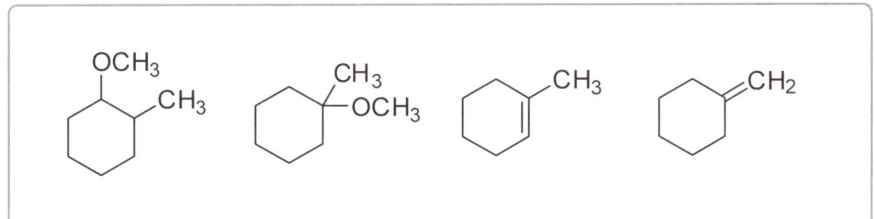

3-methylcyclohexene이 주생성물로 얻어지게 하기 위한 시약조건으로 가장 적절한 것은 무엇인가?

① KOH, ethanol, 가열
② H₂O/acetone, 가열
③ tert-butoxide/tert-butyl alcohol
④ tert-butyl alcohol, 가열
⑤ methoxide/methanol

친핵성 치환반응, 제거반응

36 주생성물의 구조가 옳은 것만을 〈보기〉에서 있는 대로 고른 것은? (단, 주생성물은 적절한 분리·정제 과정을 통하여 얻는다.)

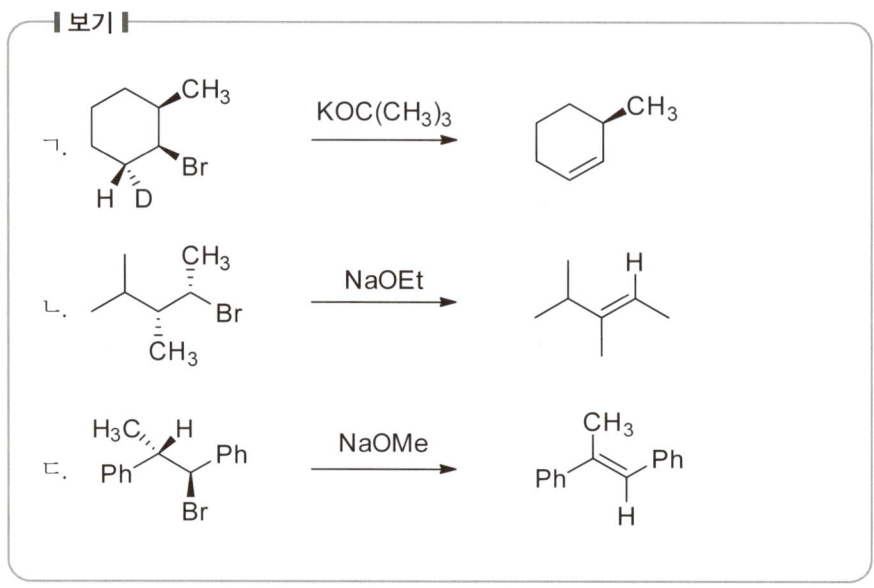

① ㄱ ② ㄴ ③ ㄷ
④ ㄱ, ㄴ ⑤ ㄱ, ㄷ ⑥ ㄴ, ㄷ
⑦ ㄱ, ㄴ, ㄷ

37 (1S,2R)-1-bromo-2-ethyl-1-methylcyclopentane을 potassium tert-butoxide와 반응시켰을때의 생성물(A)과 (2S,3S)-2-bromo-3-methylpentane을 sodium methoxide로 반응시켰을때의 생성물(B)의 IUPAC 명칭을 쓰시오.

38 다음 〈보기〉의 반응에 대한 주생성물 A로 옳은 것은?

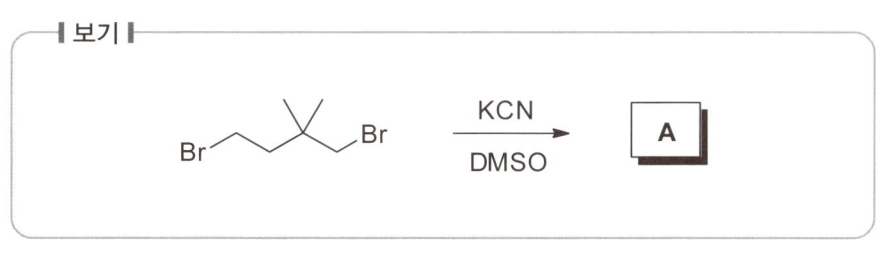

① NC⌒⌒Br ② Br⌒⌒CN ③ Br⌒⌒(알켄)
④ (알켄)⌒Br ⑤ Br⌒⌒CN, Br

39 다음 〈보기〉의 화합물들 중 E1반응에 대한 속도가 가장 느린 것은?

┤보기├

ㄱ. 2-chloro-2-methylpropane

ㄴ. bromocyclohexane

ㄷ. 3-(bromomethyl)cyclohex-1-ene

ㄹ. 1-bromo-1-phenylethane

ㅁ. 3-bromocyclohex-1-ene

① ㄱ ② ㄴ ③ ㄷ
④ ㄹ ⑤ ㅁ

친핵성 치환반응, 제거반응

40 다음 반응의 주생성물에 대한 입체배열이 모두 (R)인 반응은?

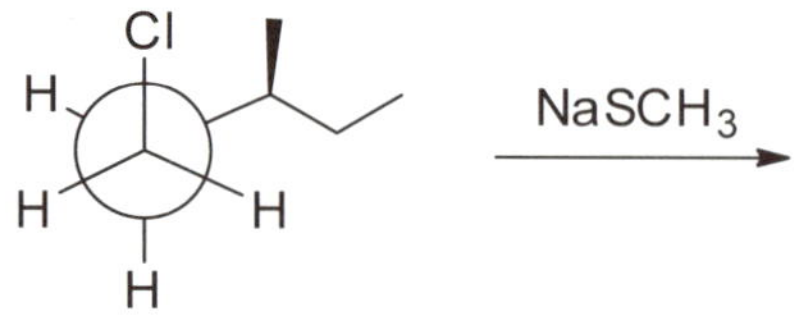

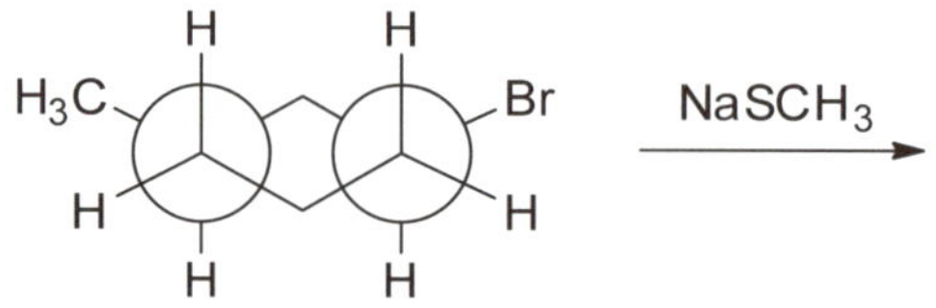

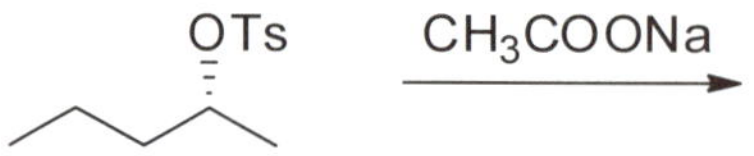

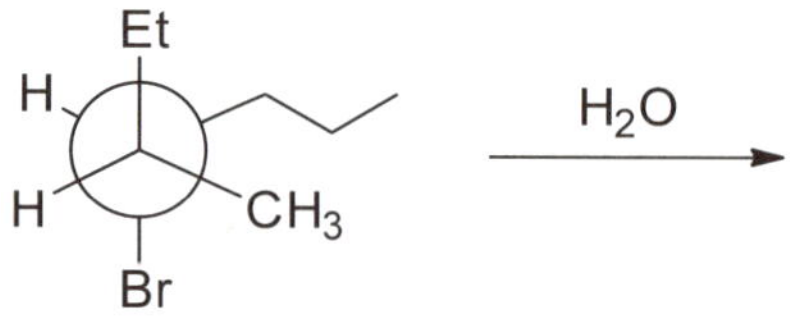

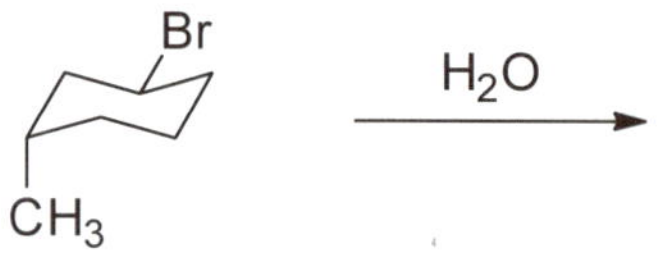

41 다음 〈보기〉의 밑줄 친 수소(H)의 산의 세기가 가장 약한 것은 어느 것인가?

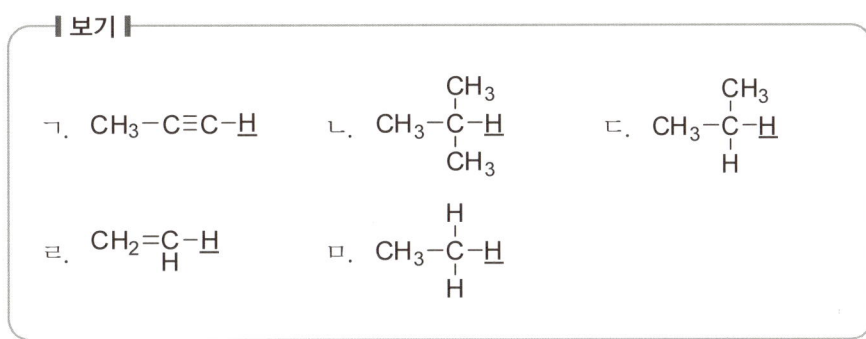

① ㄱ ② ㄴ ③ ㄷ
④ ㄹ ⑤ ㅁ

42 다음 〈보기〉의 음이온 중 가장 염기성이 큰 화합물은 무엇인가?

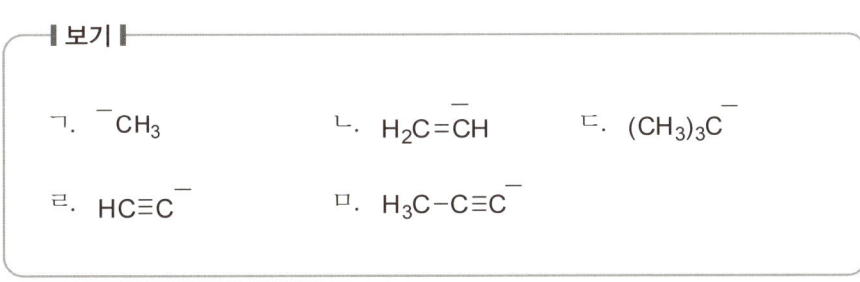

① ㄱ ② ㄴ ③ ㄷ
④ ㄹ ⑤ ㅁ

친핵성 치환반응, 제거반응

43 다음 각 쌍의 치환반응에 대해 속도상수의 크기를 비교하시오.

a.
- CH₃CH₂Br + ⁻OH ⟶ k_1
- CH₃CH₂Cl + ⁻OH ⟶ k_2

b.
- CH₃CH₂CH₂Cl + NaOH ⟶ k_1
- CH₃CH₂CH₂Cl + NaOCOCH₃ ⟶ k_2

c.
- CH₃CH₂CH₂I + ⁻OCH₃ —CH₃OH→ k_1
- CH₃CH₂CH₂I + ⁻OCH₃ —DMSO→ k_2

d.
- CH₃CH₂CH₂CH₂Br + ⁻OEt ⟶ k_1
- (CH₃)₂CHCH₂Br + ⁻OEt ⟶ k_2

44 2-Bromo-2-methylpentane을 tert-butanol하에서 tert-butoxide로 처리했을 때 얻어지는 주생성물로 옳은 것은 무엇인가?

① 2-methylpent-1-ene
② 2-methylpent-2-ene
③ (E)-4-methylpent-2-ene
④ (Z)-4-methylpent-2-ene
⑤ 4-methylpent-1-ene

45 다음 각 쌍의 반응에 대해 속도상수의 크기를 비교하시오.

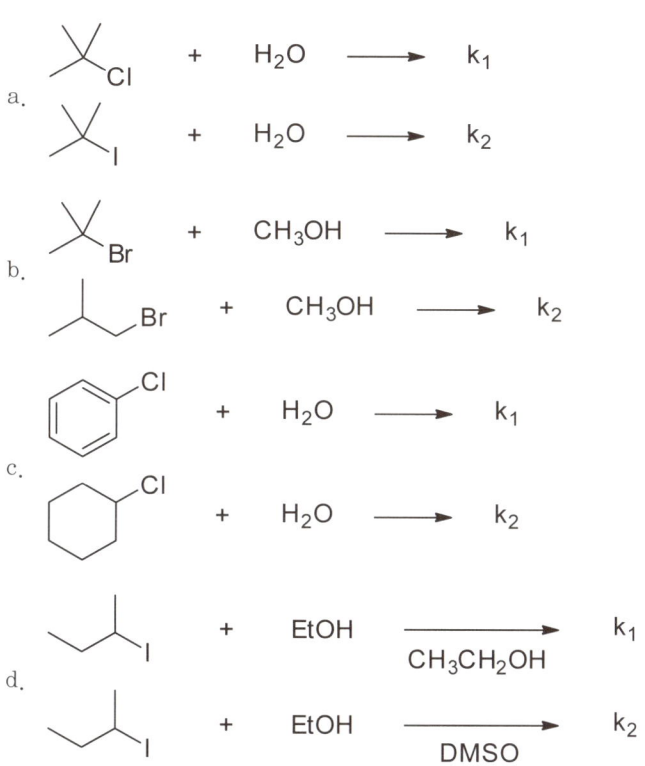

친핵성 치환반응, 제거반응

46 다음 〈보기〉의 반응물 A를 CH_3OH와 반응시키면 친핵성 치환 반응이 일어나 생성물 B를 형성한다. 이 반응의 메커니즘을 쓰고 하나의 염소가 다른 두 개의 염소에 비해 반응성이 큰 이유를 설명하시오.

〈보기〉

A $\xrightarrow{CH_3OH,\ 1당량}$ B

47 다음 〈보기〉에 주어진 E2 반응에서 다음에 주어진 각 변화는 반응 속도에 어떠한 영향을 미치는가?

〈보기〉

$\text{R-Br} \xrightarrow[\text{(CH}_3)_3\text{COH}]{\text{KOC(CH}_3)_3}$ alkene

a. 용매를 DMF로 바꾼다.
b. t-butoxide의 농도를 감소시킨다.
c. 염기를 ^-OH로 바꾼다.
d. 반응물을 $CH_3CH_2CH_2CH_2CH(Br)CH_3$로 바꾼다.
e. 이탈기를 I로 바꾼다.

48 다음 반응의 주생성물을 그리시오.

a. (cyclohexyl)CH$_2$Br $\xrightarrow{\text{DBU}}$

b. PhCHBr-CHBr(3-methylphenyl) (anti) $\xrightarrow{\text{NaNH}_2}$

c. PhCHBr-CHBr(3-methylphenyl) (syn) $\xrightarrow{\text{NaNH}_2}$

d. (CH$_3$)$_2$CHCH$_2$CH$_2$CHBrCH$_3$ $\xrightarrow[\text{DMSO}]{\text{NaOCH}_3}$

e. (S)-2-iodobutane $\xrightarrow{\text{AcOH}}$

49 다음 반응의 주생성물을 그리고 메커니즘(S_N1, S_N2, $E1$, $E2$)을 구별하시오.

a. 1-methyl-1-phenyl-2-chlorocyclohexane (stereochem. shown) $\xrightarrow{\text{CH}_3\text{OH}}$

b. cis-1-bromo-1,2-dimethylcyclohexane $\xrightarrow{\text{NaOAc}}$

c. 2-bromo-1,1-dimethyl-3-deuteriocyclohexane $\xrightarrow{\text{KOH}}$

친핵성 치환반응, 제거반응

50 다음 반응의 주생성물을 그리시오.

a. [구조: bicyclic lactone with H, Br, CH₃ substituents] → NaOMe →

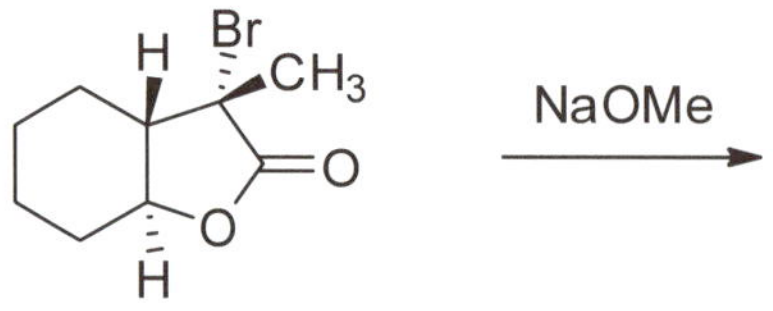

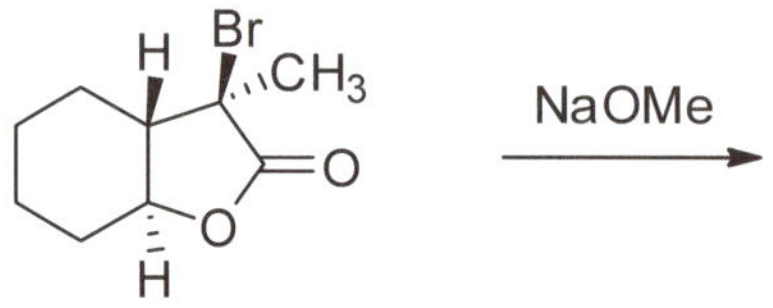

b. [구조: bicyclic lactone with H, Br, CH₃ substituents] → NaOMe →

51 하나의 화합물에 친핵체와 이탈기가 모두 있을 때 분자내(intramolecular)반응이 일어날 수 있다. 이러한 점을 고려해서 다음 반응식의 생성물의 구조식을 그려라.

a. [cyclohexane with CO₂H and Br substituents] → NaOH →

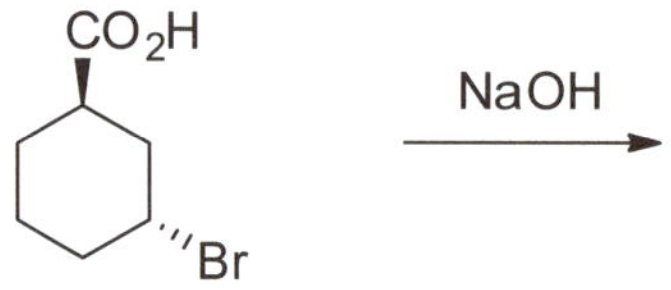

b. [pyridine with CHBr-CH₂CH₂CH₂-⁺NH₂CH₃ chain] → Na₂CO₃ →

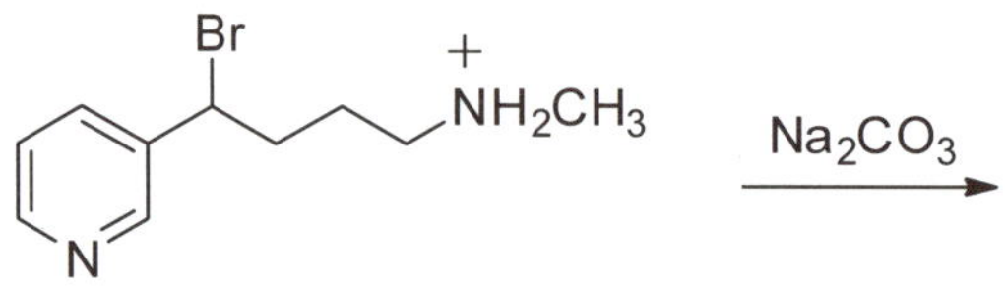

52 다음 반응 중 가장 반응속도가 느린 반응으로 올바른 것은?

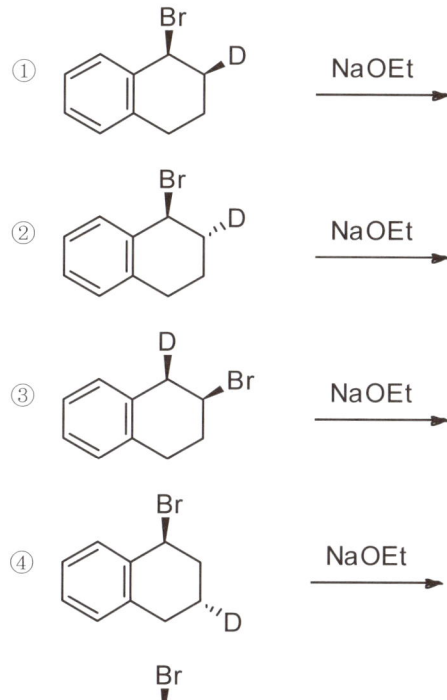

53 다음 중 S_N2반응의 반응성이 가장 좋은 기질은?

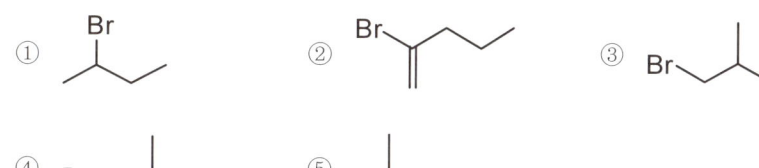

친핵성 치환반응, 제거반응

54 다음 중 S_N2 반응의 반응성이 가장 좋은 기질은?

① 3-메틸벤질브로마이드 (CH$_2$Br)
② 2-bromo-1,4-dimethylbenzene
③ 4-bromo-1,2-dimethylbenzene
④ 2-bromo-1,3-dimethylbenzene
⑤ 1-bromo-3,5-dimethylbenzene

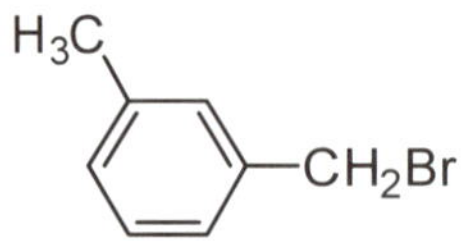

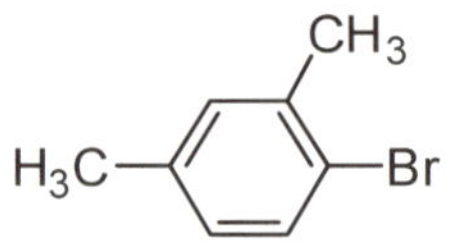

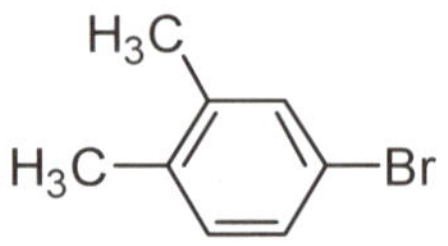

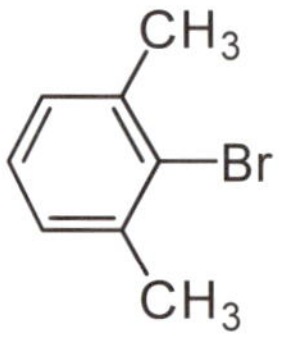

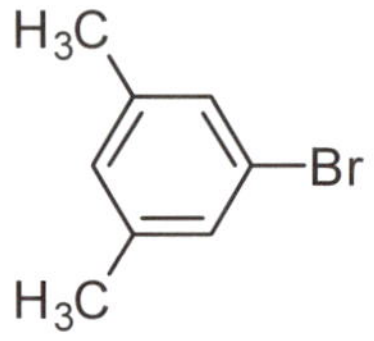

55 다음 화합물의 (R) 이성질체를 S_N2에 의한 생성물로 얻을 수 있는 반응물로 적절한 것은?

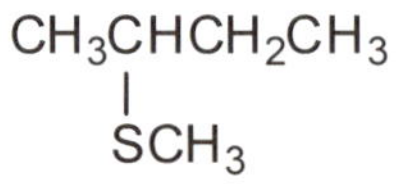

$$CH_3CHCH_2CH_3$$
$$|$$
$$SCH_3$$

① H—C(CH$_3$)(CH$_2$CH$_3$)—SNa
② H$_3$C—C(H)(Br)—CH$_2$CH$_3$
③ H$_3$CH$_2$C—C(CH$_3$)(H)—Br
④ (S)-2-bromobutane (Br, H)
⑤ (CH$_3$)(H)C—C(H)(Br)(CH$_3$)

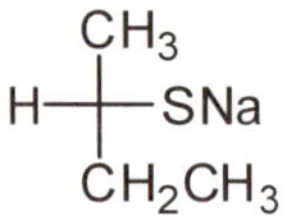

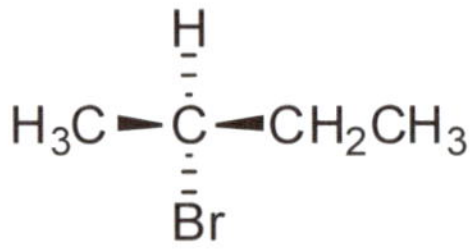

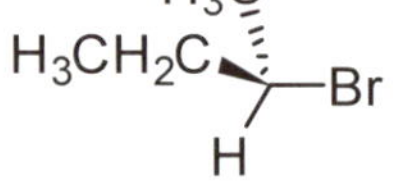

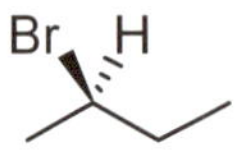

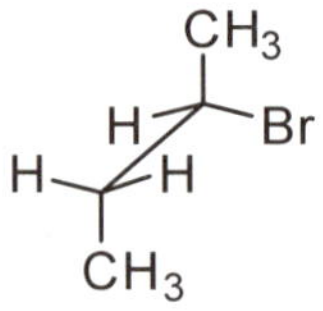

56 다음 〈보기〉에 주어진 화합물의 이탈기 능력이 감소하는 순서대로 올바르게 나열한 것은?

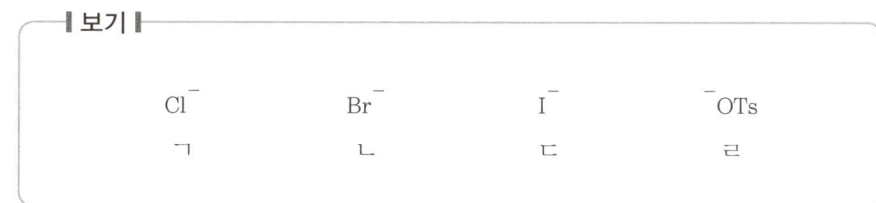

① ㄷ > ㄹ > ㄱ > ㄴ ② ㄹ > ㄷ > ㄱ > ㄴ ③ ㄷ > ㄴ > ㄱ > ㄹ
④ ㄹ > ㄷ > ㄴ > ㄱ ⑤ ㄹ > ㄱ > ㄷ > ㄴ

57 다음 〈보기〉에 주어진 화합물의 이탈기 능력이 감소하는 순서대로 올바르게 나열한 것은?

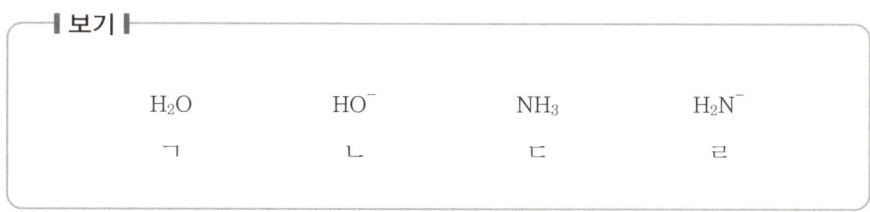

① ㄱ > ㄴ > ㄷ > ㄹ ② ㄷ > ㄱ > ㄹ > ㄴ ③ ㄱ > ㄷ > ㄴ > ㄹ
④ ㄷ > ㄹ > ㄱ > ㄴ ⑤ ㄹ > ㄴ > ㄷ > ㄱ

친핵성 치환반응, 제거반응

58 다음 〈보기〉에 주어진 반응의 반응물 A로 적합한 것 중 가장 반응 속도가 빠른 것은?

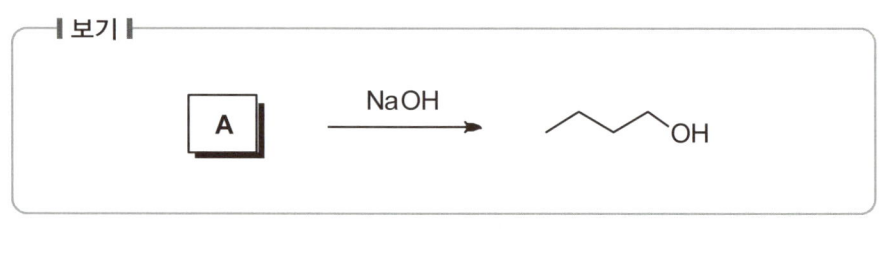

① ~~~F ② ~~~Cl ③ ~~~Br

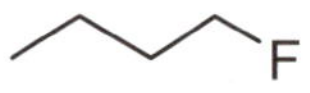

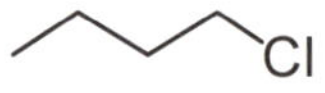

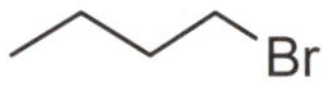

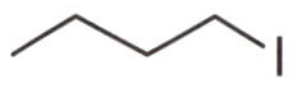

④ ~~~I ⑤ ~~~NH$_2$

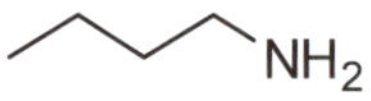

59 다음 중 S$_N$1반응의 반응성이 가장 좋은 기질은?

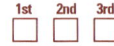

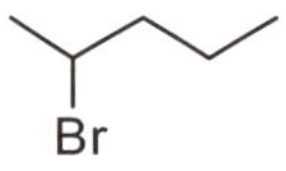

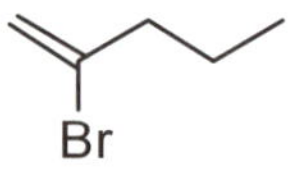

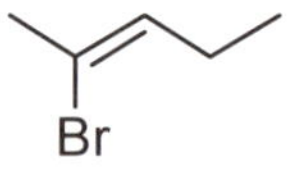

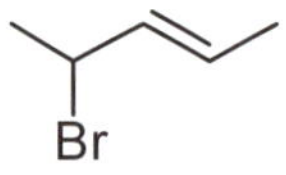

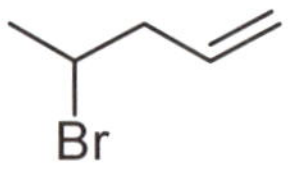

60 다음 〈보기〉에 주어진 반응의 주생성물 A로 올바른 것은?

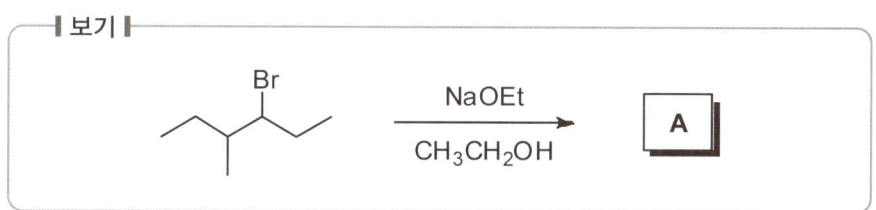

61 다음 제시된 알켄이 E2반응을 통하여 가장 많은 비율로 생성되는 반응물로 올바른 것은?

친핵성 치환반응, 제거반응

62 다음 음이온 화학종 중 비 친핵성 염기(Non-nucleophilic base)는 무엇인가?

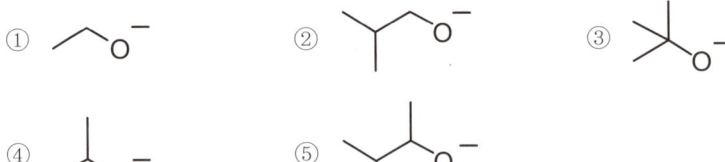

63 다음 반응의 생성물로 옳지 <u>않은</u> 것만을 〈보기〉에서 있는 대로 고른 것은?

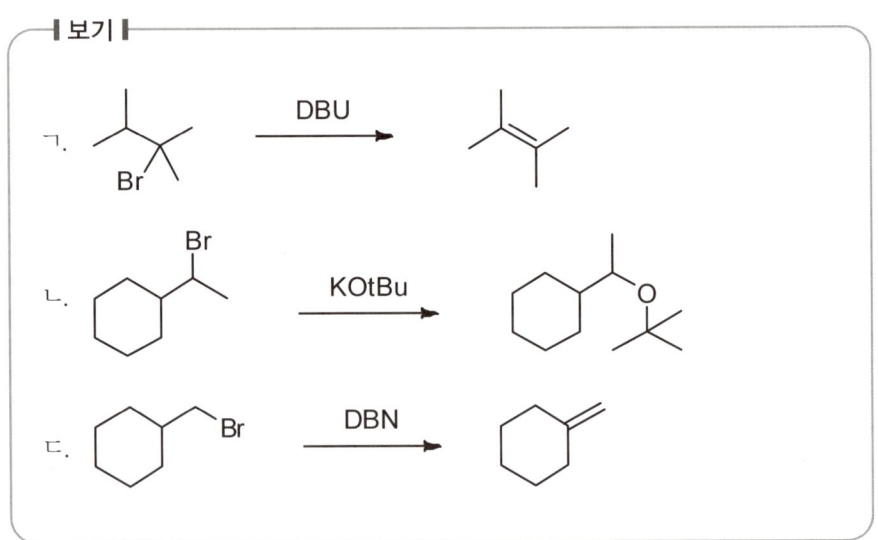

① ㄱ　　　② ㄴ　　　③ ㄷ
④ ㄱ, ㄴ　　⑤ ㄴ, ㄷ　　⑥ ㄱ, ㄷ
⑦ ㄱ, ㄴ, ㄷ

64 다음 주어진 화학종 중에서 염기보다는 친핵체로 주로 역할을 하는 것은?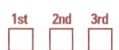

① LDA ② AcONa ③ LHMDS
④ DBN ⑤ DBU

65 다음 중 용매에 대한 설명으로 옳지 <u>않은</u> 것은?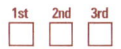

① 극성양성자성용매(Polar protic solvent)에서 음이온의 주기가 커질수록 음이온의 친핵성은 감소한다.
② 친핵성은 용매에 영향을 받는다.
③ 극성양성자성용매는 수소결합을 할 수 있다.
④ 극성비양성자성용매(Polar aprotic solvent)는 S_N2시 선호되는 용매이다.
⑤ 극성양성자성용매는 양이온과 음이온을 모두 용매화(Solvation) 할 수 있다.

66 다음 〈보기〉의 반응이 가장 빠르게 진행되는 용매로 올바른 것은?

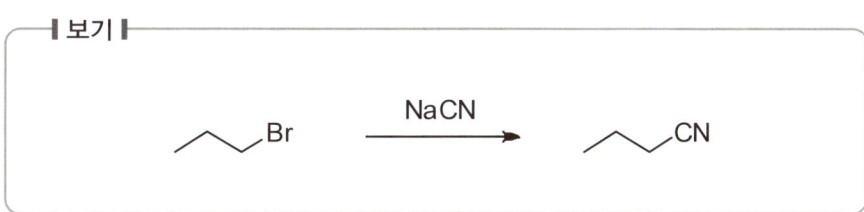

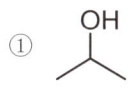 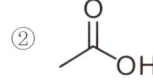 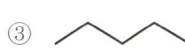

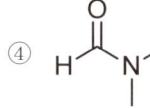

친핵성 치환반응, 제거반응

67 다음은 세 가지 반응 A~C이다.

(A) 3-chloro-3-methylpentane + CH₃OH → 3-methoxy-3-methylpentane

(B) 1-bromopropane + NaOH → 1-propanol

(C) 2-chlorobutane + NaOAc → 2-acetoxybutane

각 반응의 메커니즘과 적절한 용매를 모두 올바르게 짝지은 것은?

① (A) : S_N2, DMSO
　(B) : S_N2, DMF
　(C) : S_N2, HMPA

② (A) : S_N1, CH_3CN
　(B) : S_N2, CH_3COOH
　(C) : S_N2, HMPA

③ (A) : S_N1, CH_3OH
　(B) : S_N1, CH_3CN
　(C) : S_N2, HMPA

④ (A) : S_N1, CH_3OH
　(B) : S_N2, DMF
　(C) : S_N2, HMPA

⑤ (A) : S_N1, H_2O
　(B) : S_N2, DMF
　(C) : S_N1, DMSO

68 다음 〈보기〉에 주어진 화합물의 이탈기 능력이 감소하는 순서대로 올바르게 나열한 것은?

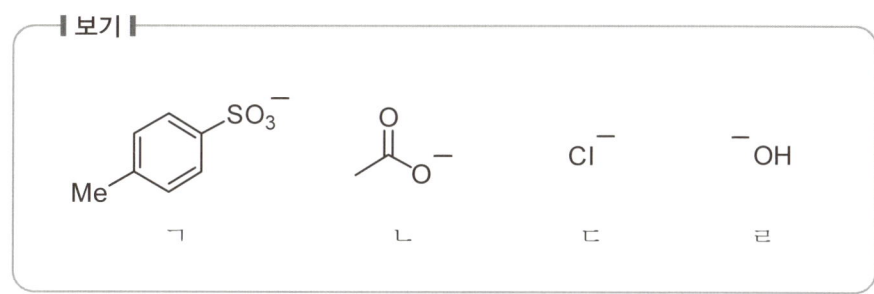

① ㄴ > ㄷ > ㄱ > ㄹ
② ㄱ > ㄹ > ㄷ > ㄴ
③ ㄱ > ㄷ > ㄴ > ㄹ
④ ㄱ > ㄴ > ㄷ > ㄹ
⑤ ㄱ > ㄷ > ㄹ > ㄴ

69 $(CH_3)_2S$와 CH_3I의 S_N2 메커니즘에 의한 반응을 통해 얻어지는 설포늄 염(sulfonium salt)의 구조를 그리고, 왜 좋은 알킬화 시약(alkylating agent)인지 설명하시오.

ACE 500제
유기화학
심화편

CHAPTER 8

방향족 화합물

방향족 화합물

01 다음 화합물 중 Friedel-Craft 알킬화 반응에서 친전자체로 사용할 수 <u>없는</u> 것은?

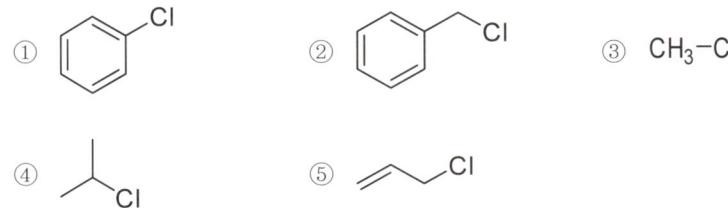

02 Friedel-Craft 알킬화 반응의 제한요소가 <u>아닌</u> 것은?

① 다중 알킬화가 일어난다.
② 탄소양이온의 재배열이 일어난다.
③ $AlCl_3$를 사용해야 한다.
④ NH_2가 치환기로 존재하면 반응이 잘 일어나지 않는다.
⑤ Aryl halide와 반응하지 않는다.

03 다음 〈보기〉의 반응에 따른 생성물 A의 구조로 옳은 것은?

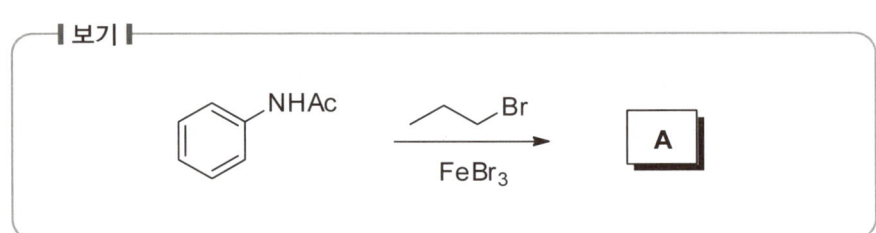

04 나프탈렌을 친전자체와 반응시켜 얻은 〈보기〉의 중간체 양이온에 대한 공명 구조가 아닌 것은?

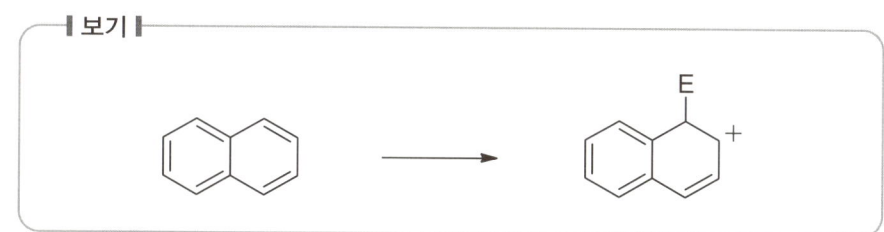

05 다음 〈보기〉에서 벤젠을 출발물질로 하여 다음과 같은 결과 물질을 얻기 위해 사용해야 하는 시약으로 옳은 것은?

① [1] HNO_3, H_2SO_4, [2] CH_3COCl, $AlCl_3$
② [1] HNO_3, H_2SO_4, [2] CH_3COCl, $AlCl_3$, [3] H_2/Pd
③ [1] H_2SO_4, SO_3, [2] CH_3COCl, $AlCl_3$
④ [1] CH_3COCl, $AlCl_3$, [2] H_2/Pd, [3] HNO_3, H_2SO_4
⑤ [1] CH_3COCl, $AlCl_3$, [2] HNO_3, H_2SO_4

방향족 화합물

06 다음 〈보기〉의 화합물을 친전자성 방향족 치환반응의 반응성이 증가하는 순으로 옳게 배열한 것은?

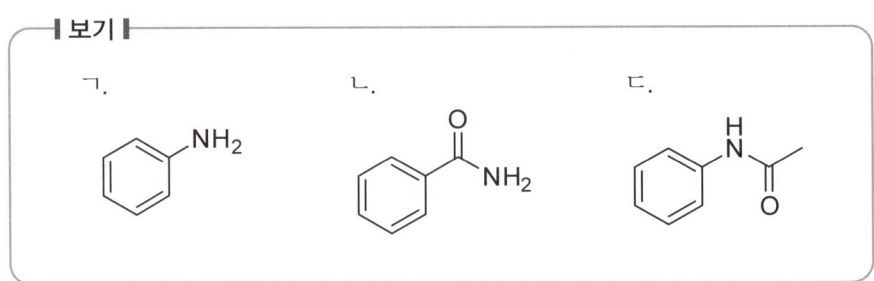

① ㄱ < ㄴ < ㄷ
② ㄱ < ㄷ < ㄴ
③ ㄴ < ㄷ < ㄱ
④ ㄷ < ㄱ < ㄴ
⑤ ㄷ < ㄴ < ㄱ

07 다음 〈보기〉의 반응을 완결시키기 위해 필요한 시약 A로 옳은 것은?

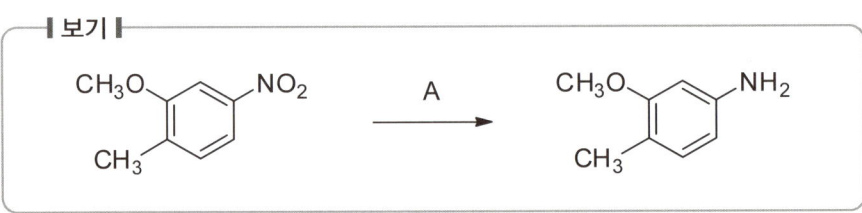

① $NaBH_4$
② Fe, HCl
③ $LiAlH_4$
④ $KMnO_4$
⑤ HNO_3

08 다음 〈보기〉의 반응에 따른 주생성물 A의 구조로 옳은 것은?

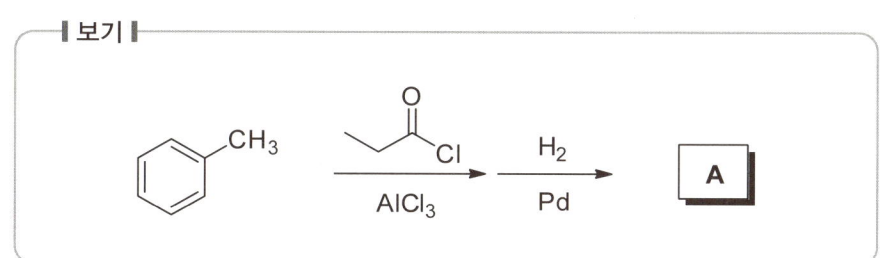

09 다음 〈보기〉의 반응에 따른 주생성물 A의 구조로 옳은 것은?

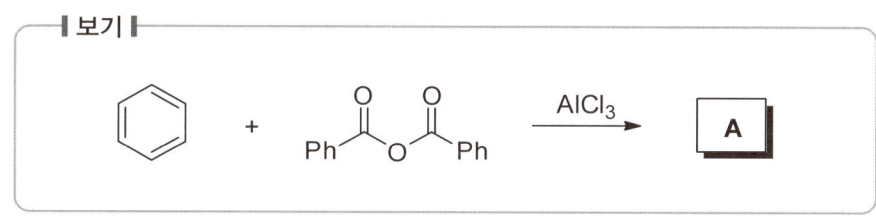

방향족 화합물

10 다음 〈보기〉의 반응에 따른 주생성물 A의 구조로 옳은 것은?

〈보기〉

4-nitrotoluene + Sn, HCl → A

① 4-methylaniline (NH₂, CH₃ para)
② 2-chloro-4-methylaniline
③ 3-chloro-4-methylaniline (NH₂ para to CH₃, Cl meta)
④ 2-chloro-4-methyl-1-nitrobenzene
⑤ 1-chloro-4-nitrobenzene

11 벤젠을 출발물질로 하여 여러 단계의 반응을 거쳐 최종생성물을 합성하려 한다. 합성을 위해 사용해야할 〈보기〉의 시약을 순서대로 나열한 것은?

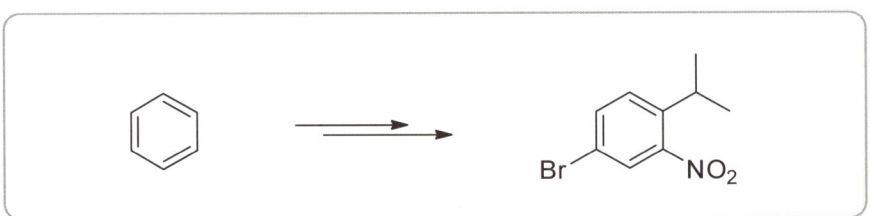

〈보기〉

ㄱ. CH₃CH₂CH₂Cl, AlCl₃ 　ㄴ. HNO₃, H₂SO₄
ㄷ. Br₂, FeBr₃ 　　　　　　ㄹ. NBS

① ㄱ → ㄴ → ㄹ　　② ㄱ → ㄹ → ㄴ　　③ ㄴ → ㄱ → ㄹ
④ ㄴ → ㄷ → ㄱ　　⑤ ㄷ → ㄱ → ㄴ

12 다음 〈보기〉의 반응을 완결시키기 위해 필요한 시약 A로 옳은 것은?

보기

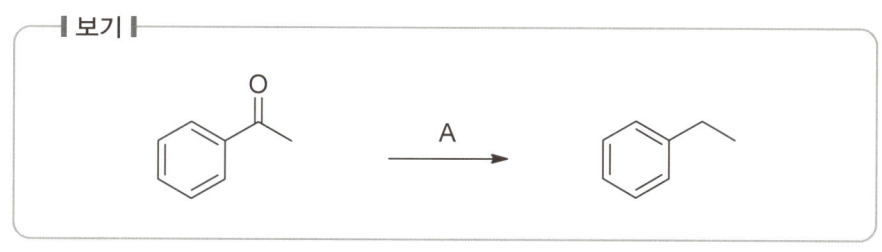

① NaBH₄ ② H₂NNH₂, H₃O⁺ ③ H₂, Pd/C
④ KMnO₄ ⑤ LiAlH₄

13 다음 〈보기〉의 구조를 안정성이 증가하는 순서대로 바르게 나열한 것은?

보기

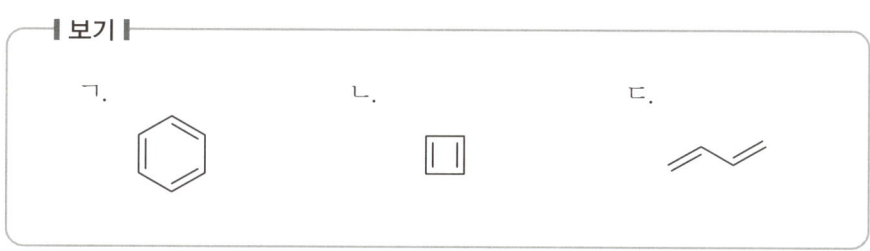

① ㄱ < ㄴ < ㄷ ② ㄴ < ㄱ < ㄷ ③ ㄷ < ㄴ < ㄱ
④ ㄴ < ㄷ < ㄱ ⑤ ㄷ < ㄱ < ㄴ

방향족 화합물

14 다음 주어진 반응에서 주생성물의 구조가 옳지 <u>않은</u> 것은?

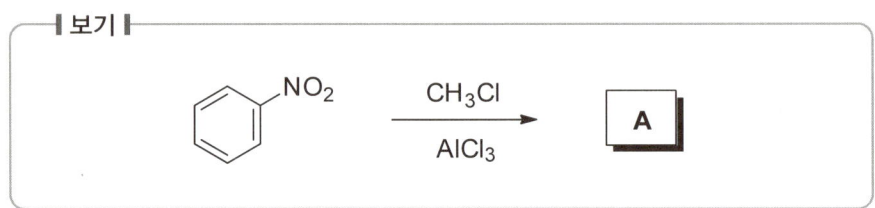

15 다음 〈보기〉에 주어진 반응의 주생성물 A로 옳은 것은?

16 다음 〈보기〉에 주어진 반응에서 주생성물의 구조가 옳은 것은?

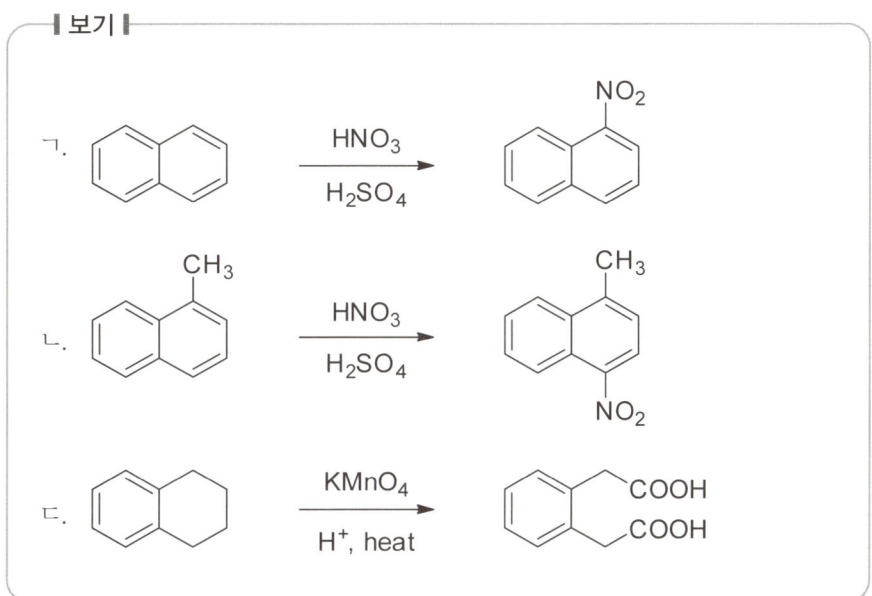

① ㄱ
② ㄴ
③ ㄷ
④ ㄱ, ㄴ
⑤ ㄱ, ㄷ
⑥ ㄴ, ㄷ
⑦ ㄱ, ㄴ, ㄷ

17 다음 〈보기〉에 주어진 설명 중 옳지 않은 것을 모두 고른 것은?

| 보기 |

ㄱ. 단일 결합과 이중 결합이 교대로 배열된 고리 탄화수소를 아눌렌(annulene)이라고 한다.

ㄴ. cyclohexene은 $KMnO_4$/pH > 8인 조건에서 syn-1,2-diol을 만들지만, benzene은 이러한 반응을 하지 않는다.

ㄷ. cyclohexene은 Br_2와 첨가반응을 하지만, benzene은 Br_2와의 첨가반응을 하면 반방향족(anti-aromatic)이 되므로 이러한 반응을 하지 않는다.

① ㄱ
② ㄴ
③ ㄷ
④ ㄱ, ㄴ
⑤ ㄱ, ㄷ
⑥ ㄴ, ㄷ
⑦ ㄱ, ㄴ, ㄷ

방향족 화합물

18 다음 〈보기〉에 주어진 [10]annulene이 방향족, 반방향족, 비방향족 중 무엇인지 판단하고, 그 이유를 쓰시오.

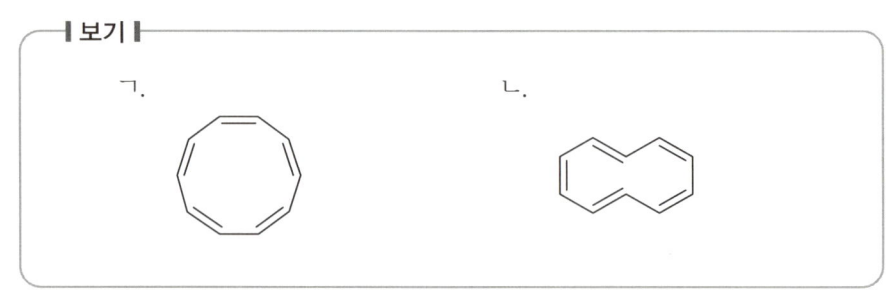

19 다음에 주어진 화합물 중 방향족화합물(aromatic)인 것은?

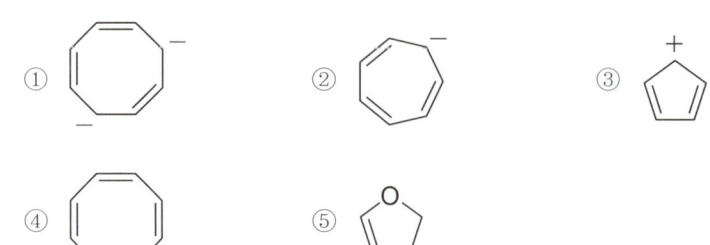

20 다음 〈보기〉에 주어진 반응은 극단적으로 느리게 진행된다. 그 이유를 설명하시오.

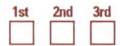

21 3-chlorocyclopropene과 메탄올과의 가용매분해반응은 chlorocyclopropane의 가용매분해반응보다 빠르게 진행된다. 그 이유를 설명하시오.

22 다음 〈보기〉에 주어진 화합물의 pK_a값이 증가하는 순서로 옳은 것은?

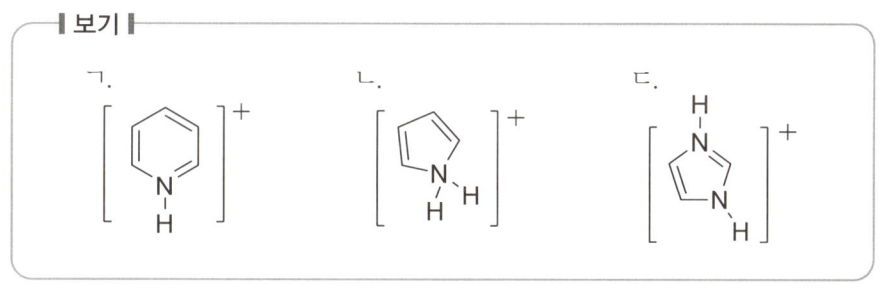

① ㄱ < ㄴ < ㄷ
② ㄷ < ㄴ < ㄱ
③ ㄴ < ㄱ < ㄷ
④ ㄷ < ㄱ < ㄴ
⑤ ㄴ < ㄷ < ㄱ

23 다음 〈보기〉에 주어진 화합물 중 방향족화합물(aromatic)인 것은?

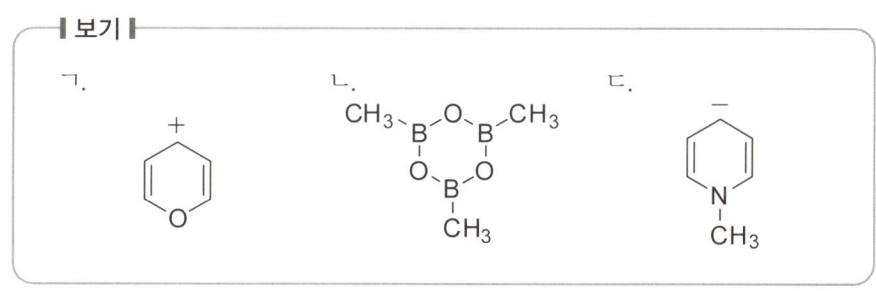

① ㄱ
② ㄴ
③ ㄷ
④ ㄱ, ㄴ
⑤ ㄱ, ㄷ
⑥ ㄴ, ㄷ
⑦ ㄱ, ㄴ, ㄷ

방향족 화합물

24 다음 〈보기〉에 주어진 반응을 위해 (가)에 사용해야 하는 시약으로 가장 적절한 것은?

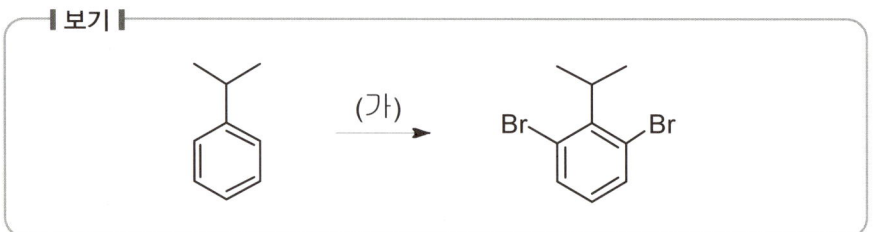

① Br₂/FeBr₃
② Br₂(과량)/FeBr₃
③ 1) SO₃/H₂SO₄ 2) Br₂(과량)/FeBr₃
④ 1) SO₃/H₂SO₄ 2) Br₂(과량)/FeBr₃ 3) H⁺, H₂O
⑤ 1) SO₃/H₂SO₄ 2) Br₂(과량)/FeBr₃ 3) 진한-H₂SO₄

25 다음 중 (CH₃)₃CCl/AlCl₃를 사용하여 가장 빠르게 알킬화반응이 진행될 수 있는 물질은 무엇인가?

① toluene
② iodobenzene
③ acetophenone(C₆H₅COCH₃)
④ benzenesulfonic acid
⑤ cyanobenzene

26 다음 〈보기〉에 주어진 화합물의 친전자성 방향족 치환반응에 대한 반응속도가 증가하는 순서로 올바르게 나열한 것은?

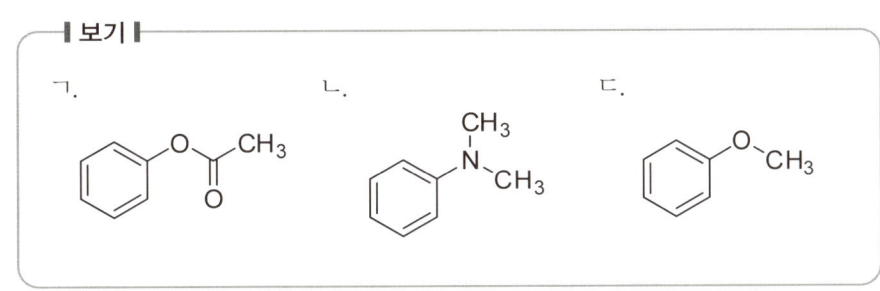

① ㄱ < ㄴ < ㄷ
② ㄴ < ㄷ < ㄱ
③ ㄷ < ㄴ < ㄱ
④ ㄴ < ㄱ < ㄷ
⑤ ㄱ < ㄷ < ㄴ

27 다음 〈보기〉의 문장에서 A, B, C에 들어갈 시약으로 가장 적절한 것은?

|보기|

친전자성 방향족 치환반응에서 히드록시기가 −o, −p지향성기인 이유는 (A)이기 때문이다.
아니솔의 니트로화반응은 −o, −p생성물이 주로 얻어지며, (B)보다 빠르게 진행된다.
친전자성 방향족 치환반응에서 페닐기는 (C) 이다.

	A	B	C
①	EDG	benzene	EDG
②	EDG	nitrobenzene	EWG
③	EWG	acetophenone	EWG
④	EWG	benzaldehyde	EDG
⑤	EWG	toluene	EDG

방향족 화합물

28 다음 〈보기〉에 주어진 화합물은 대사증후군과 약물중독치료에 효과적이라고 알려져 있다(J. Med. Chem. 2006, 872). 구조에 표시된 1~3에서 친전자성 방향족 치환반응시 반응성이 증가하는 순서를 올바르게 나타낸 것은?

| 보기 |

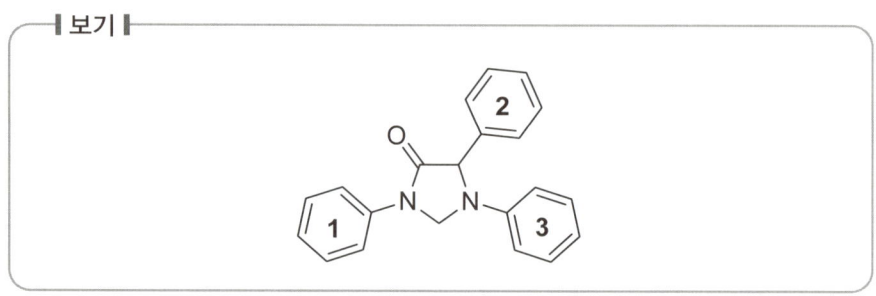

① 1 < 2 < 3   ② 2 < 3 < 1   ③ 3 < 2 < 1
④ 3 < 1 < 2   ⑤ 2 < 1 < 3

29 다음 중 $CH_3CH_2COCl/AlCl_3$와의 Friedel-Craft 아실화반응이 일어나지 <u>않는</u> 것은?

30 제거-첨가로 진행되는 친핵성 방향족 치환반응의 중간체로 옳은 것은?

① 라디칼음이온(radical anion)
② 라디칼양이온(radical cation)
③ 퀴논(quinone)
④ 벤자인(benzyne)
⑤ 아레늄양이온(arenium cation)

31 다음 〈보기〉에 주어진 화합물의 친전자성 방향족 치환반응에 대한 반응속도가 증가하는 순서로 올바른 것은?

〈보기〉

ㄱ. 톨루엔 (C₆H₅-CH₃)
ㄴ. 벤조산 (C₆H₅-COOH)
ㄷ. 아닐린 (C₆H₅-NH₂)
ㄹ. 클로로벤젠 (C₆H₅-Cl)
ㅁ. 페닐 아세테이트 (C₆H₅-O-COCH₃)

① ㄷ < ㄹ < ㄴ < ㄱ < ㅁ
② ㄴ < ㄹ < ㄱ < ㄷ < ㅁ
③ ㄹ < ㄴ < ㄱ < ㄷ < ㅁ
④ ㄴ < ㄹ < ㅁ < ㄱ < ㄷ
⑤ ㄴ < ㄹ < ㄱ < ㅁ < ㄷ

32 주생성물의 구조가 옳은 것만을 〈보기〉에서 있는 대로 고른 것은? (단, 주생성물은 적절한 분리·정제 과정을 통하여 얻는다.)

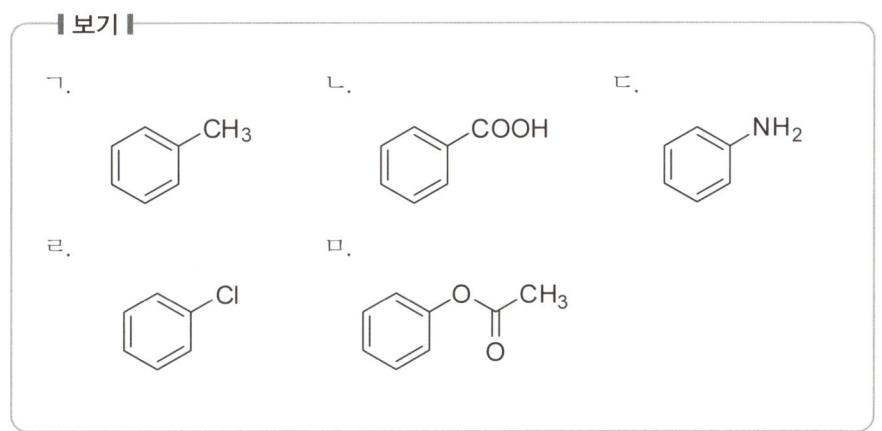

① ㄱ ② ㄴ ③ ㄷ
④ ㄱ, ㄴ ⑤ ㄱ, ㄷ ⑥ ㄴ, ㄷ
⑦ ㄱ, ㄴ, ㄷ

방향족 화합물

33 주생성물의 구조가 옳은 것만을 〈보기〉에서 있는 대로 고른 것은? (단, 주생성물은 적절한 분리·정제 과정을 통하여 얻는다.)

|보기|

ㄱ. m-bromonitrobenzene + HNO₃/H₂SO₄ → 생성물 (O₂N, Br, NO₂ 치환)

ㄴ. benzene → 1. HNO₃, H₂SO₄ 2. (CH₃)₂CHCl, AlCl₃ 3. Br₂, hv → 생성물

ㄷ. toluene + 1-methylcyclohexene → HF → 생성물

① ㄱ　② ㄴ　③ ㄷ
④ ㄱ, ㄴ　⑤ ㄱ, ㄷ　⑥ ㄴ, ㄷ
⑦ ㄱ, ㄴ, ㄷ

34 다음 주어진 반응에서 주생성물의 구조가 올바르게 표현된 것은?

① Toluene + bromoethene —FeBr₃→ 4-vinyltoluene

② Toluene + ethene —HF→ 4-vinyltoluene

③ Aniline + 1-bromo-2-methylpropane —FeBr₃→ 4-tert-butylaniline

④ Nitrobenzene + bromoethane —AlCl₃→ m-ethylnitrobenzene

⑤ Toluene + propene —HF→ 4-isopropyltoluene

35 주생성물의 구조가 옳은 것만을 〈보기〉에서 있는 대로 고른 것은? (단, 주생성물은 적절한 분리·정제 과정을 통하여 얻는다.)

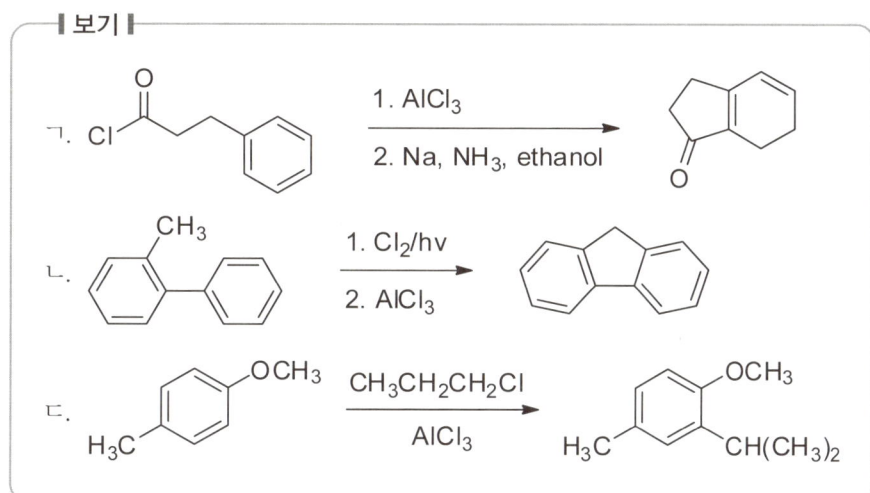

① ㄱ
② ㄴ
③ ㄷ
④ ㄱ, ㄴ
⑤ ㄱ, ㄷ
⑥ ㄴ, ㄷ
⑦ ㄱ, ㄴ, ㄷ

36 다음 중 NaOH를 이용한 친핵성 방향족 치환반응에서 반응성이 가장 작은 화합물은 무엇인가?

① 1-chloro-2,4-dinitrobenzene
② m-nitrochlorobenzene
③ o-nitrochlorobenzene
④ p-nitrochlorobenzene
⑤ 2-chloro-1,3,5-trinitrobenzene

방향족 화합물

37 o-fluorotoluene을 sodium amide로 처리했을 때 얻어지는 생성물은?

① only 2-methylaniline
② only 3-methylaniline
③ only 4-methylaniline
④ 2-methylaniline + 4-methylaniline
⑤ 2-methylaniline + 3-methylaniline

38 주생성물의 구조가 옳은 것만을 〈보기〉에서 있는 대로 고른 것은? (단, 주생성물은 적절한 분리·정제 과정을 통하여 얻는다.)

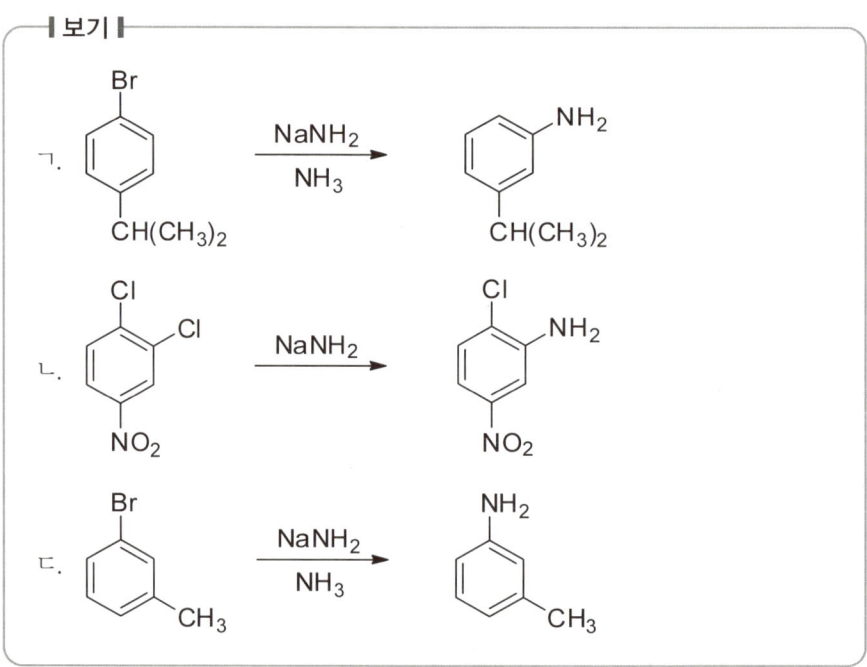

① ㄱ   ② ㄴ   ③ ㄷ
④ ㄱ, ㄴ   ⑤ ㄱ, ㄷ   ⑥ ㄴ, ㄷ
⑦ ㄱ, ㄴ, ㄷ

39 주생성물의 구조가 옳은 것만을 〈보기〉에서 있는 대로 고른 것은? (단, 주생성물은 적절한 분리·정제 과정을 통하여 얻는다.)

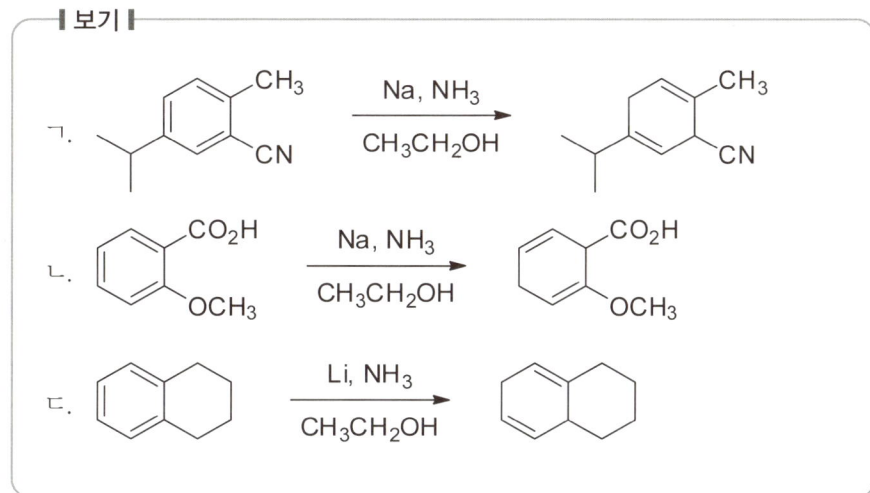

① ㄱ   ② ㄴ   ③ ㄷ
④ ㄱ, ㄴ   ⑤ ㄱ, ㄷ   ⑥ ㄴ, ㄷ
⑦ ㄱ, ㄴ, ㄷ

40 다음 화합물 중 가장 강한 산은?

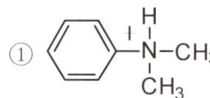 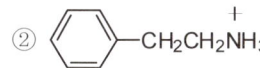 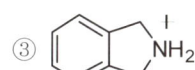

방향족 화합물

41 다음 화합물에서 양성자(proton, H⁺)와 가장 먼저 반응하는 위치는 어디인가?

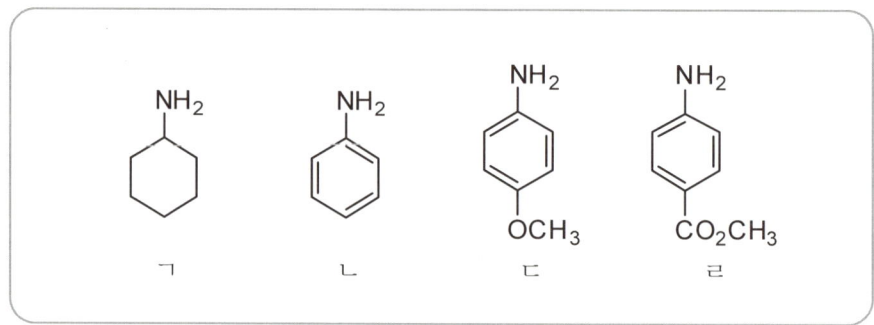

42 다음 화합물들을 염기성도가 감소하는 순서대로 올바르게 나열한 것은?

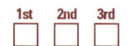

① ㄴ > ㄱ > ㄷ > ㄹ   ② ㄱ > ㄷ > ㄴ > ㄹ   ③ ㄱ > ㄴ > ㄷ > ㄹ
④ ㄹ > ㄴ > ㄷ > ㄱ   ⑤ ㄹ > ㄱ > ㄷ > ㄴ

43 다음 화합물들을 염기성도가 감소하는 순서대로 올바르게 나열한 것은?

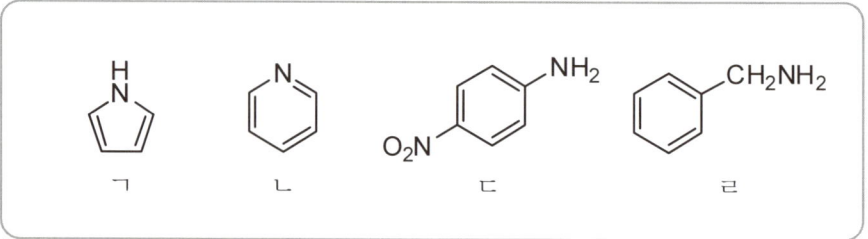

① ㄱ < ㄷ < ㄴ < ㄹ   ② ㄴ < ㄷ < ㄹ < ㄱ   ③ ㄱ < ㄹ < ㄴ < ㄷ
④ ㄷ < ㄱ < ㄴ < ㄹ   ⑤ ㄹ < ㄱ < ㄴ < ㄷ

44 다음 중 수소화열이 가장 작은 화합물로 올바른 것은? (단, H₂는 4mole이 사용되었다.)

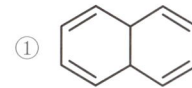 ①
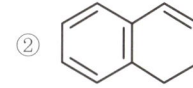 ②
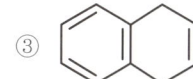 ③
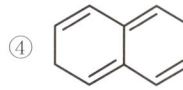 ④
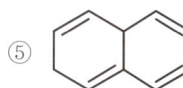 ⑤

45 다음 방향족 아민의 이름을 모두 올바르게 짝지은 것은?

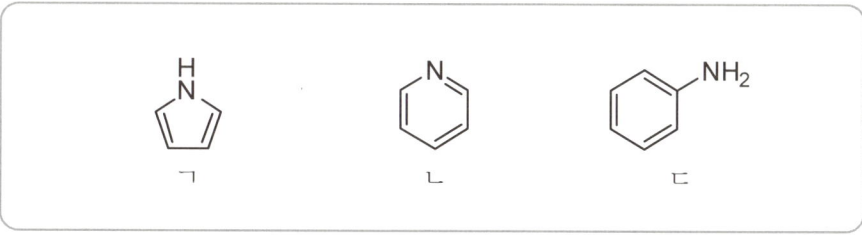

① ㄱ: pyrrolidine   ㄴ: pyrimidine   ㄷ: aniline
② ㄱ: pyrrole   ㄴ: pyrimidine   ㄷ: anisole
③ ㄱ: pyrrolidine   ㄴ: pyridine   ㄷ: aniline
④ ㄱ: pyrrole   ㄴ: pyridine   ㄷ: aniline
⑤ ㄱ: pyrrole   ㄴ: piperidine   ㄷ: aniline

46 다음 화합물을 산성도가 감소하는 순서대로 올바르게 나열한 것은?

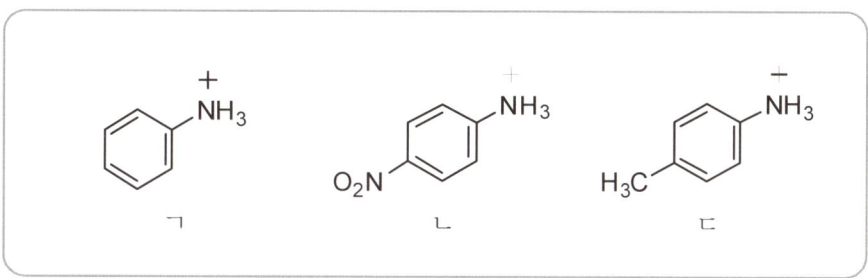

① ㄱ > ㄴ > ㄷ
② ㄱ > ㄷ > ㄴ
③ ㄷ > ㄴ > ㄱ
④ ㄷ > ㄱ > ㄴ
⑤ ㄴ > ㄱ > ㄷ

방향족 화합물

47 다음 중 가장 염기성도가 큰 화합물로 올바른 것은?

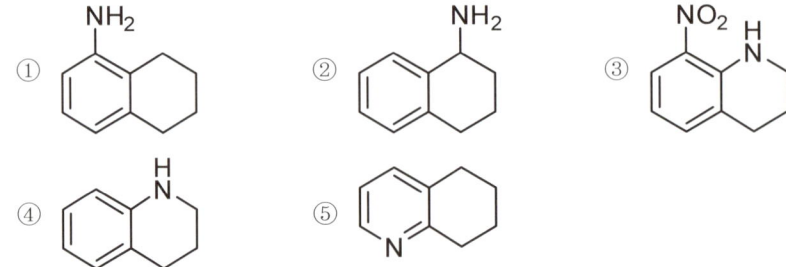

48 다음 화합물 중 친전자성 방향족 치환 반응(EAS) 시 반응성이 감소하는 순서대로 올바르게 나열한 것은?

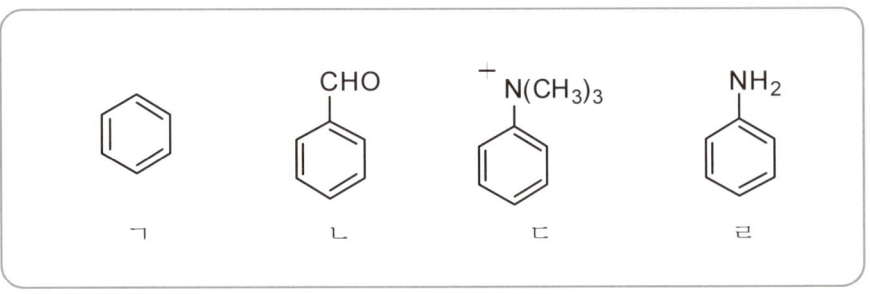

① ㄹ > ㄱ > ㄴ > ㄷ   ② ㄷ > ㄹ > ㄱ > ㄴ   ③ ㄷ > ㄱ > ㄴ > ㄹ
④ ㄷ > ㄹ > ㄴ > ㄱ   ⑤ ㄹ > ㄱ > ㄷ > ㄴ

49 Chlorobenzene(C_6H_5Cl)의 니트로화 반응에 대한 설명으로 올바른 것은?

① 벤젠의 니트로화반응보다 빠르게 일어나며, o-와 p-chloronitrobenzene이 얻어진다.
② 벤젠의 니트로화반응보다 빠르게 일어나며, m-chloronitrobenzene이 얻어진다.
③ 벤젠의 니트로화반응보다 느리게 일어나며, o-와 p-chloronitrobenzene이 얻어진다.
④ 벤젠의 니트로화반응보다 느리게 일어나며, m-chloronitrobenzene이 얻어진다.
⑤ 벤젠의 니트로화반응보다 빠르게 일어나며, m-와 p-chloronitrobenzene이 얻어진다.

50 다음 중 Friedel-craft 알킬화반응(Alkylation)에서 친전자체를 형성할 수 없는 기질은 무엇인가?

① 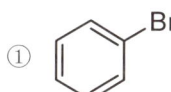   ② 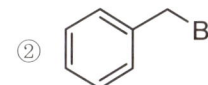   ③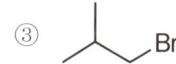

④ 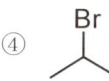   ⑤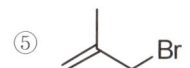

51 Fluorobenzene과 Acetyl chloride(AcCl), $AlCl_3$와의 반응에 대한 설명으로 올바른 것은? (단, Acetophenone은 $C_6H_5COCH_3$이다.)

① 벤젠 보다 빠르게 반응이 일어나며, m-fluoroacetophenone이 얻어진다.
② 벤젠 보다 빠르게 반응이 일어나며, o-와 p-fluoroacetophenone이 얻어진다.
③ 벤젠 보다 느리게 반응이 일어나며, o-와 p-fluoroacetophenone이 얻어진다.
④ 벤젠 보다 느리게 반응이 일어나며, m-fluoroacetophenone이 얻어진다.
⑤ Friedel-craft 반응의 제한성에 의하여 반응이 일어나지 않는다.

52 다음 중 Friedel-Crafts 알킬화반응(Alkylation)이 가지는 문제점으로 가장 적절한 것은?

① 높은 온도가 필요하다.
② 강한 산성의 환경이 필요하다.
③ 다중 알킬화가 자주 일어난다.
④ 생성물이 $AlCl_3$를 소모시킨다.
⑤ 강한 염기성 환경이 필요하다.

방향족 화합물

53 다중 알킬화(poly alkylation)를 최소화 시키는 방법으로 가장 적절한 것은?

① 방향족화합물에 비하여 과량의 알킬할라이드를 사용한다.
② 알킬할라이드에 비하여 과량의 벤젠을 사용한다.
③ 루이스산 촉매 없이 알킬할라이드를 사용한다.
④ 루이스산 촉매를 과량 사용한다.
⑤ 나쁜 이탈기를 갖는 알킬할라이드를 사용한다.

54 다음 화합물 중 브롬화 반응이 가장 느리게 일어나는 것으로 올바른 것은?

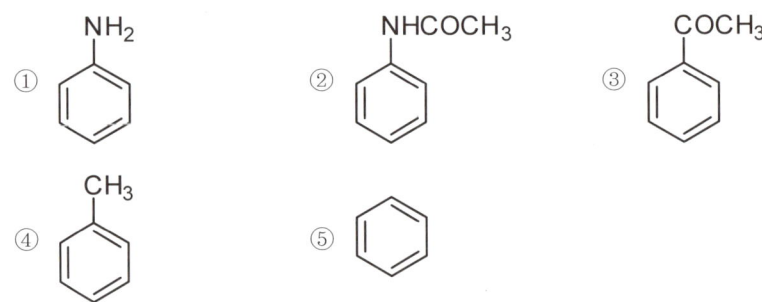

55 다음 화합물 중 나이트로화 반응이 가장 빠르게 일어나는 것으로 올바른 것은?

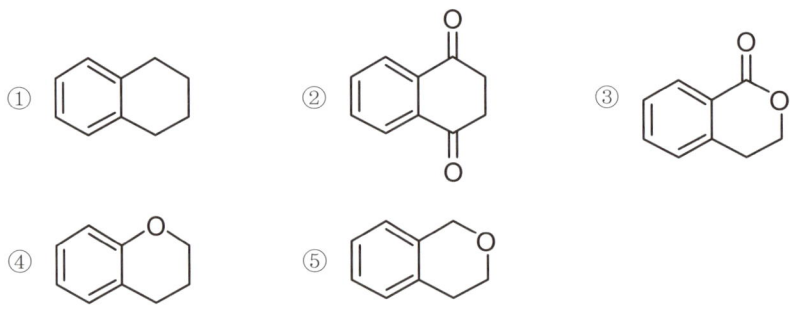

56 다음 화합물 중 브롬화 반응이 가장 느리게 일어나는 것으로 올바른 것은?

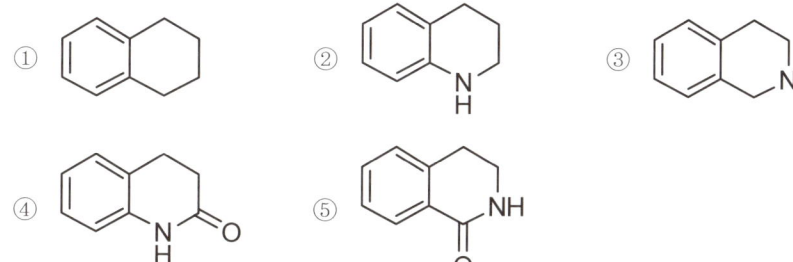

57 주생성물의 구조가 옳은 것만을 〈보기〉에서 있는 대로 고른 것은? (단, 주생성물은 적절한 분리·정제 과정을 통하여 얻는다.)

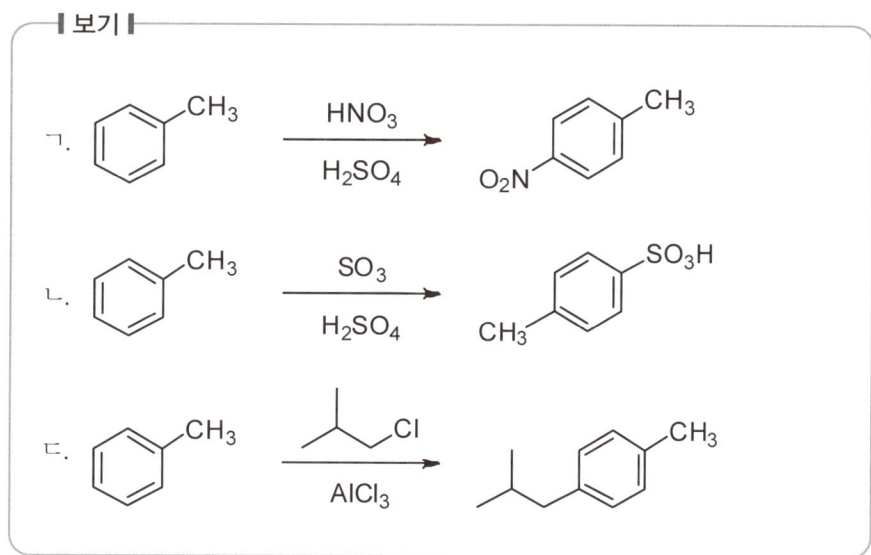

① ㄱ   ② ㄴ   ③ ㄷ
④ ㄱ, ㄴ ⑤ ㄴ, ㄷ ⑥ ㄱ, ㄷ
⑦ ㄱ, ㄴ, ㄷ

방향족 화합물

58 주생성물의 구조가 옳은 것만을 〈보기〉에서 있는 대로 고른 것은? (단, 주생성물은 적절한 분리·정제 과정을 통하여 얻는다.)

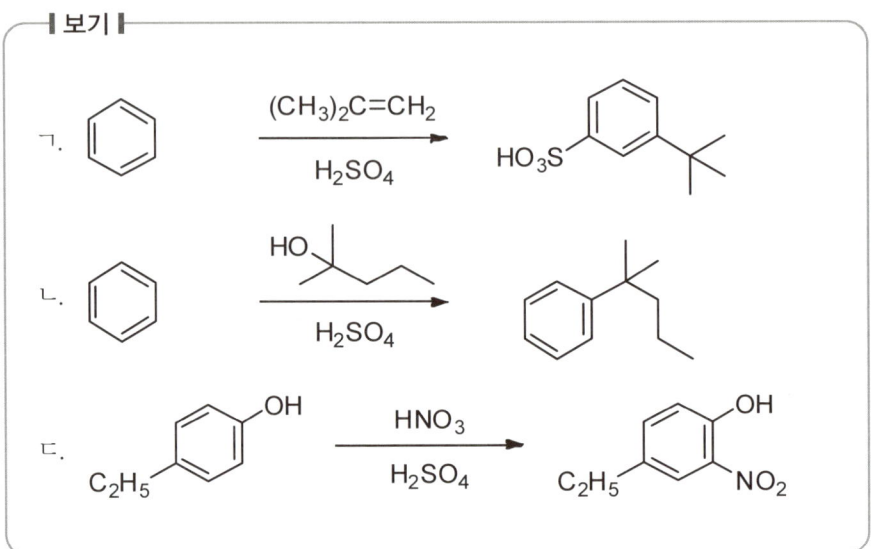

① ㄱ ② ㄴ ③ ㄷ
④ ㄱ, ㄴ ⑤ ㄴ, ㄷ ⑥ ㄱ, ㄷ
⑦ ㄱ, ㄴ, ㄷ

59 다음 중 tert-butylbenzene이 생성물로 나오지 않는 반응을 고르시오.

① Benzene + $(CH_3)_3CCl/AlCl_3$
② Benzene + $(CH_3)_2C=CH_2/H_2SO_4$
③ Benzene + $(CH_3)_3CH/AlCl_3$
④ Benzene + $(CH_3)_3COH/H_2SO_4$
⑤ Benzene + $(CH_3)_2CHCH_2Cl/AlCl_3$

60 다음 〈보기〉에 주어진 반응의 중간체로 적절한 공명구조가 <u>아닌</u> 것은?

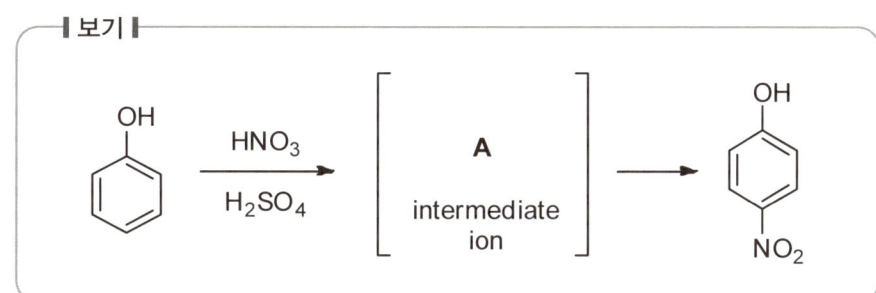

① 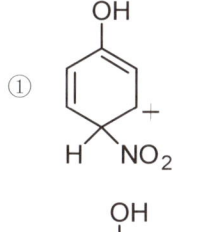 ② 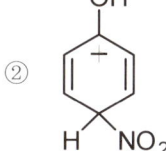 ③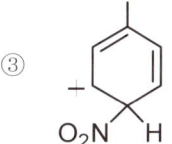

④ 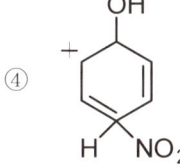 ⑤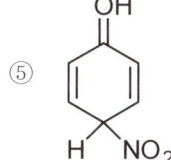

61 방향족 화합물과 친핵체와의 첨가-제거 과정을 통하여 진행되는 반응의 중간체로 올바른 것은?

① 탄소양이온 ② 탄소라디칼 ③ 벤자인
④ 탄소음이온 ⑤ 음이온 라디칼

방향족 화합물

62 친핵성 방향족 치환 반응(SNAr)에 대한 설명으로 옳지 <u>않은</u> 것은?

① 할로젠의 전기음성도가 증가하면, 아릴할라이드의 반응성이 증가한다.
② 전자끌개기(EWG)의 수가 증가하면, 아릴할라이드의 반응성이 증가한다.
③ 전자끌개기(EWG)는 음이온 중간체를 안정화시키고, 전이상태의 에너지를 감소시킨다.
④ 전자끌개기(EWG)는 할로젠의 -o, -p에 존재할 때 중간체가 가장 안정하다.
⑤ $-NO_2$가 할로젠의 메타자리에 존재하면, 탄소음이온의 음전하가 $-NO_2$기로 비편재화하여 안정화 된다.

63 Nitrobenzene을 Acetanilide($C_6H_5NHCCH_3$ 위에 O 이중결합)로 전환하기 위한 시약으로 가장 적절한 것은?

① 1. $(CH_3CO)_2O$ 2. Sn/HCl
② 1. Sn/HCl 2. CH_3COOH
③ 1. Sn/HCl 2. $(CH_3CO)_2O$
④ 1. CH_3COOH, 180° 2. Sn/HCl
⑤ 1. Sn/HCl 2. HCl 3. $(CH_3CO)_2O$

64 분자식이 C_8H_{10}인 방향족 화합물 A는 $K_2Cr_2O_7$에 의하여 벤조산(C_6H_5COOH)이 된다. 해당 화합물 A로 적합한 것은?

① o-Xylene ② m-Xylene ③ p-Xylene
④ Ethylbenzene ⑤ tert-butylbenzene

65 다음 화합물을 친핵성 방향족 치환 반응의 반응성이 증가하는 순서대로 올바르게 나열한 것은?

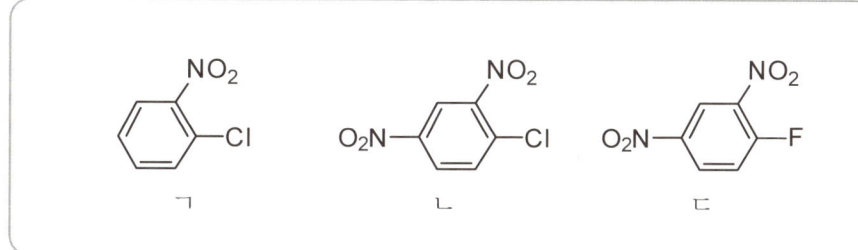

① ㄷ < ㄴ < ㄱ ② ㄷ < ㄱ < ㄴ ③ ㄴ < ㄷ < ㄱ
④ ㄱ < ㄴ < ㄷ ⑤ ㄱ < ㄷ < ㄴ

66 다음 Aryl Fluride 중 NaOH와 가장 빠르게 반응하는 화합물로 올바른 것은?

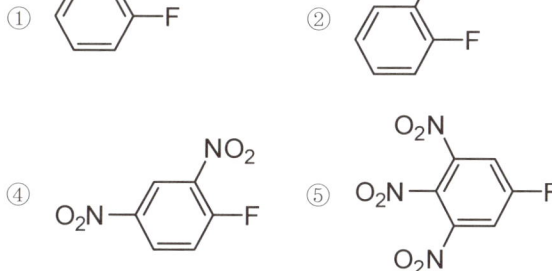

방향족 화합물

67 주생성물의 구조가 옳은 것만을 〈보기〉에서 있는 대로 고른 것은? (단, 주생성물은 적절한 분리·정제 과정을 통하여 얻는다.)

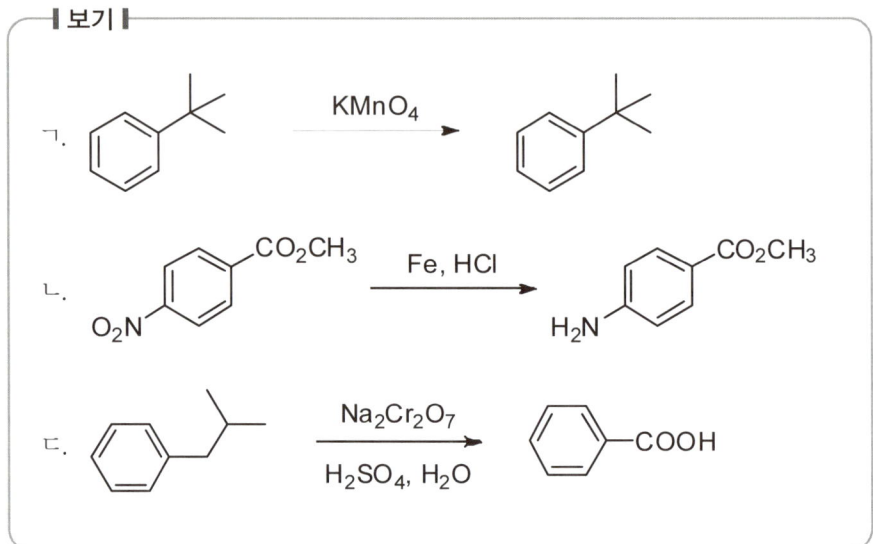

① ㄱ　　　　　② ㄴ　　　　　③ ㄷ
④ ㄱ, ㄴ　　　 ⑤ ㄴ, ㄷ　　　⑥ ㄱ, ㄷ
⑦ ㄱ, ㄴ, ㄷ

68 다음 〈보기〉에 주어진 반응을 위해 (가)에 사용할 수 있는 시약으로 적절한 것을 모두 고르시오.

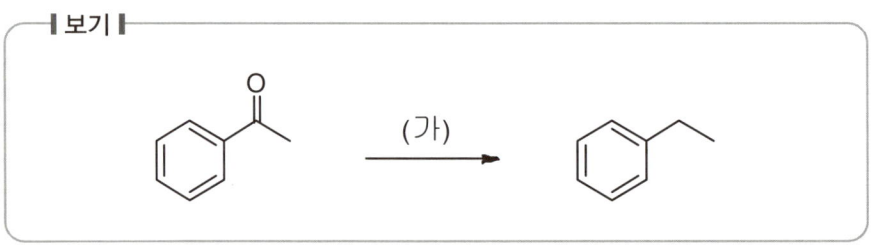

① 1. LiAlH₄ 2. H₂O　　② Zn(Hg), HCl　　③ NH₃, NaOH
④ H₂, Pd/C　　　　　　⑤ 1. NaBH₄ 2. HBr

69 다음 〈보기〉에 주어진 반응을 위해 (가)에 사용할 수 있는 시약으로 적절한 것을 모두 고르시오.

보기

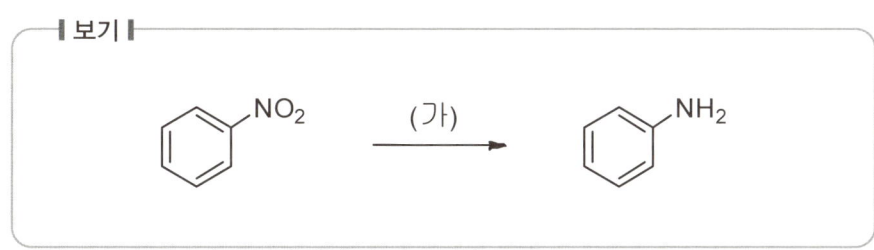

① 1. LiAlH₄ 2. H₂O   ② Zn(Hg), HCl   ③ NH₃, NaOH
④ H₂, Pd/C   ⑤ Sn, HCl

70 다음에 주어진 반응은 방향족 화합물의 치환반응이다.

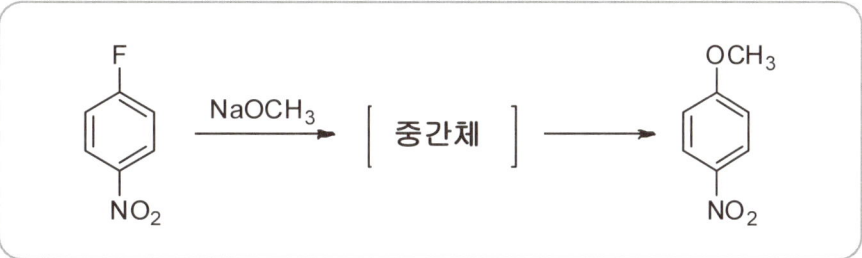

위의 반응에 대한 설명으로 옳은 것만을 〈보기〉에서 있는 대로 고른 것은? (단, 주생성물은 적절한 분리·정제 과정을 통하여 얻는다.)

보기

ㄱ. 중간체는 방향족성을 갖는다.
ㄴ. 중간체는 공명안정화가 되는 음이온 화학종이다.
ㄷ. 중간체에서 F는 유도효과로 중간체를 안정화 시킨다.

① ㄱ   ② ㄴ   ③ ㄷ
④ ㄱ, ㄴ   ⑤ ㄴ, ㄷ   ⑥ ㄱ, ㄷ
⑦ ㄱ, ㄴ, ㄷ

방향족 화합물

71 다음 〈보기〉에 주어진 화합물을 주생성물로 얻을 수 있는 반응으로 올바른 것은?

〈보기〉

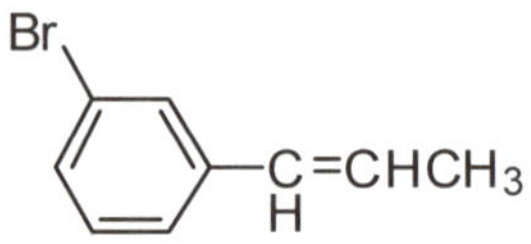

3-bromo 위치에 C(H)=CHCH₃ 치환된 벤젠

① 브로모벤젠 + CH₃CHCHCl $\xrightarrow{AlCl_3}$

② 페닐-CH=CHCH₃ + Br₂ $\xrightarrow{FeBr_3}$

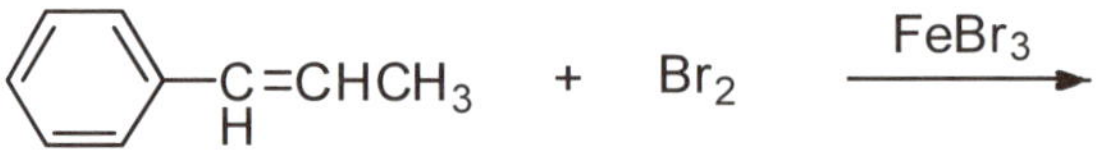

③ 3-bromo 벤젠에 CH(Br)CH₂CH₃ 치환 $\xrightarrow[\text{ethanol, 50\%}]{NaOCH_2CH_3}$

④ 브로모벤젠 + CH₂CHCH₂Cl $\xrightarrow{AlCl_3}$

⑤ 3-bromo 벤젠에 CH₂CH₂CH₃ 치환 $\xrightarrow[\text{H}_2\text{O, heat}]{K_2Cr_2O_7,\ H_2SO_4}$

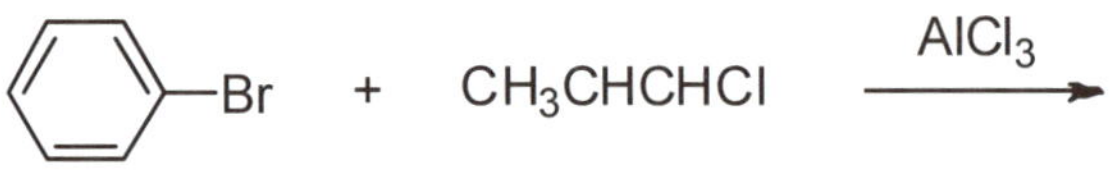

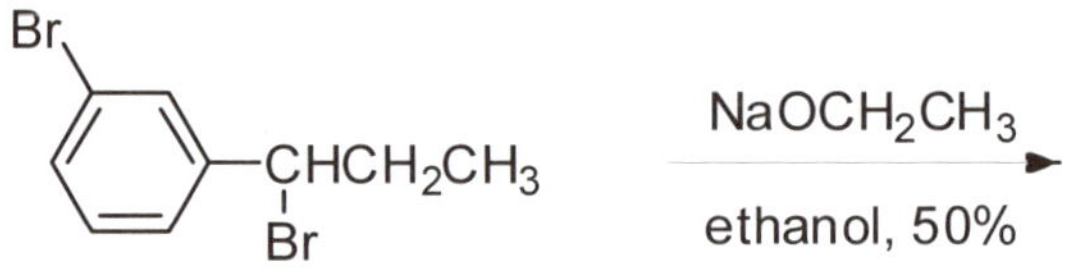

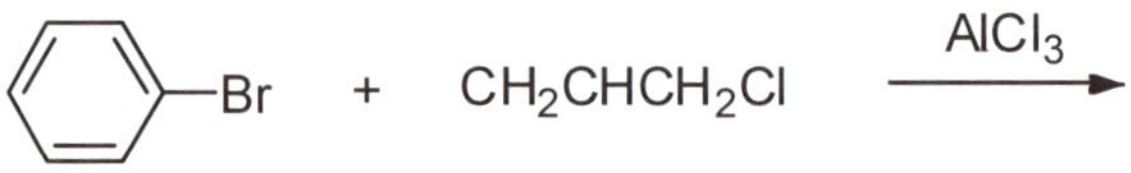

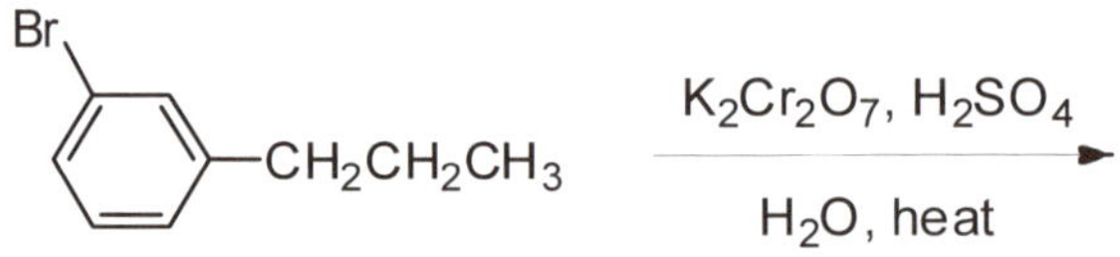

72 다음 중 벤젠으로부터 m-bromoaniline을 합성하기 위해 가장 적절한 것은?

① Benzene $\xrightarrow{HNO_3, H_2SO_4}$ $\xrightarrow{Br_2, FeBr_3}$ $\xrightarrow{Sn/HCl}$ product

② Benzene $\xrightarrow{Br_2, FeBr_3}$ $\xrightarrow{HNO_3, H_2SO_4}$ $\xrightarrow{Sn/HCl}$ product

③ Benzene $\xrightarrow{HNO_3, H_2SO_4}$ $\xrightarrow{Sn/HCl}$ $\xrightarrow{Br_2, FeBr_3}$ product

④ Benzene $\xrightarrow{Br_2, FeBr_3}$ $\xrightarrow{Sn/HCl}$ $\xrightarrow{HNO_3, H_2SO_4}$ product

⑤ Benzene $\xrightarrow{Sn/HCl}$ $\xrightarrow{HNO_3, H_2SO_4}$ $\xrightarrow{Br_2, FeBr_3}$ product

73 다음의 화합물에 1당량의 HCl을 사용하였을 때 양성자화(protonation)되는 위치로 적절한 것은?

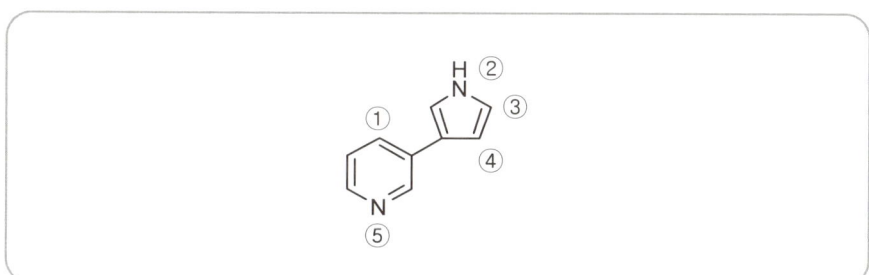

방향족 화합물

74 다음 〈보기〉에 주어진 두 화합물에 대한 설명으로 올바른 것은?

① A는 방향족 화합물이다.
② B는 방향족 화합물이다.
③ A는 산-염기 반응을 통하여 방향족이 된다.
④ B는 산-염기 반응을 통하여 방향족이 된다.
⑤ A와 B는 모두 카이랄 중심이 없는 화합물이다.

75 다음 나프탈렌 유도체가 친전자성 방향족 치환 반응을 할 때, 반응성이 가장 좋은 위치는?

76 다음 〈보기〉에 주어진 화합물을 생성물로 얻을 수 있는 반응으로 가장 적절한 것은?

〈보기〉: 4-chlorobenzyl phenyl ether (4-Cl-C₆H₄-CH₂-O-C₆H₅)

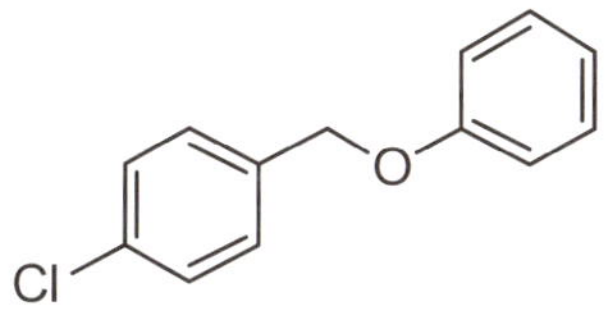

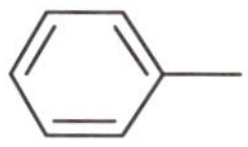

① C₆H₅-CH₃ → NBS/hv → C₆H₅ONa → Cl₂/FeCl₃

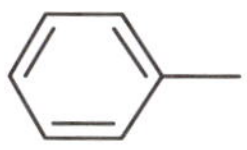

② C₆H₅-CH₃ → Cl₂/FeCl₃ → NBS/hv → C₆H₅ONa

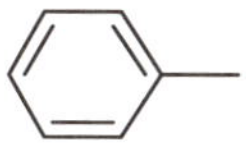

③ C₆H₅-CH₃ → NBS/hv → NaOH, H₂O → C₆H₅Br → Cl₂/FeCl₃

④ C₆H₅-CH₃ → Cl₂/FeCl₃ → NBS/hv → NaOH, H₂O → C₆H₅Br

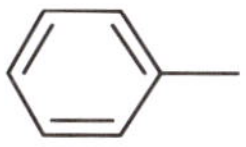

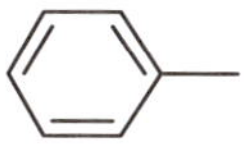

⑤ C₆H₅-CH₃ → NBS/hv → Cl₂/FeCl₃ → NaOH, H₂O → C₆H₅Br

방향족 화합물

77 다음 반응의 주생성물 A로 적절한 것은?

p-cresol → 2HNO₃/H₂SO₄ → TsCl/pyridine → C₆H₅ONa/ethanol → H₂/Pd → A

① 2,6-diamino-4-methylphenyl phenyl ether 구조 (H₃C, NH₂, OPh, NH₂)

② 2,6-diamino-4-methylphenyl 4-hydroxyphenyl ether (H₃C, NH₂, O-C₆H₄-OH, NH₂)

③ 2,6-diaminophenyl p-tolyl ether (NH₂, O-C₆H₄-CH₃, NH₂)

④ 3,5-diamino-4-methylphenyl phenyl ether (PhO, NH₂, CH₃, NH₂)

⑤ HO-C₆H₄-O-(3,5-diamino-4-methylphenyl) (HO-Ph-O-, NH₂, CH₃, NH₂)

78 주생성물의 구조가 옳은 것만을 〈보기〉에서 있는 대로 고른 것은? (단, 주생성물은 적절한 분리·정제 과정을 통하여 얻는다.)

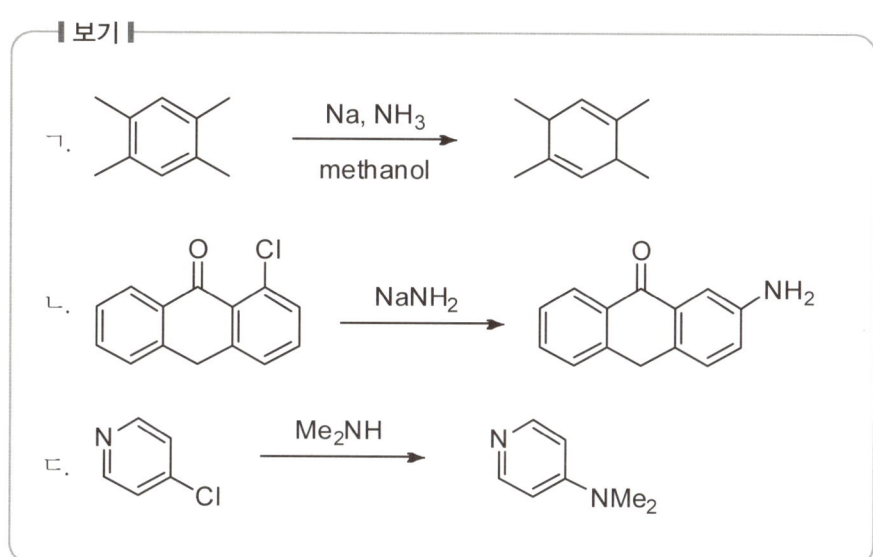

① ㄱ ② ㄴ ③ ㄷ
④ ㄱ, ㄴ ⑤ ㄴ, ㄷ ⑥ ㄱ, ㄷ
⑦ ㄱ, ㄴ, ㄷ

ACE 500제
유기화학
심화편

CHAPTER 9

알코올

알코올

01 다음 〈보기〉에 주어진 반응에 의한 주생성물 A의 IUPAC 명칭으로 옳은 것은?

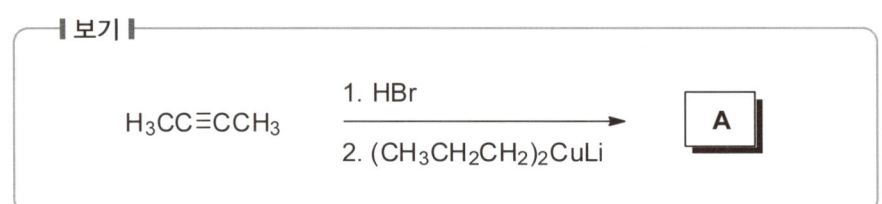

① (Z)-3-methyl-2-hexene
② 2-heptyne
③ 5-decyne
④ (Z)-2-bromo-2-hexene
⑤ (E)-2-bromo-2-hexene

02 다음 〈보기〉의 반응에 따른 주생성물 A의 구조로 옳은 것은?

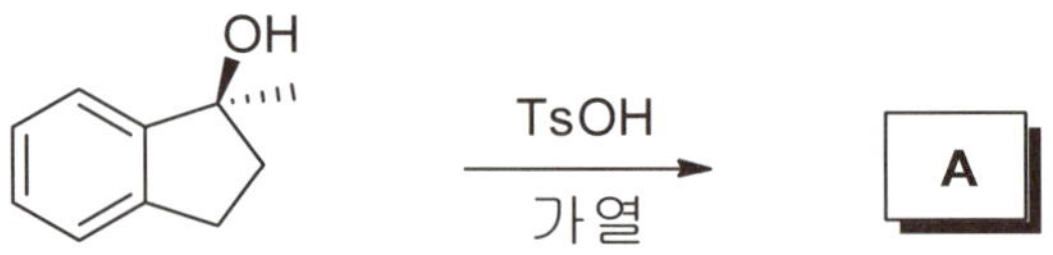

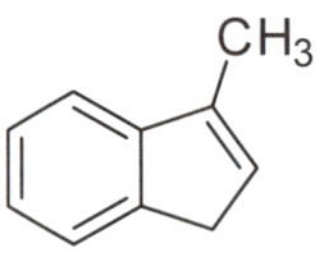

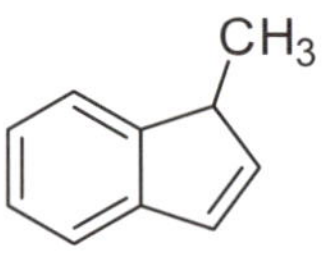

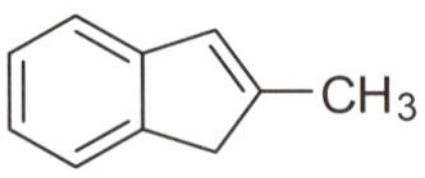

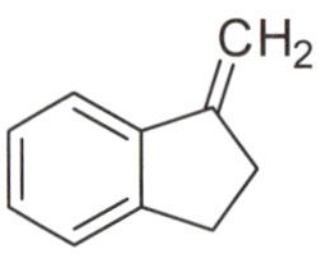

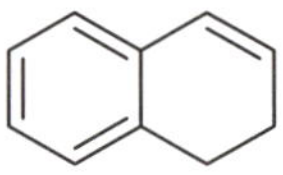

03 다음 〈보기〉의 반응에 따른 주생성물 A의 구조로 옳은 것은?

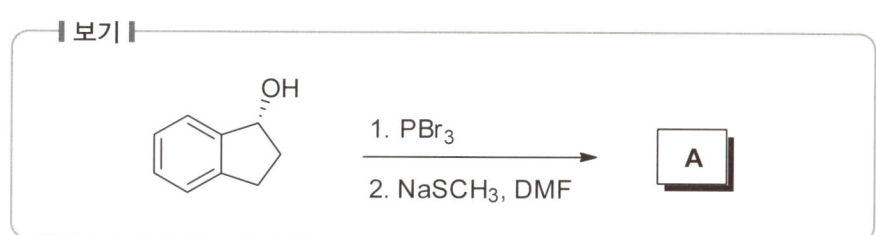

04 다음 〈보기〉의 반응에 따른 주생성물 A의 구조로 옳은 것은?

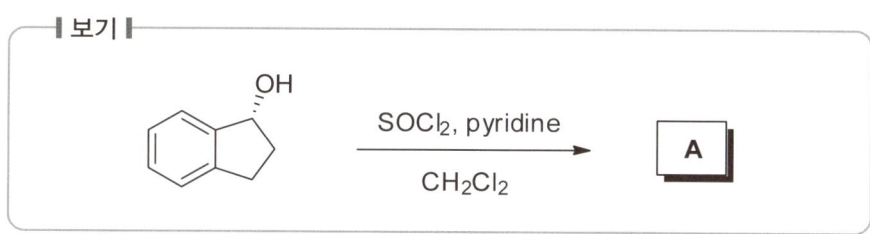

알코올

05 다음 〈보기〉의 반응에 따른 주생성물 A의 구조로 옳은 것은?

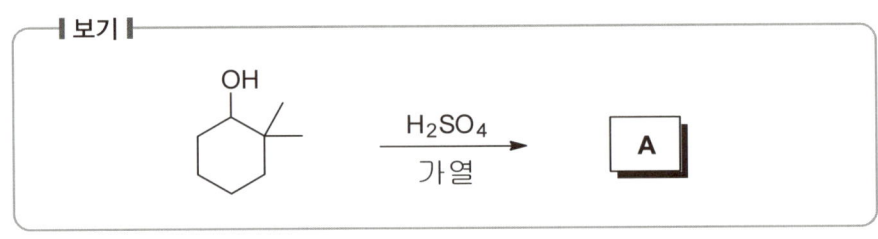

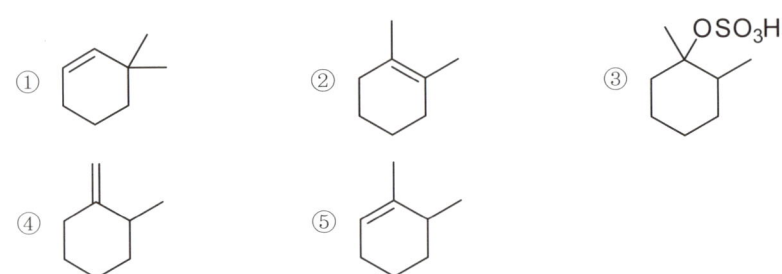

06 다음 〈보기〉의 반응에 따른 주생성물 A의 구조로 옳은 것은?

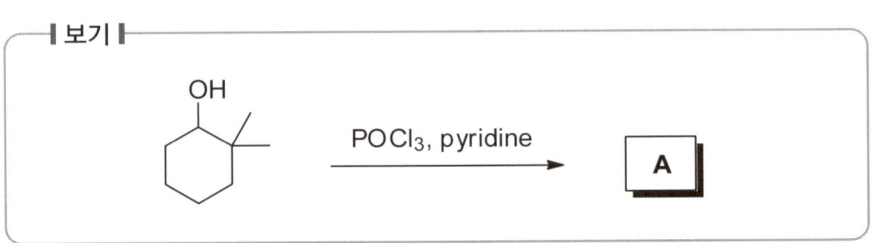

07 다음 〈보기〉의 반응에 따른 주생성물 A의 구조로 옳은 것은?

| 보기 |

[구조: 4-methylbenzyl alcohol with D on chiral carbon] + HBr → A

① [Br wedge, D on CH with p-tolyl] ② [D, Br on CH with p-tolyl] ③ [Br, D on CH with p-tolyl]

④ [CH2=C(D)-p-tolyl] ⑤ [D, OH on CH with 2-bromo-4-methylphenyl]

08 다음 〈보기〉의 반응에 따른 주생성물 A의 구조로 옳은 것은?

| 보기 |

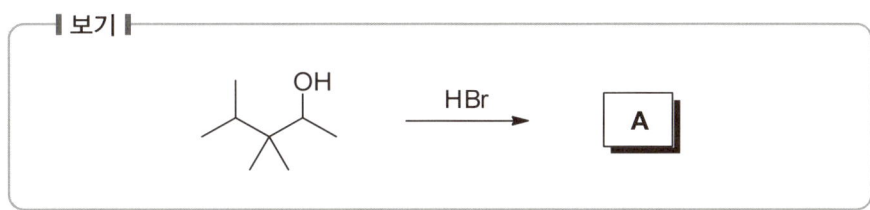

① [3-bromo-2,2,4-trimethylpentane 구조] ② [구조] ③ [알켄 구조]

④ [2-bromo-2-methyl... 구조] ⑤ [1-bromo-3,3-dimethyl... 구조]

알코올

09 다음 〈보기〉의 반응에 따른 주생성물 A의 구조로 옳은 것은?

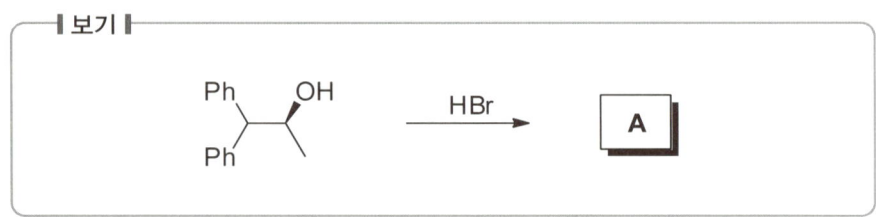

① Ph-Ph-Br ② Ph-Ph-Br ③ Ph-Ph-Br

④ Ph-Br-Ph ⑤ Ph-Br-Ph

10 다음 〈보기〉의 반응에 대한 설명으로 옳은 것은?

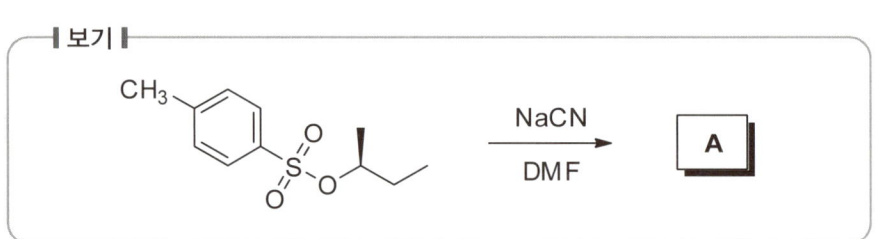

① S_N1 메커니즘, 반전
② S_N1 메커니즘, 라세미 혼합물
③ S_N2 메커니즘, 보존
④ S_N2 메커니즘, 라세미 혼합물
⑤ S_N2 메커니즘, 반전

11 다음 〈보기〉의 반응에 따른 주생성물 A의 구조로 옳은 것은?

| 보기 |

trans-1-methyl-2-(CH₂CH₂OTs)cyclopentane →(NaOH) A

① trans-1-methyl-2-(CH₂CH₂OH)cyclopentane
② cis-1-methyl-2-(CH₂CH₂OH)cyclopentane
③ 1-methyl-2-vinylcyclopentane
④ trans-1-methyl-2-(CH₂CH₂ONa)cyclopentane
⑤ bicyclo[3.3.0]octane (fused bicyclic)

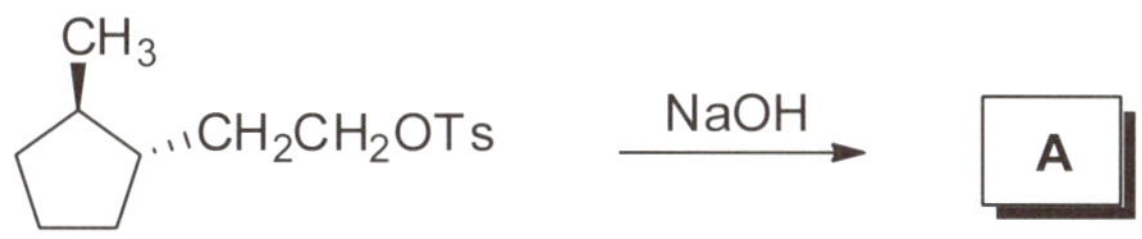

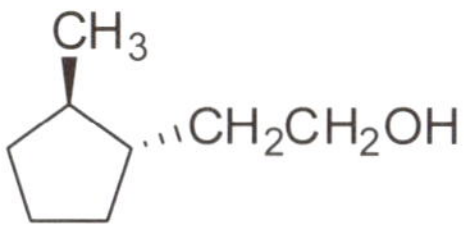

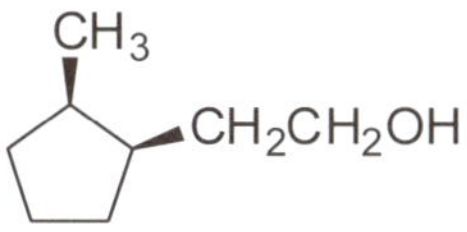

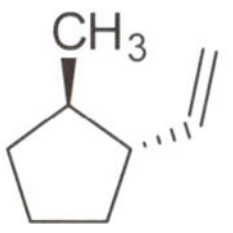

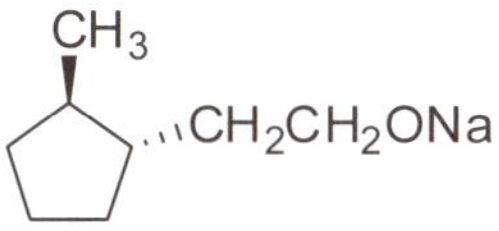

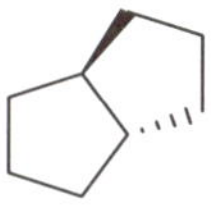

12 다음 〈보기〉의 반응에 따른 주생성물 A의 구조로 옳은 것은?

| 보기 |

n-BuOH →(1. p-TsCl, pyridine; 2. LiAlH₄) A

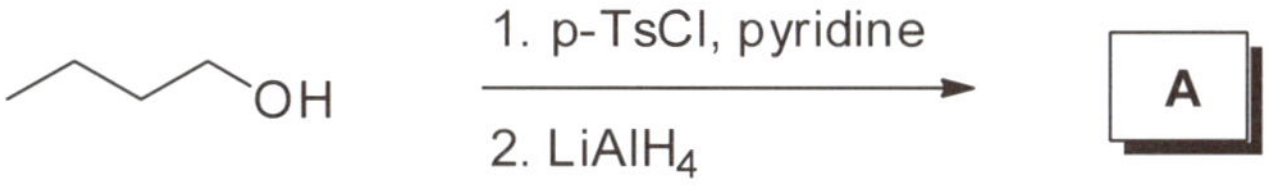

① ⁻O-SO₂-C₆H₄-CH₃   ② 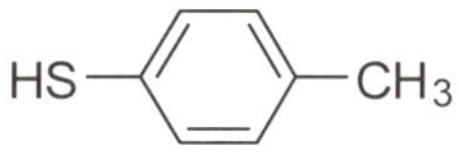 HS-C₆H₄-CH₃   ③ 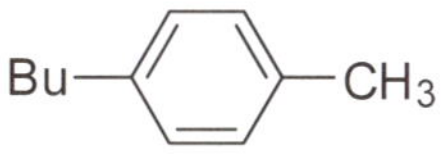 Bu-C₆H₄-CH₃
④ n-butane   ⑤ 1-butene

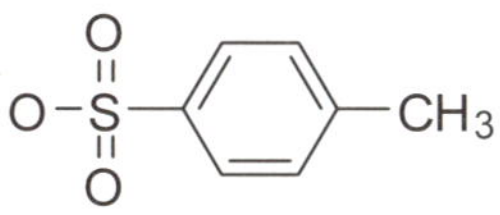

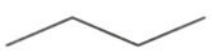

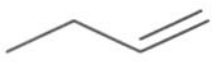

알코올

13 다음 반응에서 생성물 A의 구조로 옳은 것을 〈보기〉에서 모두 고른 것은?

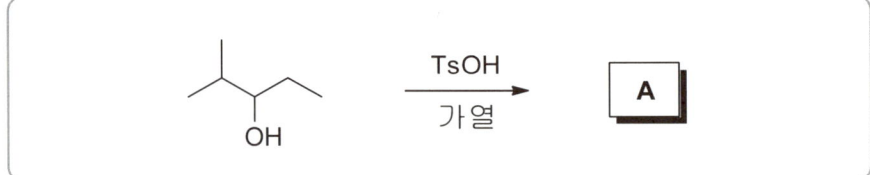

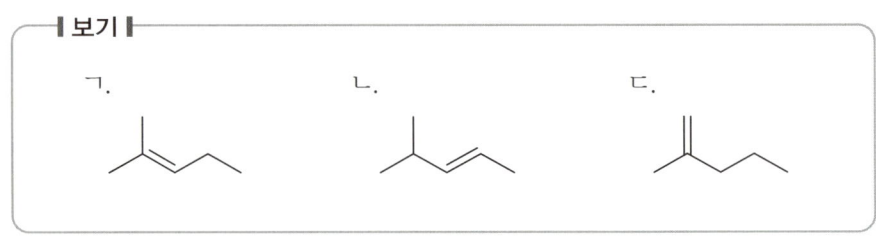

① ㄱ ② ㄴ ③ ㄷ
④ ㄱ, ㄴ ⑤ ㄱ, ㄷ ⑥ ㄴ, ㄷ
⑦ ㄱ, ㄴ, ㄷ

14 아래 〈보기〉의 반응을 완결하기 위해 필요한 시약 (가)로 옳은 것은?

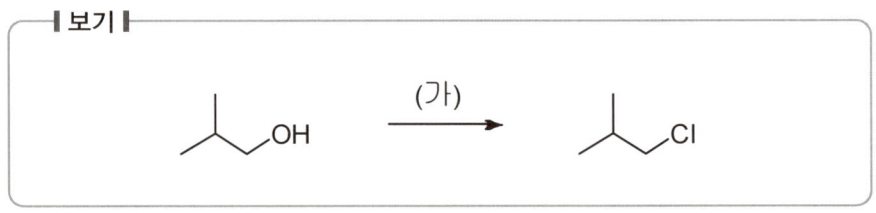

① TsCl, pyridine ② $SOCl_2$, pyridine ③ Cl_2
④ HCl ⑤ $POCl_3$, pyridine

15 다음 주어진 반응에서 주생성물의 구조가 옳지 <u>않은</u> 것은?

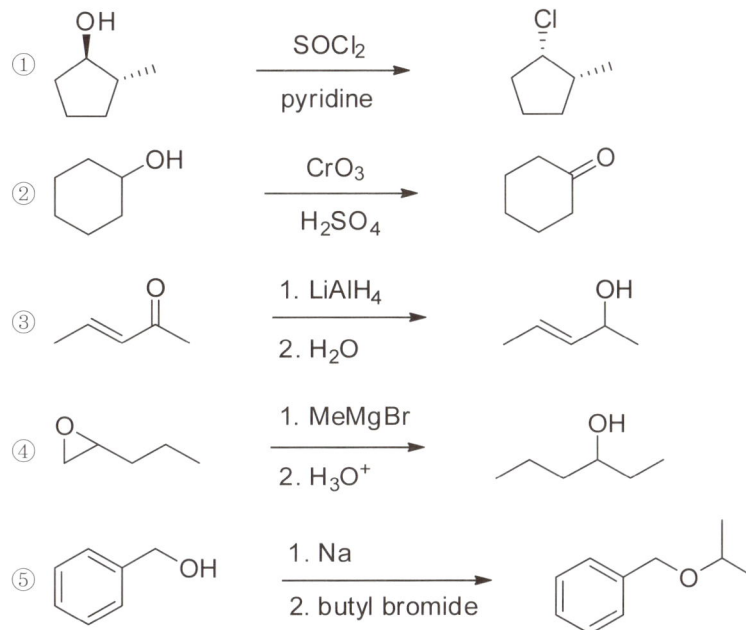

16 주생성물의 구조가 옳은 것만을 〈보기〉에서 있는 대로 고른 것은? (단, 각 단계에서 주생성물은 적절한 분리·정제 과정을 통하여 얻는다.)

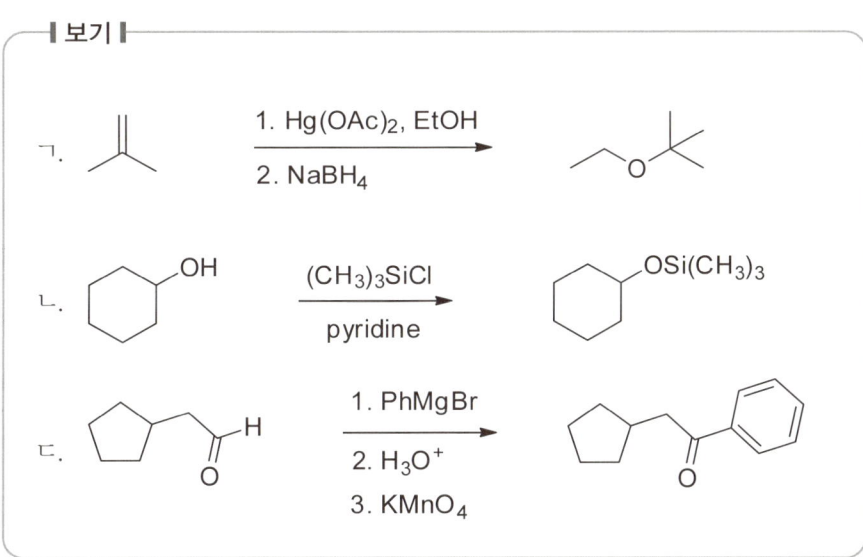

① ㄱ   ② ㄴ   ③ ㄷ
④ ㄱ, ㄴ   ⑤ ㄱ, ㄷ   ⑥ ㄴ, ㄷ
⑦ ㄱ, ㄴ, ㄷ

알코올

17 Pentan-3-ol을 다음과 같이 반응시켰을 때 얻어지는 주생성물 B의 구조는? (단, 각 단계에서 주생성물은 적절한 분리·정제 과정을 통하여 얻는다.)

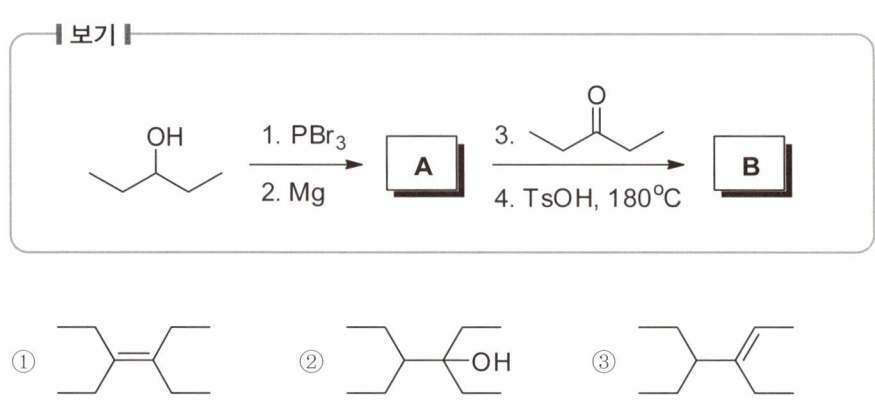

18 다음 〈보기〉의 반응에서 최종 주생성물 A의 구조로 옳은 것은? (단, 각 단계에서 주생성물은 적절한 분리·정제 과정을 통하여 얻는다.)

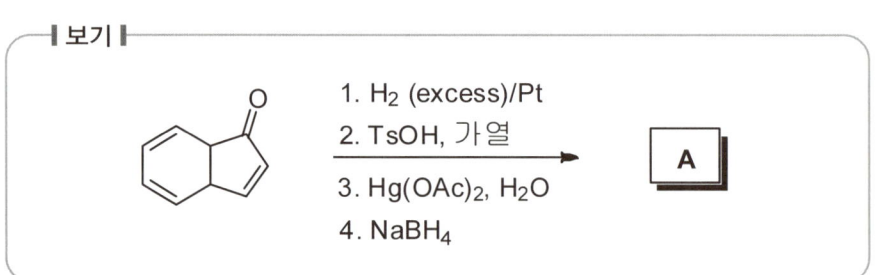

19 다음 알코올중에서 루카스 시약(HCl, ZnCl₂)과 가장 반응하기 어려운 알코올은?

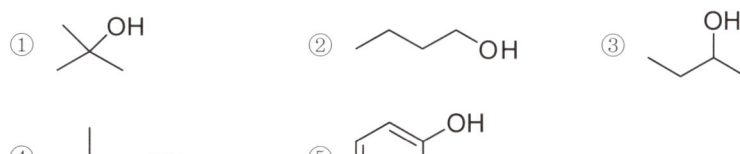

20 다음에 주어진 반응의 메커니즘을 쓰시오.

| 보기 |

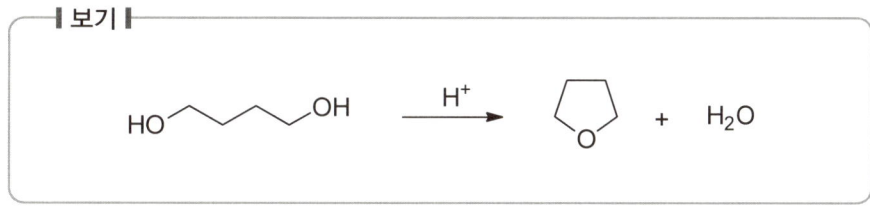

알코올

21 다음 〈보기〉에 주어진 반응에서 주생성물의 구조가 옳은 것은?

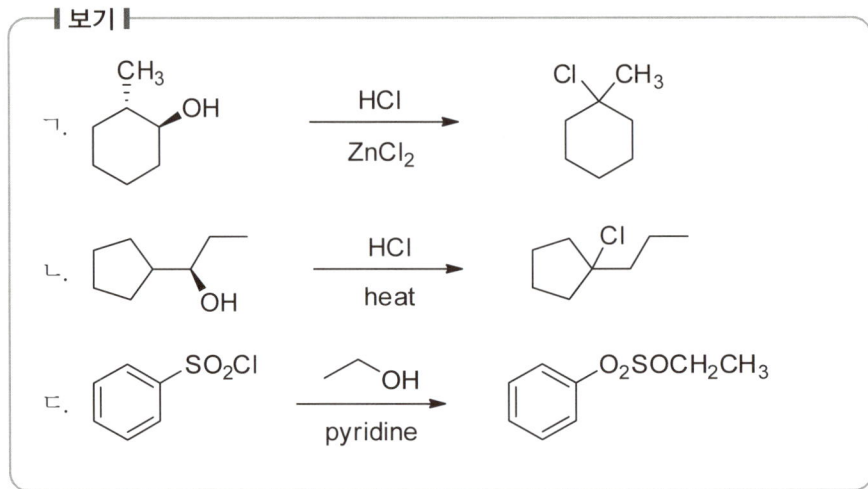

① ㄱ ② ㄴ ③ ㄷ
④ ㄱ, ㄴ ⑤ ㄱ, ㄷ ⑥ ㄴ, ㄷ
⑦ ㄱ, ㄴ, ㄷ

22 다음 〈보기〉에 주어진 반응에서 주생성물의 구조가 옳은 것은?

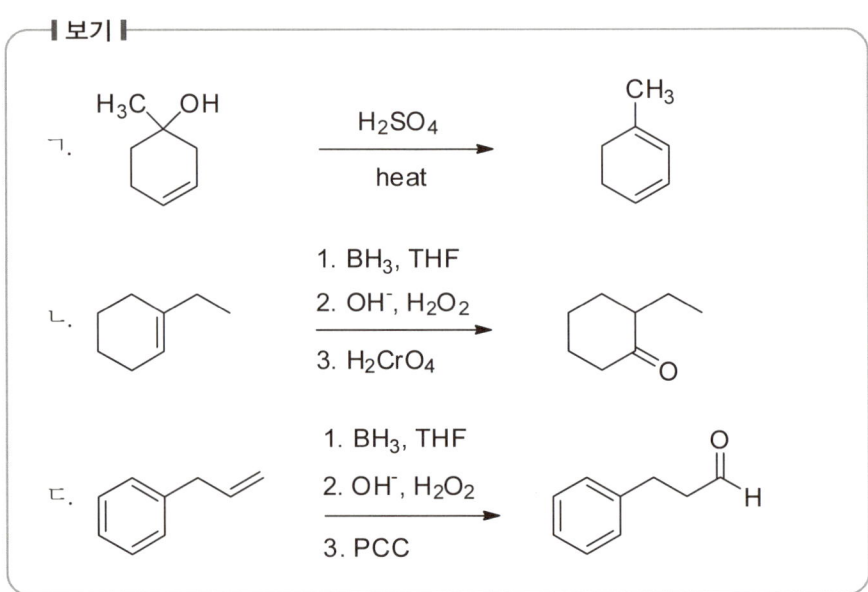

① ㄱ ② ㄴ ③ ㄷ
④ ㄱ, ㄴ ⑤ ㄱ, ㄷ ⑥ ㄴ, ㄷ
⑦ ㄱ, ㄴ, ㄷ

23 다음 〈보기〉에 주어진 반응의 주생성물 A로 옳은 것은?

보기: PhC≡CH → 1. CH₃MgBr 2. 에폭시(에틸렌 옥사이드) 3. H₃O⁺ → A

① EtO-CH₂-C≡C-Ph
② MeO-CH₂CH₂-C≡C-Ph
③ Ph-C≡C-CH₃
④ Ph-C≡C-CH₂CH₂OH
⑤ HO-CH₂CH₂CH₂-C≡C-Ph

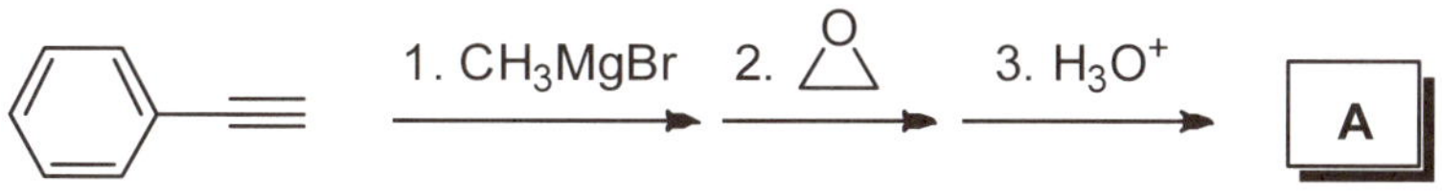

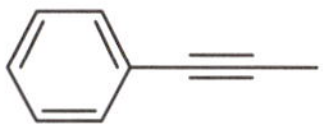

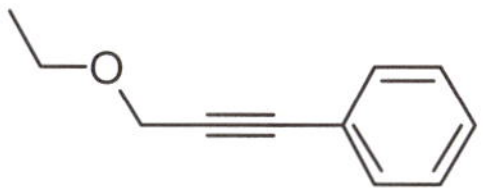

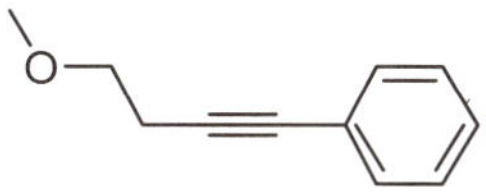

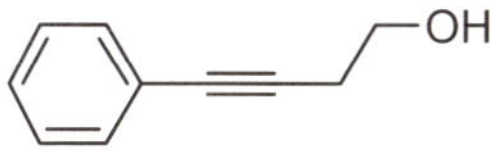

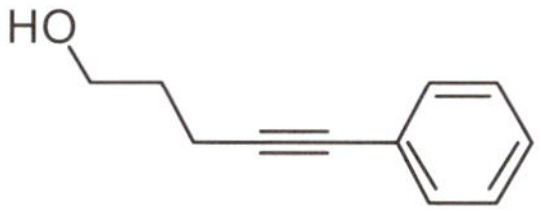

24 다음 〈보기〉에 주어진 반응의 주생성물 A로 옳은 것은?

보기: (E)-PhCH=CHCl + Mg →(THF)→ A

① PhCH=CH-MgCl
② PhCH₂CH₂-MgCl
③ PhCH=CH₂
④ Ph-C≡C-MgCl
⑤ Ph-CH(CH₃)-MgCl

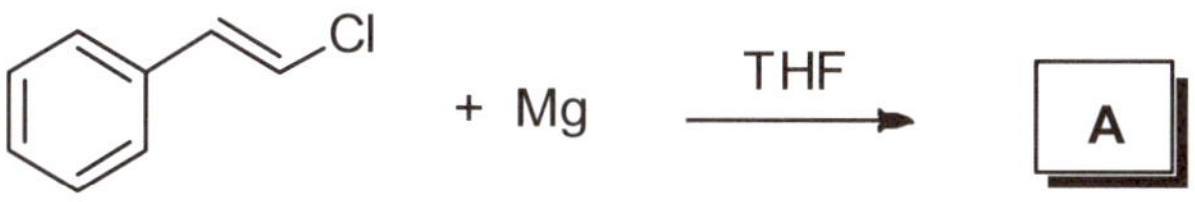

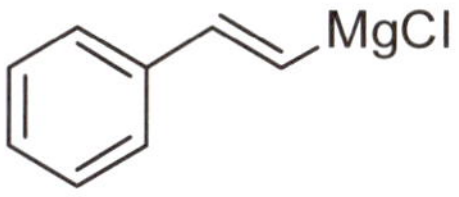

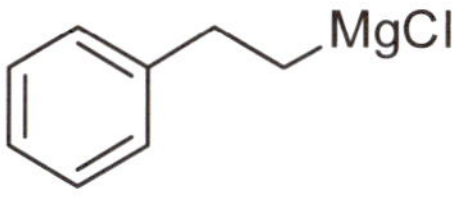

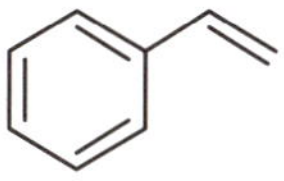

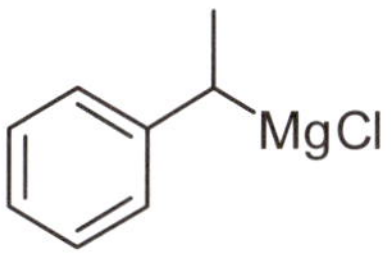

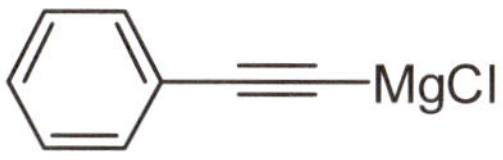

알코올

25 다음 〈보기〉의 반응을 완결시키기 위해 (가)에 들어갈 시약으로 가장 적절한 것은?

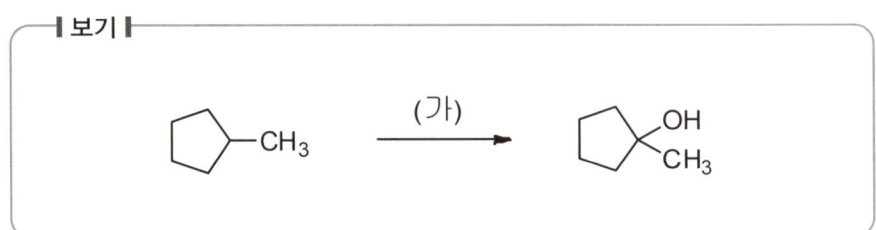

① 1) H₂SO₄, H₂O
② 1) Br₂/hv   2) CH₃OH
③ 1) Br₂/hv   2) NaOCH₃   3) BH₃/H₂O₂, NaOH
④ 1) Br₂/hv   2) NaOCH₃   3) Hg(OAc)₂, H₂O, NaBH₄
⑤ 1) BH₃/H₂O₂, NaOH

26 다음 〈보기〉의 반응을 완결시키기 위해 (가)에 들어갈 시약으로 가장 적절한 것은?

① 1) c-H₂SO₄, 가열   2) BH₃/H₂O₂, NaOH
② 1) PBr₃   2) NaOCH₃   3) H₃O⁺
③ 1) c-H₂SO₄, 가열   2) NaOCH₃
④ 1) SOCl₂, pyridine 2) NaOCH₃   3) BH₃/H₂O₂, NaOH
⑤ 1) POCl₃, pyridine 2) NaOCH₃

27 다음 중 알켄으로부터 알코올이나 다이올을 만들 수 있는 시약으로 옳지 않은 것은?

① H^+, H_2O
② HCO_3H
③ $BH_3 \cdot THF$, H_2O_2, $NaOH$
④ $Hg(OAc)_2$, H_2O, $NaBH_4$
⑤ OsO_4, H_2O_2

28 다음 〈보기〉의 반응에서 주생성물을 합성하기 위한 시약 A, B로 가장 적절한 것은?

| 보기 |

(R)-3-methylpent-1-ene $\xrightarrow{A}$ (R)-3-methylpentan-1-ol

(E)-but-2-ene $\xrightarrow{B}$ meso-butane-2,3-diol

	A	B
①	BH_3, H_2O_2, $NaOH$	HCO_3H, H_3O^+
②	BH_3, H_2O_2, $NaOH$	OsO_4, H_2O_2
③	$Hg(OAc)_2$, H_2O, $NaBH_4$	$KMnO_4$, cold OH^-
④	$Hg(OAc)_2$, H_2O, $NaBH_4$	OsO_4, H_2O_2
⑤	H^+, H_2O	HCO_3H, H_3O^+

알코올

29 다음 〈보기〉의 반응에서 주생성물을 합성하기 위한 시약 A, B, C로 가장 적절한 것은? (단, 주생성물은 적절한 분리·정제 과정을 통하여 얻는다.)

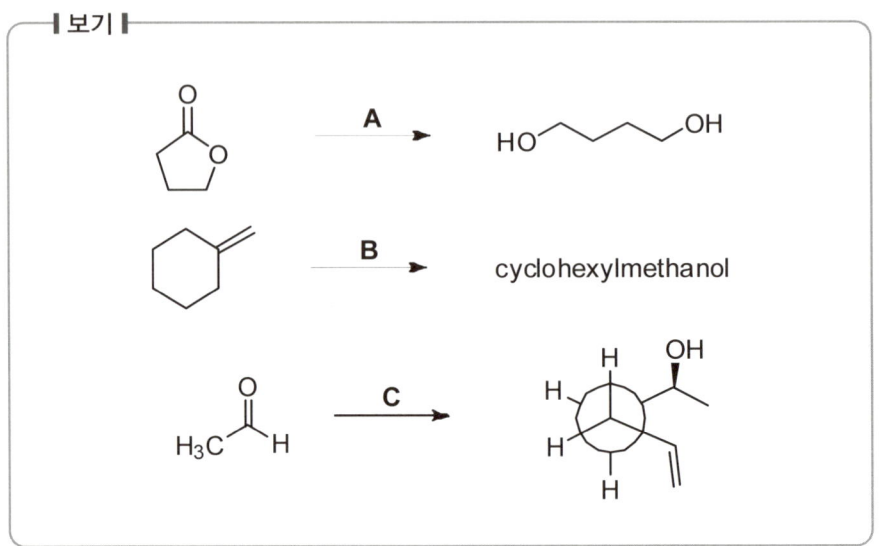

	A	B	C
①	NaBH$_4$, MeOH	BH$_3$, H$_2$O$_2$, NaOH	CH$_2$CHCH$_2$MgBr
②	1) LiAlH$_4$ 2)H$_2$O	BH$_3$, H$_2$O$_2$, NaOH	CH$_2$CHCH$_2$CH$_2$MgBr
③	1) LiAlH$_4$ 2)H$_2$O	H$^+$, H$_2$O	(CH$_2$CHCH$_2$CH$_2$)$_2$CuLi
④	NaBH$_4$, MeOH	Hg(OAc)$_2$, H$_2$O, NaBH$_4$	CH$_2$CHCH$_2$CH$_2$Li
⑤	H$_2$/Pd	H$^+$, H$_2$O	CH$_2$CHCH$_2$Li

30 주생성물의 구조가 옳은 것만을 〈보기〉에서 있는 대로 고른 것은? (단, 주생성물은 적절한 분리·정제 과정을 통하여 얻는다.)

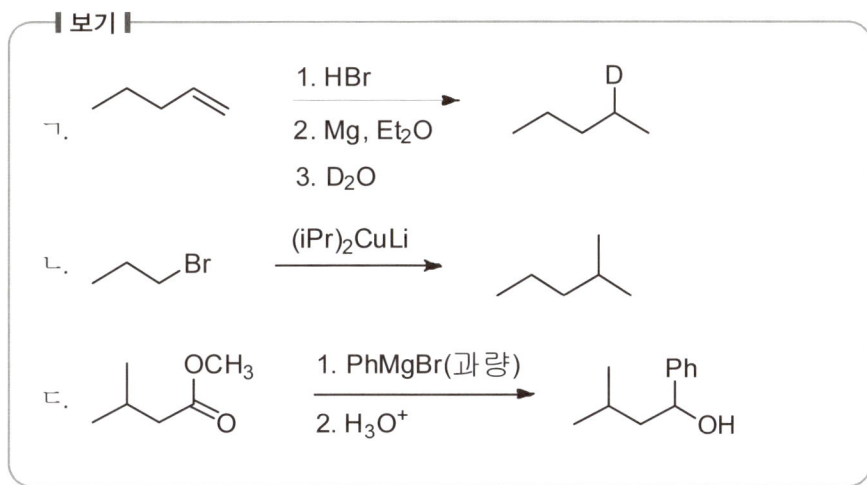

① ㄱ ② ㄴ ③ ㄷ
④ ㄱ, ㄴ ⑤ ㄱ, ㄷ ⑥ ㄴ, ㄷ
⑦ ㄱ, ㄴ, ㄷ

31 다음 중 ethylmagnesium bromide와의 반응으로 3차 알코올을 만들 수 있는 것은?

① H_2CO ② CH_3CHO ③ $(CH_3)_2CO$

④ (epoxide) ⑤ n-butyllithium

1st 2nd 3rd

32 다음 중 ethylmagnesium bromide와의 반응으로 2차 알코올을 만들 수 있는 것은?

① H_2CO ② CH_3CHO ③ $(CH_3)_2CO$

④ ⑤ n−butyllithium

1st 2nd 3rd

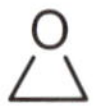

33 다음 중 ethylmagnesium bromide와의 반응으로 1차 알코올을 만들 수 있는 것은?

① $CH_3CO_2CH_2CH_3$ ② CH_3CHO ③ $(CH_3)_2CO$

④ ⑤ n−butyllithium

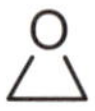

34 Ethylmagnesium bromide와 $CH_3COCH_2CH_3$의 반응에 대한 설명으로 옳은 것은?

① 생성물은 광학비활성이다.
② 생성물은 부분입체이성질체의 혼합물이다.
③ 생성물은 라세미혼합물이다.
④ 하나의 거울상이성질체가 얻어지는 반응이다.
⑤ 생성물은 구조이성질체의 혼합물이다.

35 다음 〈보기〉의 반응에서 주생성물을 합성하기 위한 시약 A, B로 가장 적절한 것은?

| 보기 |

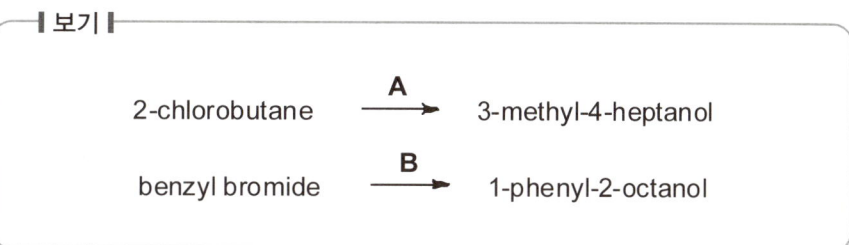

                  A   B

① 1) Li 2) $CH_3CH_2COCH_3$ 3) H_3O^+ 1) Li 2) $CH_3(CH_2)_4COCH_3$ 3) H_3O^+
② 1) Li 2) CuLi 3) $CH_3CH_2COCH_3$ 4) H_3O^+ 1) Mg 2) $CH_3(CH_2)_5CHO$ 3) H_3O^+
③ 1) Mg 2) $CH_3CH_2CH_2CHO$ 3) H_3O^+ 1) Mg 2) $CH_3(CH_2)_5CHO$ 3) H_3O^+
④ 1) Li 2) CuI 3) $CH_3CH_2COCH_3$ 4) H_3O^+ 1) Li 2) $CH_3(CH_2)_5CHO$ 3) H_3O^+
⑤ 1) Mg 2) $CH_3CH_2CH_2CHO$ 3) H_3O^+ 1) Li 2) CuI 3) $CH_3(CH_2)_5CHO$ 4) H_3O^+

알코올

36 주생성물의 구조가 옳은 것만을 〈보기〉에서 있는 대로 고른 것은? (단, 주생성물은 적절한 분리·정제 과정을 통하여 얻는다.)

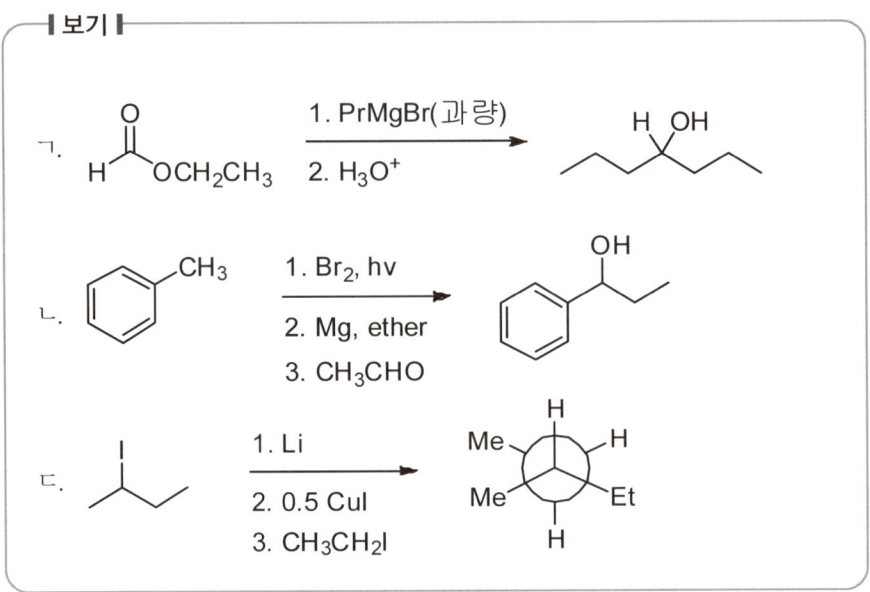

① ㄱ　　　　② ㄴ　　　　③ ㄷ
④ ㄱ, ㄴ　　　⑤ ㄱ, ㄷ　　⑥ ㄴ, ㄷ
⑦ ㄱ, ㄴ, ㄷ

37 다음 〈보기〉의 반응에서 주생성물을 합성하기 위한 시약 A, B로 가장 적절한 것은? (단, 주생성물은 적절한 분리·정제 과정을 통하여 얻는다.)

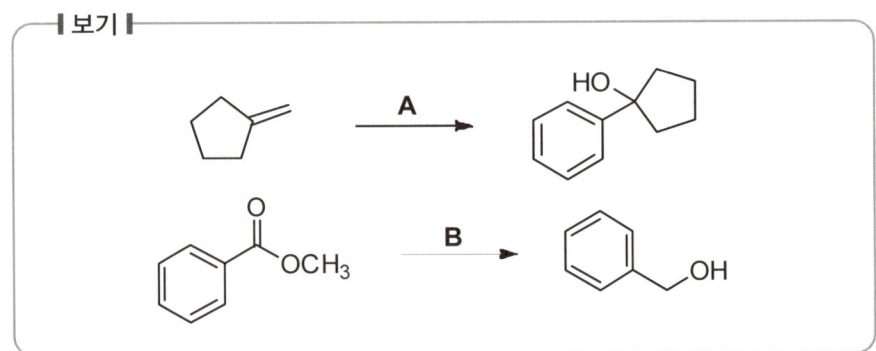

	A	B
①	1) O_3/Me_2S　2) PhMgBr	1) $LiAlH_4$　2) H_3O^+
②	1) hot $KMnO_4$/OH^-　2) PhMgBr	$NaBH_4$/EtOH
③	1) mCPBA　2) PhMgBr	1) $LiAlH_4$　2) H_3O^+
④	1) mCPBA　2) PhMgBr	H_2/Pt
⑤	1) O_3/Me_2S　2) PhMgBr	$NaBH_4$/EtOH

38 다음 중 Grignard 시약을 만들기에 적절한 알킬 할라이드로 옳은 것은?

① BrCH$_2$CH$_2$CH$_2$CN   ② CH$_3$COCH$_2$CH$_2$Br   ③ (CH$_3$)$_2$NCH$_2$CH$_2$Br
④ H$_2$NCH$_2$CH$_2$Br   ⑤ HCCCH$_2$CH$_2$Br

39 다음의 화합물중 Mg/diethyl ether로 처리했을 때 Grignard 시약을 만들기에 적합하지 <u>않은</u> 것은?

① 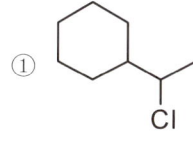   ②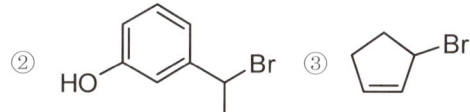

④ 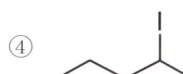   ⑤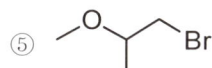

40 Grignard 시약을 만들기 위해 사용되어야 하는 용매로서 가장 적절한 것은 다음 중 무엇이며, 그 이유는 무엇인가?

> Hexane, Diethyl ether, Ethanol

알코올

41 주생성물의 구조가 옳은 것만을 〈보기〉에서 있는 대로 고른 것은? (단, 주생성물은 적절한 분리·정제 과정을 통하여 얻는다.)

|보기|

ㄱ. Br-CH₂CH₂CH(CH₃)CH₂-SH — 1. Mg, Et₂O 2. PhCHO 3. H₃O⁺ → Ph-CH(OH)-CH₂CH₂-CH(CH₃)-CH₂-SH

ㄴ. (trans-1-methyl-2-bromocyclohexane) — LiAlH₄ → methylcyclohexane

ㄷ. 2-allylcyclopentanone — H₂ (과량) / Pt → 2-propylcyclopentanol

① ㄱ ② ㄴ ③ ㄷ
④ ㄱ, ㄴ ⑤ ㄱ, ㄷ ⑥ ㄴ, ㄷ
⑦ ㄱ, ㄴ, ㄷ

42 다음 〈보기〉의 반응을 완결시키기 위해 (가)에 들어갈 시약으로 가장 적절한 것은?

|보기|

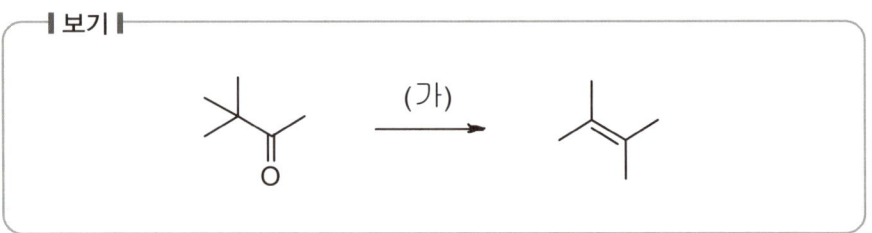

① 1) KMnO₄ 2) Hg(OAc)₂, H₂O 3) NaBH₄
② 1) NaBH₄ 2) H₃PO₄/가열
③ 1) CH₃MgBr 2) H₃O⁺
④ 1) NaBH₄ 2) HBr(g) 3) Mg/ether 4) H₃O⁺
⑤ 1) H₂/Pt 2) CH₃MgBr 3) H₃O⁺

43 주생성물의 구조가 옳은 것만을 〈보기〉에서 있는 대로 고른 것은? (단, 주생성물은 적절한 분리·정제 과정을 통하여 얻는다.)

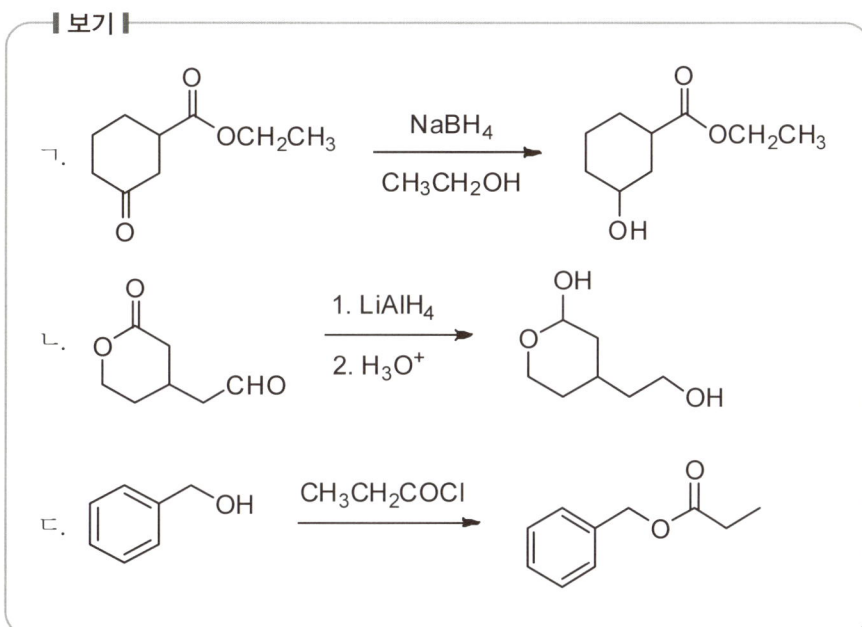

① ㄱ ② ㄴ ③ ㄷ
④ ㄱ, ㄴ ⑤ ㄱ, ㄷ ⑥ ㄴ, ㄷ
⑦ ㄱ, ㄴ, ㄷ

44 다음 〈보기〉의 반응을 완결시키기 위해 (가)에 들어갈 시약으로 가장 적절한 것은?

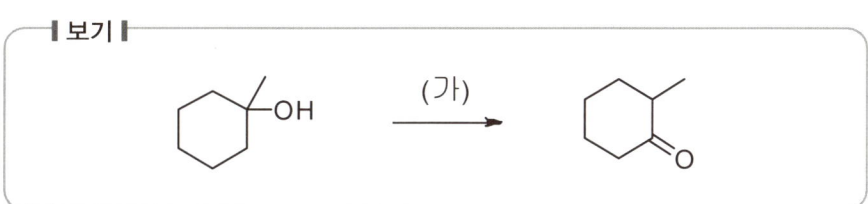

① 1) $KMnO_4$ 2) $Hg(OAc)_2$, H_2O 3) $NaBH_4$
② 1) H_2SO_4/가열 2) $Hg(OAc)_2$, H_2O, $NaBH_4$ 3) PCC
③ 1) HBr 2) NaOEt/EtOH 3) H_2SO_4(aq) 4) $KMnO_4$
④ 1) H_2SO_4/가열 2) BH_3, H_2O_2, NaOH 3) PDC
⑤ 1) CH_3MgBr 2) H_3O^+

알코올

45 다음 〈보기〉의 반응을 완결시키기 위해 (가)에 들어갈 시약으로 가장 적절한 것은?

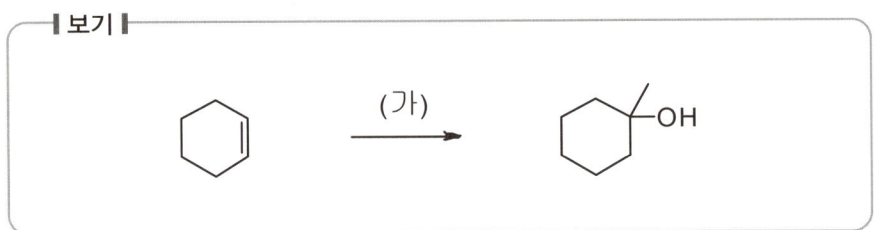

① 1) BH₃, H₂O₂, NaOH 2) Na₂Cr₂O₇ 3) Me₂CuLi
② 1) Hg(OAc)₂, H₂O, NaBH₄ 2) PCC 3) Me₂CuLi
③ 1) HBr 2) NaOH 3) PDC 4) CH₃Li
④ 1) H₂SO₄/가열 2) PCC 3) CH₃Li
⑤ 1) H₂SO₄(aq) 2) KMnO₄ 3) CH₃MgBr 4) H₃O⁺

46 주생성물의 구조가 옳은 것만을 〈보기〉에서 있는 대로 고른 것은? (단, 주생성물은 적절한 분리·정제 과정을 통하여 얻는다.)

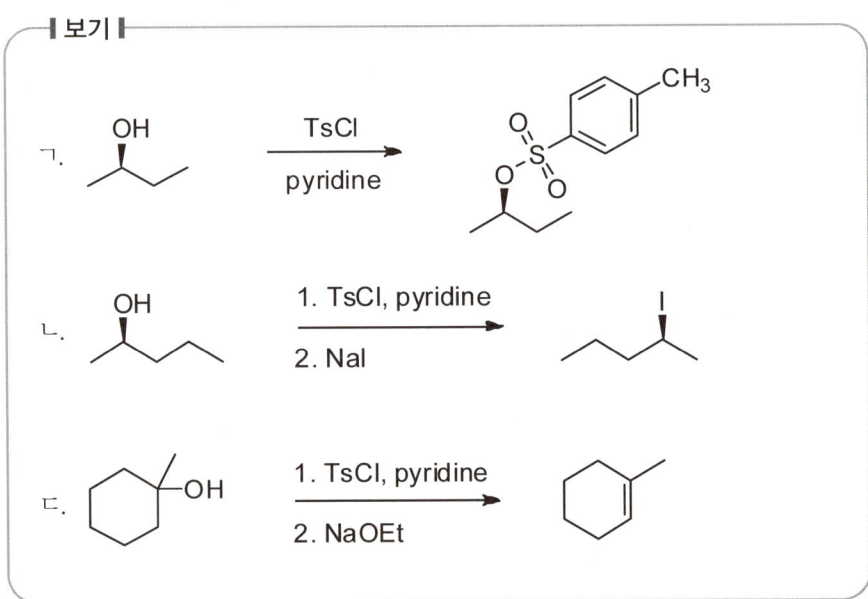

① ㄱ   ② ㄴ   ③ ㄷ
④ ㄱ, ㄴ   ⑤ ㄱ, ㄷ   ⑥ ㄴ, ㄷ
⑦ ㄱ, ㄴ, ㄷ

47 주생성물의 구조가 옳은 것만을 〈보기〉에서 있는 대로 고른 것은? (단, 주생성물은 적절한 분리·정제 과정을 통하여 얻는다.)

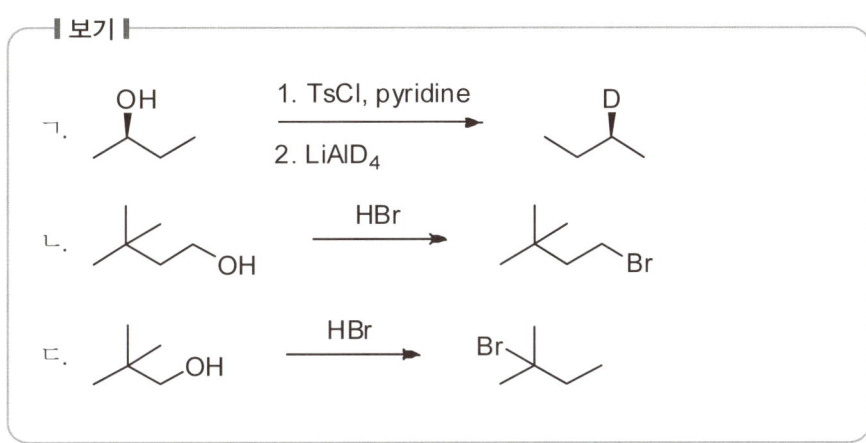

① ㄱ ② ㄴ ③ ㄷ
④ ㄱ, ㄴ ⑤ ㄱ, ㄷ ⑥ ㄴ, ㄷ
⑦ ㄱ, ㄴ, ㄷ

48 3-methylbutan-2-ol을 이용하여 2-methylbutane을 만들기에 가장 적절한 시약은 무엇인가?

① 1) TsCl/pyridine 2) KMnO$_4$
② 1) NaOCH$_3$ 2) H$_2$SO$_4$/가열
③ 1) PCC 2) ZnCl$_2$/HCl
④ 1) ZnCl$_2$/HCl 2) t-butoxide/t-butanol
⑤ 1) TsCl/pyridine 2) LiAlH$_4$

알코올

49 1-methylcyclohexanol을 HBr로 처리하여 1-bromo-1-methylcyclohexane으로 전환되는 반응의 메커니즘은 무엇인가?

① S_N1 ② S_N2 ③ E1
④ E2   ⑤ radical 반응

50 주생성물의 구조가 옳은 것만을 〈보기〉에서 있는 대로 고른 것은? (단, 주생성물은 적절한 분리·정제 과정을 통하여 얻는다.)

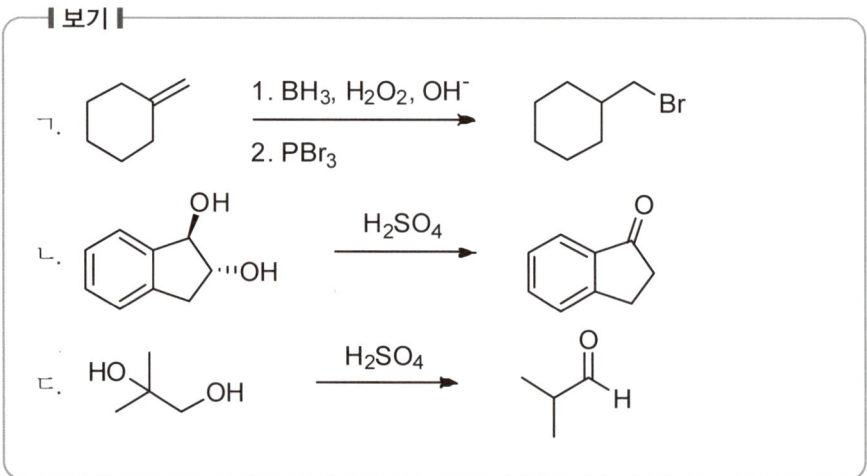

① ㄱ   ② ㄴ   ③ ㄷ
④ ㄱ, ㄴ   ⑤ ㄱ, ㄷ   ⑥ ㄴ, ㄷ
⑦ ㄱ, ㄴ, ㄷ

51 Dimethyl ether(CH₃OCH₃)는 methanol을 진한 H₂SO₄와 함께 가열하여 만들 수 있다. 이 반응에 대한 메커니즘을 나타내시오.

52 다음 중 생성물이 2차 알코올인 반응은?

반응물	시약
① ethanol	1) Na 2) CH₃CH₂I
② t-butyl alcohol	1) K₂Cr₂O₇ 2) CH₃MgBr 3) H₃O⁺
③ 2-propanol	1) K₂Cr₂O₇ 2) CH₃MgBr 3) H₃O⁺
④ butanol	1) H₂SO₄/가열 2) Hg(OAc)₂(aq) 3) NaBH₄
⑤ 2-methylcyclohexanol	1) H₂SO₄/가열 2) OsO₄/H₂O₂ 3) H₂SO₄/가열

53 주생성물의 구조가 옳지 않은 것만을 〈보기〉에서 있는 대로 고른 것은? (단, 주생성물은 적절한 분리·정제 과정을 통하여 얻는다.)

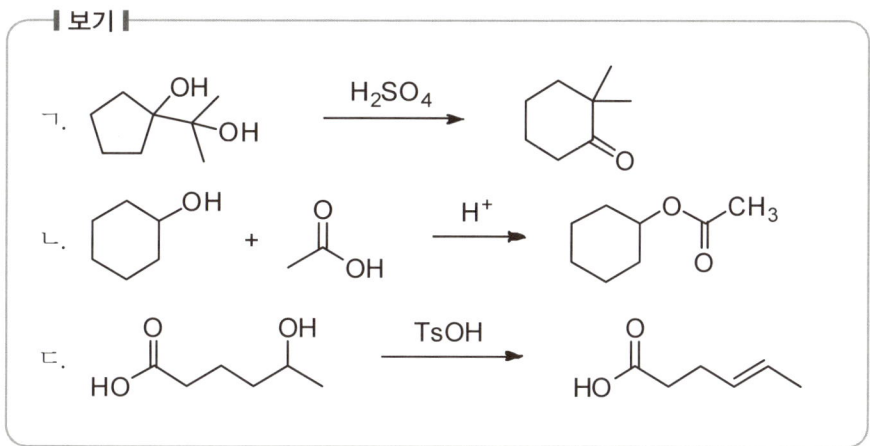

① ㄱ ② ㄴ ③ ㄷ
④ ㄱ, ㄴ ⑤ ㄱ, ㄷ ⑥ ㄴ, ㄷ
⑦ ㄱ, ㄴ, ㄷ

알코올

54 유기화학반응에서 에터가 좋은 용매로 사용되는 이유로 적합하지 <u>않은</u> 것은?

① 넓은 범위의 극성 물질을 녹일 수 있다.
② 분자량에 비해 비교적 높은 끓는점을 갖는다.
③ 에터는 히드록시기를 가지고 있지 않다.
④ 넓은 범위의 비극성 물질을 녹일 수 있다.
⑤ 에터는 일반적으로 강염기와 반응하지 않는다.

55 트라이플루오린화 붕소(boron trifluoride)는 광범위한 반응에서 Lewis 산 촉매로 사용된다. BF_3와 diethyl ether와의 착물(complex)을 그리시오.

56 다음 〈보기〉의 반응에 대한 설명으로 옳은 것은?

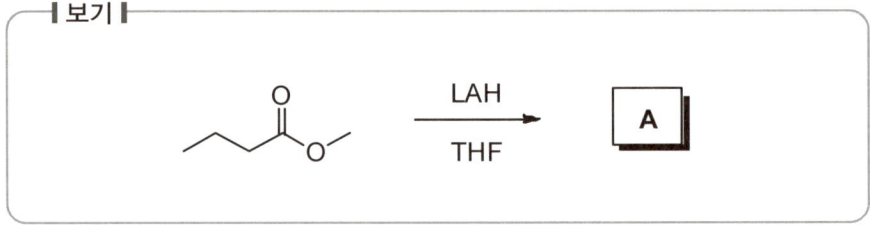

① 생성물 A는 2차 알콜이다.
② 산화 반응이다.
③ LAH를 $NaBH_4$로 바꾸어도 A를 생성물로 얻을 수 있다.
④ 생성물 A는 Butanol 한 가지이다.
⑤ 용매를 THF에서 Ethanol로 바꾸면 수득률이 감소한다.

57 다음 〈보기〉의 반응에 대한 설명으로 옳지 <u>않은</u> 것은?

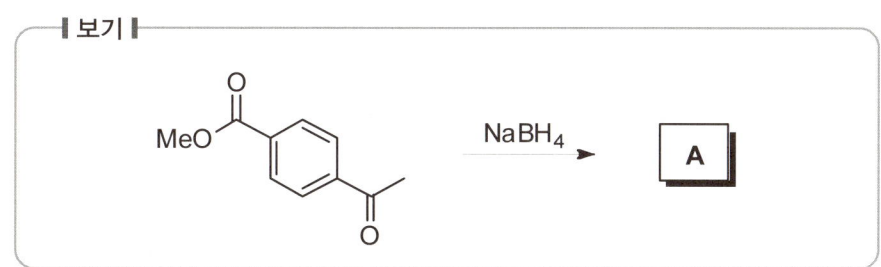

① 생성물 A는 Benzyl alcohol을 포함한다.
② 생성물 A는 반응물에 비해 벤젠고리의 전자밀도가 증가한다.
③ 생성물 A는 Diol이다.
④ 반응은 환원반응이다.
⑤ 시약을 LiAlH₄로 바꾸었을 때의 생성물은 위 반응의 A보다 불포화도가 작다.

58 다음은 알코올과의 반응에 사용하는 시약들이다. 이 중 환원제는 무엇인가?

① KMnO₄   ② Na   ③ PCC
④ HIO₄   ⑤ DMP

알코올

59 다음 〈보기〉의 반응에 대한 설명으로 옳은 것은?

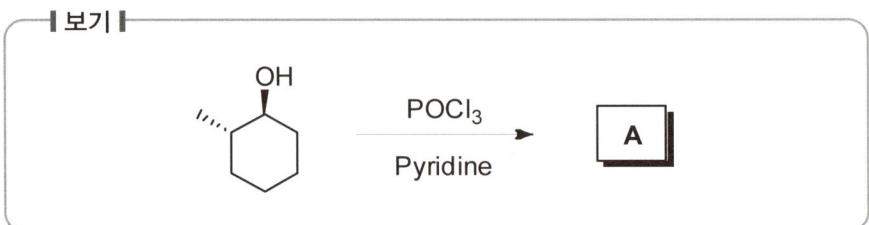

① 반응 중간체는 탄소양이온이다.
② 생성물 A는 3-치환 알켄이다.
③ pyridine은 친핵체의 역할을 한다.
④ 반응물은 광학비활성이다.
⑤ 생성물 A는 광학활성을 갖는다.

60 주생성물의 구조가 옳은 것만을 〈보기〉에서 있는 대로 고른 것은? (단, 주생성물은 적절한 분리·정제 과정을 통하여 얻는다.)

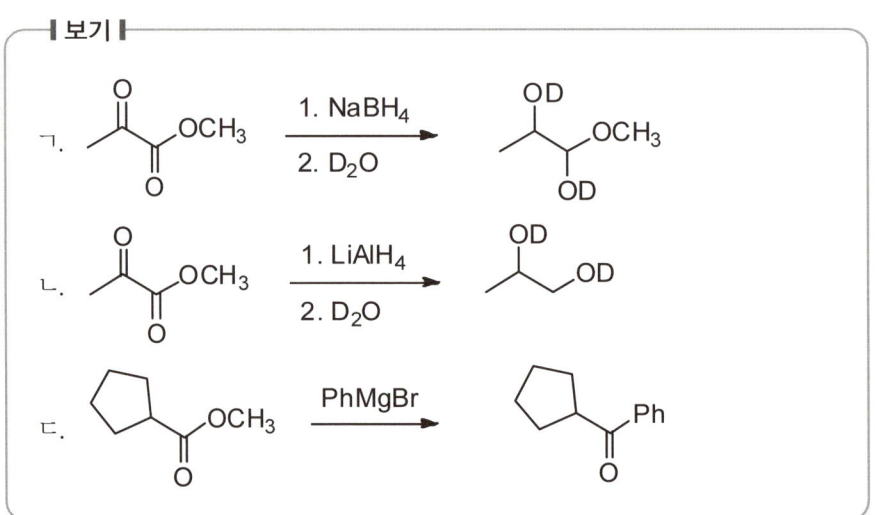

① ㄱ ② ㄴ ③ ㄷ
④ ㄱ, ㄴ ⑤ ㄱ, ㄷ ⑥ ㄴ, ㄷ
⑦ ㄱ, ㄴ, ㄷ

61 다음 각 IUPAC 이름에 해당하는 구조를 그려라.

| IUPAC 명칭 | 구조 |

a. trans-2-methylcyclohexanol

b. 2,3,3-trimethylbutan-2-ol

c. 6-sec-butyl-7,7-diethyldecan-4-ol

d. 3-chloropropane-1,2-diol

e. 1-ethoxy-3-ethylheptane

f. (2R,3S)-3-isopropylhexan-2-ol

g. (S)-2-ethoxy-1,1-dimethylcyclopentane

62 1차 탄소 양이온은 형성되지 않음에도 불구하고, 1차 알코올의 탈수 반응의 진행과정에서 자리 옮김 반응이 일어날 수 있다. 이 반응은 C-OH$_2^+$ 결합이 끊어지면서 1,2-이동의 형태로 일어나며 보다 안정한 2차 또는 3차 탄소 양이온이 형성된다. 아래에 그 메커니즘을 나타내었다.

$$R-CH_2-OH \xrightarrow{} R-\underset{H}{\overset{}{C}}H-\overset{+}{O}H_2 \xrightarrow{1,2-shift} R-\overset{+}{C}H-CH_3 + H_2O$$

1° ROH

이와 같은 사실을 고려하여 butanol을 H$_2$SO$_4$를 이용해 탈수하면 but-2-ene의 시스, 트랜스 이성질체와 but-1-ene의 혼합물이 형성되는데 이러한 과정의 메커니즘을 쓰시오.

알코올

63 다음의 알코올 중에서 어느 알코올이 더 빠르게 산화되는가?

(CH₃)₃C—[cyclohexane]—OH   (CH₃)₃C—[cyclohexane]···OH
        A   B

64 다음 〈보기〉의 화합물들을 산성도가 감소하는 순서대로 올바르게 나열한 것은?

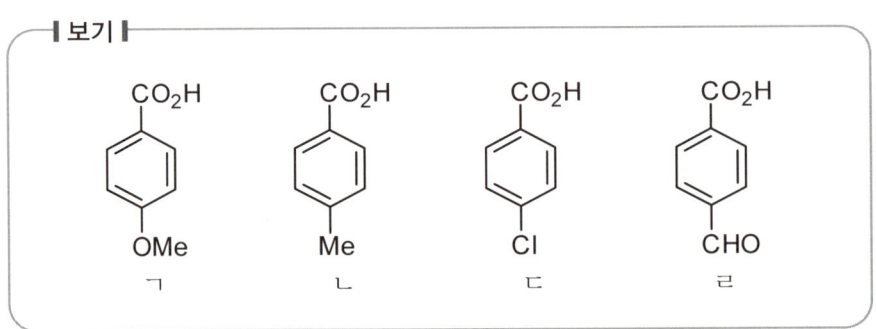

① ㄷ > ㄹ > ㄱ > ㄴ ② ㄹ > ㄷ > ㄱ > ㄴ ③ ㄱ > ㄴ > ㄷ > ㄹ
④ ㄹ > ㄷ > ㄴ > ㄱ ⑤ ㄹ > ㄱ > ㄷ > ㄴ

65 다음 〈보기〉의 화합물들을 산성도가 증가하는 순서대로 올바르게 나열한 것은?

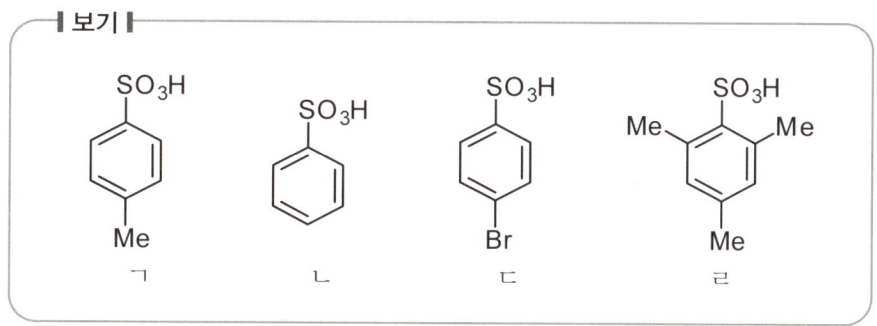

① ㄱ < ㄴ < ㄷ < ㄹ ② ㄷ < ㄴ < ㄱ < ㄹ ③ ㄹ < ㄴ < ㄱ < ㄷ
④ ㄱ < ㄹ < ㄷ < ㄴ ⑤ ㄹ < ㄱ < ㄴ < ㄷ

66 다음 〈보기〉의 화합물들을 물에 대한 용해도가 증가하는 순서대로 올바르게 나열한 것은?

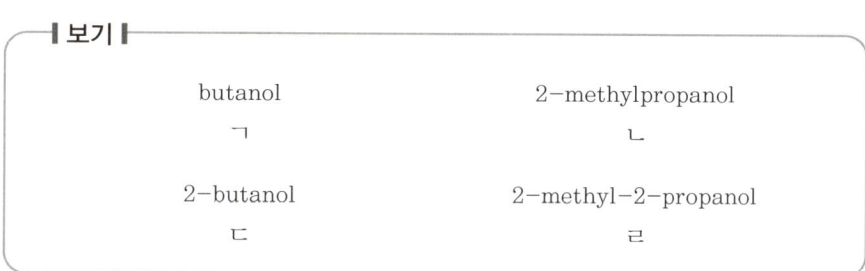

① ㄱ < ㄴ < ㄷ < ㄹ ② ㄱ < ㄷ < ㄴ < ㄹ ③ ㄴ < ㄱ < ㄷ < ㄹ
④ ㄱ < ㄴ < ㄹ < ㄷ ⑤ ㄱ < ㄷ < ㄹ < ㄴ

알코올

67 다음 중 가장 산성도가 큰 화합물은 무엇인가?

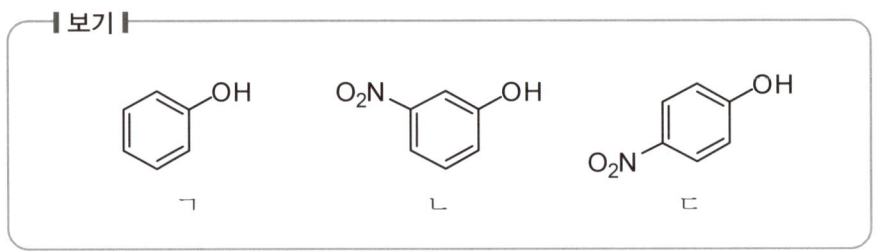

68 다음 〈보기〉의 화합물을 산성도가 감소하는 순서대로 올바르게 나열한 것은?

〈보기〉

ㄱ. phenol ㄴ. 3-nitrophenol ㄷ. 4-nitrophenol

① ㄱ > ㄴ > ㄷ   ② ㄱ > ㄷ > ㄴ   ③ ㄷ > ㄴ > ㄱ
④ ㄷ > ㄱ > ㄴ   ⑤ ㄴ > ㄱ > ㄷ

69 다음 〈보기〉의 화합물을 산성도가 감소하는 순서대로 올바르게 나열한 것은?

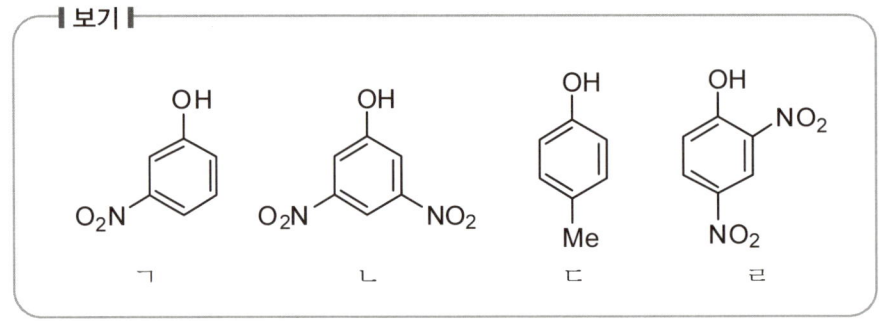

① ㄹ > ㄱ > ㄴ > ㄷ   ② ㄹ > ㄴ > ㄱ > ㄷ   ③ ㄷ > ㄱ > ㄴ > ㄹ
④ ㄷ > ㄹ > ㄴ > ㄱ   ⑤ ㄹ > ㄱ > ㄷ > ㄴ

70 다음 제시된 페놀류의 pka가 유사하게 짝지어진 것은?

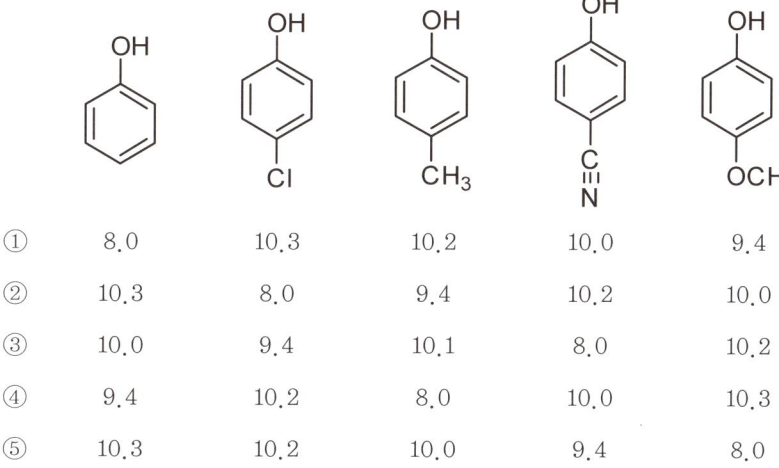

	OH	OH-Cl	OH-CH₃	OH-CN	OH-OCH₃
①	8.0	10.3	10.2	10.0	9.4
②	10.3	8.0	9.4	10.2	10.0
③	10.0	9.4	10.1	8.0	10.2
④	9.4	10.2	8.0	10.0	10.3
⑤	10.3	10.2	10.0	9.4	8.0

71 1-butanol의 합성법으로 가장 적절한 것은?

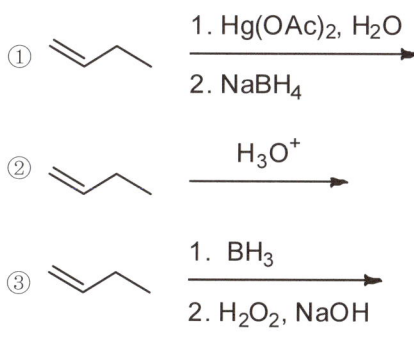

① 1. Hg(OAc)₂, H₂O 2. NaBH₄

② H₃O⁺

③ 1. BH₃ 2. H₂O₂, NaOH

④ H₃O⁺

⑤ 1. BH₃ 2. H₂O₂, NaOH

알코올

72 다음 〈보기〉에 주어진 반응의 주생성물 A로 적절한 것은?

보기

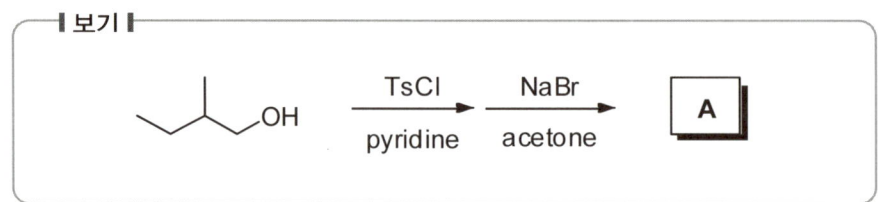

① 2-Methyl-1-butene
② 3-Methyl-3-butene
③ 1-Chloro-2-methylbutane
④ 1-Bromo-2-methylbutane
⑤ 2-Methyl-2-butene

73 다음 알코올의 탈수 반응시 반응성이 증가하는 순서대로 올바르게 나열한 것은?

보기

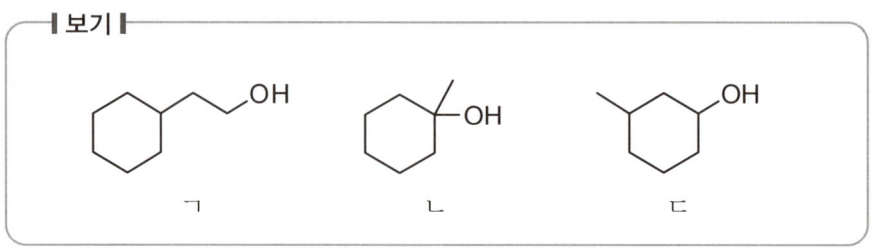

① ㄱ < ㄴ < ㄷ
② ㄱ < ㄷ < ㄴ
③ ㄷ < ㄴ < ㄱ
④ ㄷ < ㄱ < ㄴ
⑤ ㄴ < ㄱ < ㄷ

74
다음 중 탄소양이온 자리옮김에 대한 설명으로 옳지 않은 것을 모두 고르시오.

① 수소음이온 이동으로 덜 안정한 탄소양이온에서 더 안정한 탄소양이온으로 자리 옮김이 일어난다.
② 알킬기의 이동으로 덜 안정한 탄소양이온에서 더 안정한 탄소양이온으로 자리 옮김이 일어난다.
③ 고리확장 혹은 고리축소가 되면서 자리 옮김이 일어나기도 한다.
④ 속도결정단계이다.
⑤ 1,3-shift라고 표현할 수도 있다.

75
다음 알코올의 탈수 반응 시 자리옮김을 거치는 화합물로 올바른 것은?

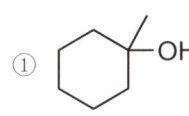

76
다음 〈보기〉에 주어진 반응의 주생성물 A의 IUPAC 이름은 무엇인가?

| 보기 |

OH →(SOCl₂, pyridine) A

① (±)-2-Chlorobutane
② (R)-2-Chlorobutane
③ (S)-2-Chlorobutane
④ trans-2-Butene
⑤ 1-Chlorobutane

알코올

77 다음 〈보기〉에 주어진 반응의 주생성물 A로 적절한 것은?

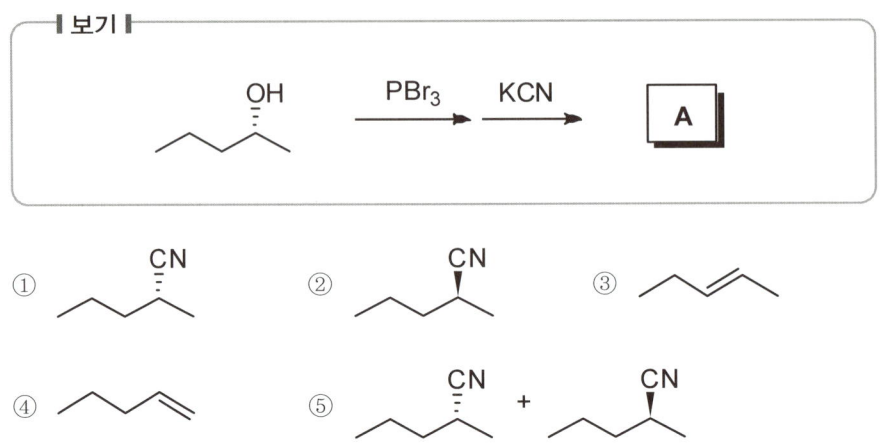

78 다음 〈보기〉의 반응을 완결시키기 위해 (가)에 들어갈 시약으로 가장 적절한 것은?

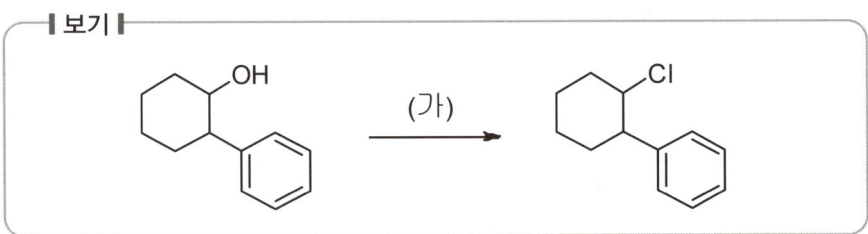

① HCl
② Cl₂, hv
③ NaCl
④ POCl₃, pyridine
⑤ SOCl₂, pyridine

79 다음 〈보기〉에 주어진 반응의 주생성물 A로 적절한 것은?

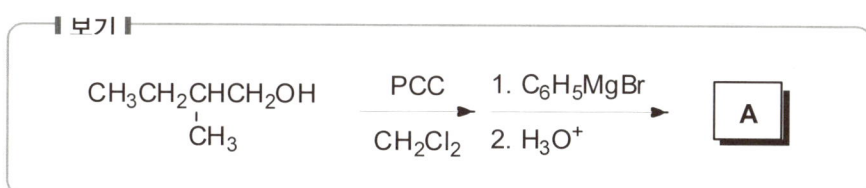

① 2-메틸-1-페닐-부탄올 구조
② 2-메틸-1-페닐-부탄온 구조
③ 2-페닐-1-펜탄올 구조
④ 1-페닐-2-펜탄올 구조
⑤ 2-페닐-2-펜탄올 구조

80 다음 〈보기〉의 반응을 완결시키기 위해 (가)에 들어갈 시약으로 가장 적절한 것은?

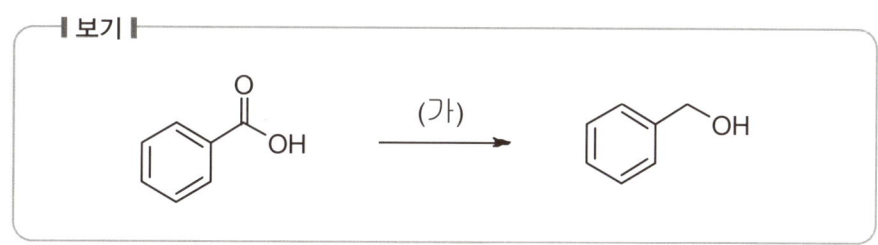

① $NaBH_4/CH_3OH$ ② 1. $LiAlH_4$ 2. H_2O ③ H_2, Ni_2B
④ H_2, Pd/C   ⑤ 1. MeMgBr 2. H_2O

알코올

81. 다음 〈보기〉의 반응을 완결시키기 위해 (가)에 들어갈 시약으로 가장 적절한 것은?

① $K_2Cr_2O_7$, H_2SO_4/H_2O ② HIO_4 ③ $KMnO_4$, H_2SO_4/H_2O
④ PCC/CH_2Cl_2 ⑤ OsO_4, $NaHSO_3$

82. 다음 〈보기〉의 알코올에 대한 제법으로 가장 적합한 것은?

보기: $CH_3CH_2CH_2\underset{\underset{CH_3}{|}}{\overset{\overset{OH}{|}}{C}}CH_2C_6H_5$

① $CH_3CH_2COCH_3$ + C_6H_5MgBr →(1. diethyl ether, 2. H_3O^+)

② $CH_3CH_2COCH_3$ + $C_6H_5CH_2MgBr$ →(1. diethyl ether, 2. H_3O^+)

③ $C_6H_5CH_2COCH_3$ + $CH_3CH_2CH_2MgBr$ →(1. diethyl ether, 2. H_3O^+)

④ $C_6H_5CH_2CHO$ + $CH_3CH_2CH(CH_3)MgBr$ →(1. diethyl ether, 2. H_3O^+)

⑤ $C_6H_5CH_2COCH_3$ + $CH_3CH_2CH(CH_3)MgBr$ →(1. diethyl ether, 2. H_3O^+)

83 다음 〈보기〉에 주어진 반응의 주생성물 A로 적절한 것은?

| 보기 |

cyclobutyl-CH(MgBr)(H) + (CH₃)₂CHCHO →(1. diethyl ether, 2. H₃O⁺) A

① cyclobutyl-CH(OH)-CH(CH₃)₂
② cyclobutyl-CH₂-C(OH)(CH₃)₂
③ cyclobutyl-C(=O)-CH(CH₃)₂
④ 1-(2-methylpropyl)cyclobutan-1-ol
⑤ 1-isopropylcyclobutan-1-ol

84 다음 〈보기〉에 주어진 반응의 주생성물 A로 적절한 것은?

| 보기 |

δ-valerolactone + 2CH₃MgBr →(1. diethyl ether, 2. H₃O⁺) A

① HOCHCH₂CH₂CH₂CHOH
　　　|　　　　　　　|
　　　CH₃　　　　　CH₃

　　　　　　　　　　　CH₃
　　　　　　　　　　　|
② HOCH₂CH₂CH₂CH₂COH
　　　　　　　　　　　|
　　　　　　　　　　　CH₃

③ CH₃OCH₂CH₂CH₂CHCH₃
　　　　　　　　　　|
　　　　　　　　　　OH

④ HOCH₂CH₂CH₂CHCOCH₃
　　　　　　　　　|
　　　　　　　　　CH₃

　　　　　　　　　　O
　　　　　　　　　　‖
⑤ HOCHCH₂CH₂CH₂CCH₃
　　|
　　CH₃

알코올

85 다음 〈보기〉의 반응이 일어나지 않는 이유로 올바른 것은?

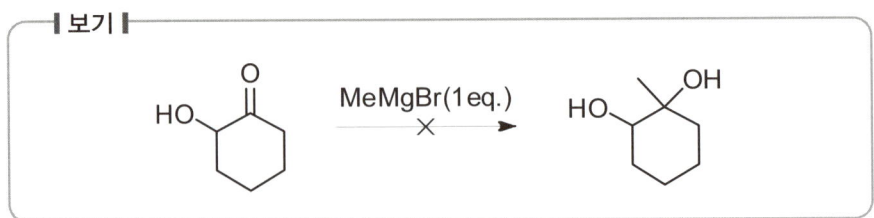

① 생성물은 Carboxylic acid이다.
② Grignard 시약은 케톤과 반응하지 않는다.
③ Mg이 카보닐과 복합체를 형성하기 때문이다.
④ Grignard 시약이 알코올과 산-염기 반응을 하기 때문이다.
⑤ 보호기로 TsCl을 사용하지 않았기 때문이다.

86 다음 〈보기〉에 주어진 반응의 주생성물 A로 적절한 것은?

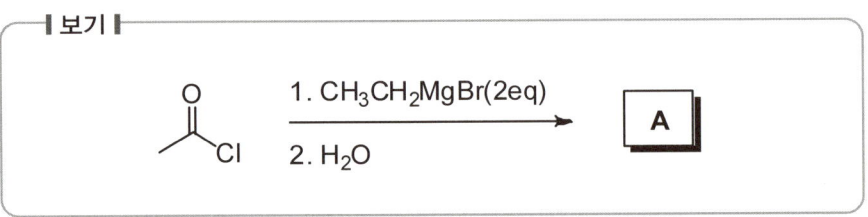

87 다음 〈보기〉에 주어진 반응의 주생성물 A로 적절한 것은?

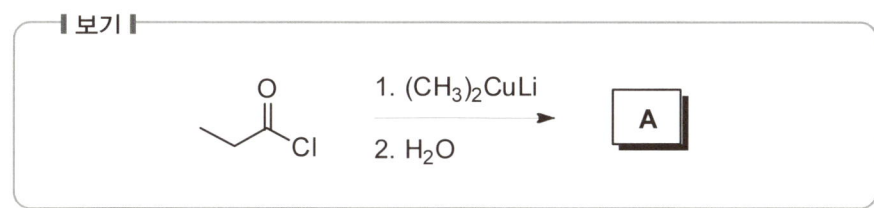

88 다음 〈보기〉에 주어진 반응의 주생성물 A로 적절한 것은?

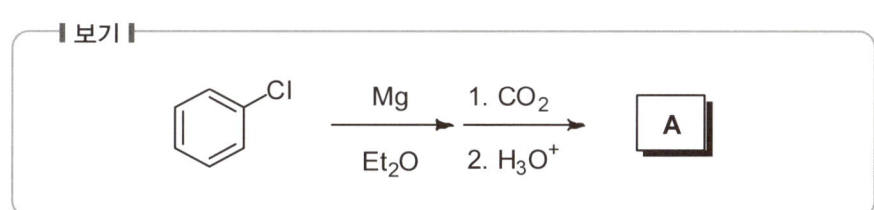

알코올

89 다음 〈보기〉의 반응을 완결시키기 위해 (가)에 들어갈 시약으로 가장 적절한 것은?

〈보기〉

Br~~~~~ →(가)→ ~~~~~COOH

① 1. Mg 2. H_3O^+ 3. CO_2
② 1. CO_2, 2. NaOH
③ 1. Mg, 2. CO_2, 3. H_3O^+
④ 1. CO_2, 2. H_3O^+
⑤ $LiAlH_4$

90 주생성물의 구조가 옳은 것만을 〈보기〉에서 있는 대로 고른 것은? (단, 주생성물은 적절한 분리·정제 과정을 통하여 얻는다.)

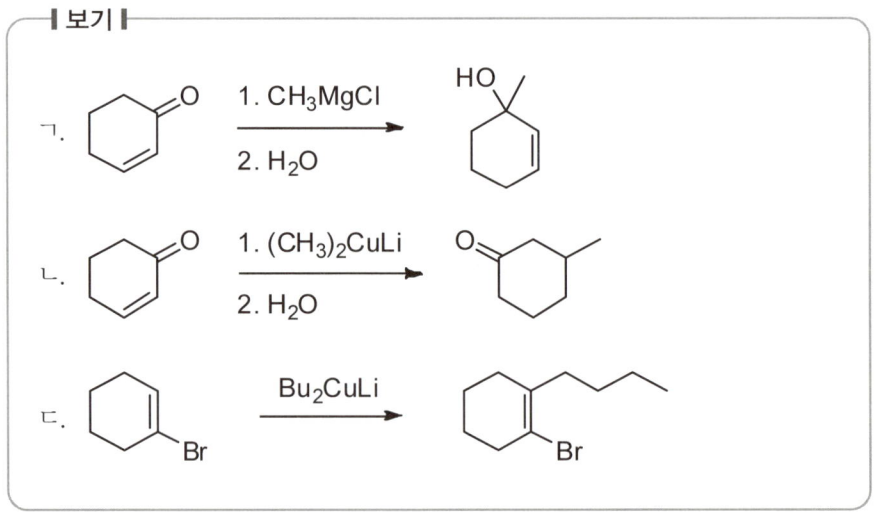

① ㄱ ② ㄴ ③ ㄷ
④ ㄱ, ㄴ ⑤ ㄴ, ㄷ ⑥ ㄱ, ㄷ
⑦ ㄱ, ㄴ, ㄷ

91 다음 유기구리시약(Gilman reagent, R₂CuLi)에 대한 설명으로 옳지 <u>않은</u> 것은?

① RCOCl은 유기구리시약과 반응하여 Ketone을 형성한다.
② Epoxide는 유기구리시약과 반응하여 Alcohol을 형성한다.
③ Alkyl halide는 유기구리시약과 반응하여 새로운 C-C결합을 형성한다.
④ CO₂는 유기구리시약과 반응하여 Carboxylic acid를 형성한다.
⑤ α,β-불포화 카보닐은 유기구리시약과 반응하여 Carbonyl을 형성한다.

92 유기구리시약과 Vinyl halide와의 반응에 대한 설명으로 옳은 것은?

① Vinyl halide가 R₂CuLi와 반응하면 cis생성물만 얻어진다.
② Vinyl halide가 R₂CuLi와 반응하면 trans생성물만 얻어진다.
③ Vinyl halide가 R₂CuLi와 반응하면 입체생성중심이 사라진다.
④ Vinyl halide가 R₂CuLi와 반응하면 R 또는 S배열 중 한 가지 생성물만 얻어진다.
⑤ Vinyl halide가 cis면 생성물도 cis, trans면 생성물도 trans이다.

93 다음 〈보기〉에 주어진 반응의 주생성물 A의 IUPAC 이름은 무엇인가?

보기

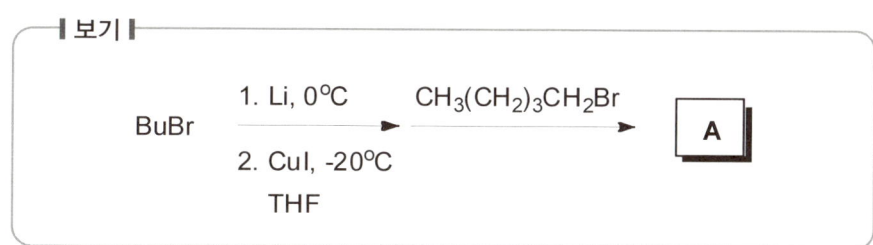

① 4-Nonene   ② 4-Bromononane   ③ 2-Octene
④ Nonane   ⑤ 5-Bromononane

알코올

94 다음 〈보기〉에 주어진 반응의 주생성물 A로 적절한 것은?

| 보기 |

PhCl + (iPr)$_2$CuLi ⟶ A

① Ph-CuLi   ② Ph-CH(CH$_3$)$_2$ 형태 (이소프로필벤젠)   ③ Ph-CH(CH$_3$)CH$_2$CH$_3$

④ Ph-CH$_2$CH(CH$_3$)$_2$ ⑤ Ph-CH(CH(CH$_3$)$_2$)- 구조

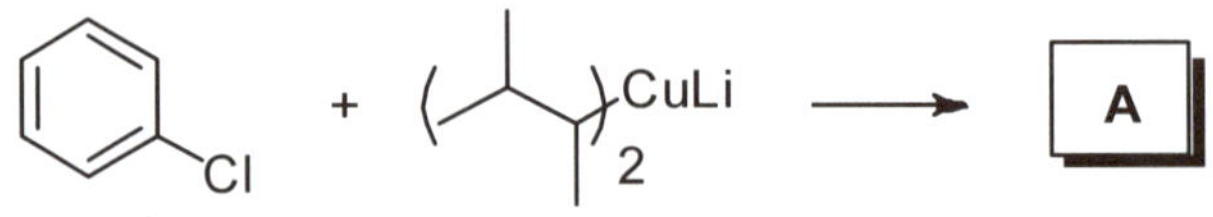

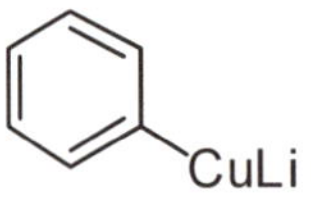

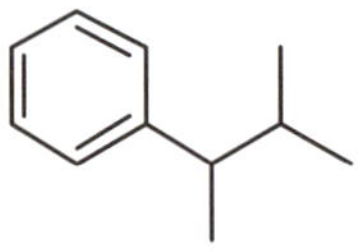

95 다음 〈보기〉에 주어진 반응의 주생성물 A로 적절한 것은?

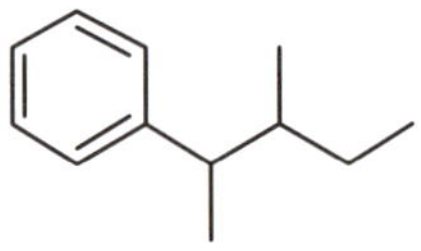

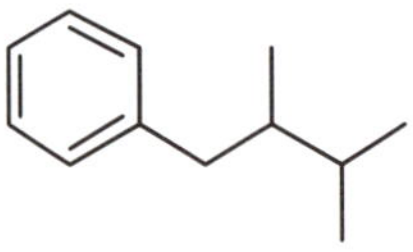

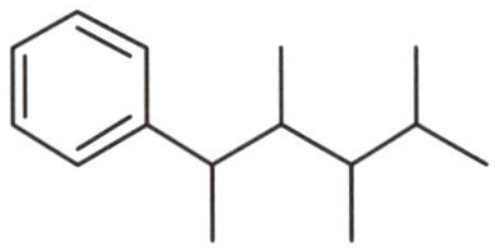

| 보기 |

2-bromo-3-methyl-1,3-pentadiene 유사 구조 + (CH$_3$CH$_2$CH$_2$)$_2$CuLi ⟶ A

① 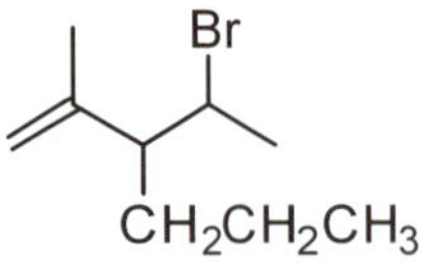 Br 및 CH$_2$CH$_2$CH$_3$ 치환 구조   ② 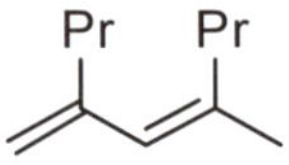 Pr, Pr 치환 디엔   ③ Pr 치환 구조

④ Pr 치환 디엔 구조   ⑤ Pr 치환 디엔 구조

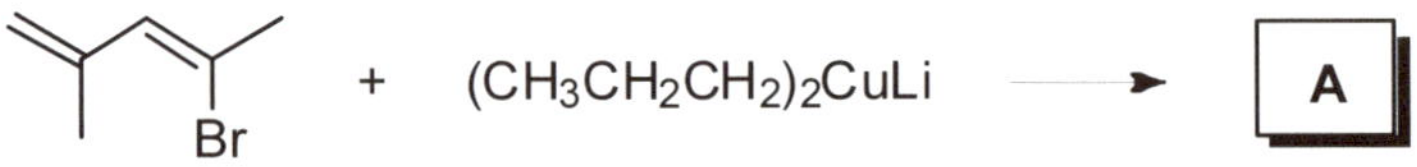

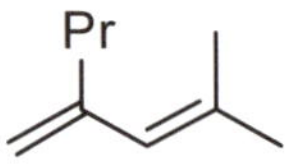

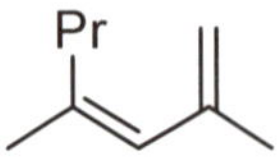

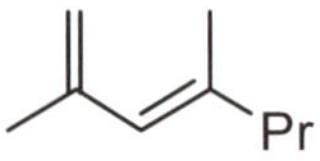

96 주생성물의 구조가 옳은 것만을 〈보기〉에서 있는 대로 고른 것은? (단, 주생성물은 적절한 분리·정제 과정을 통하여 얻는다.)

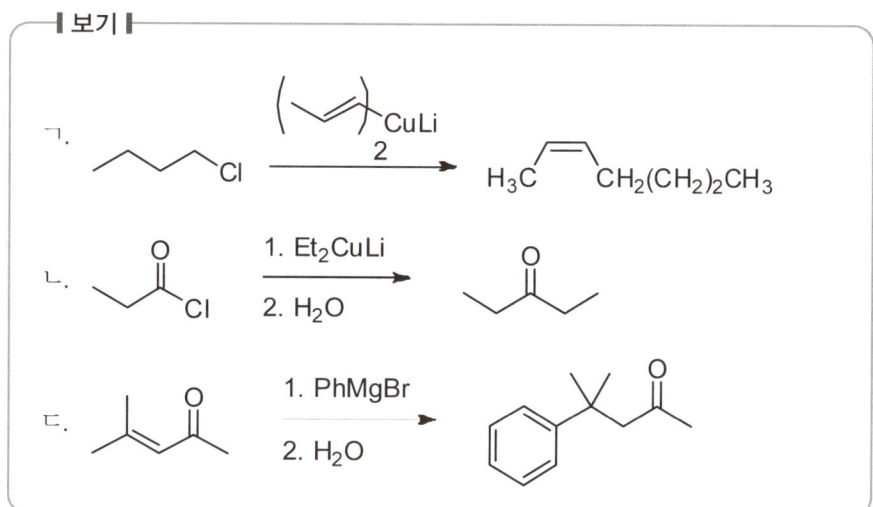

① ㄱ
② ㄴ
③ ㄷ
④ ㄱ, ㄴ
⑤ ㄴ, ㄷ
⑥ ㄱ, ㄷ
⑦ ㄱ, ㄴ, ㄷ

97 다음 〈보기〉에 주어진 반응의 주생성물 A의 IUPAC 이름은 무엇인가?

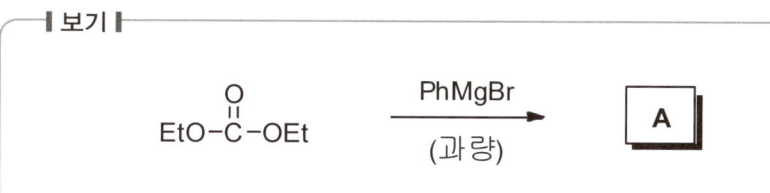

알코올

98 다음 〈보기〉에 주어진 반응의 주생성물 A로 적절한 것은?

보기

H₃C-C(=O)-OCH₂CH₃ → 1. (2-lithiopropene, CH₃-C(Li)=CH-CH₃ type) 2. H₂O → A

① ② ③ ④ ⑤

99 다음 중 3-methyl-1-hexanol을 합성하기 위한 가장 적절한 방법은?

① 2-bromopentane $\xrightarrow{\text{Mg, diethyl ether}}$ 1. 에폭시드(oxirane) 2. H⁺

② 2-bromohexane $\xrightarrow{\text{Mg, diethyl ether}}$ 1. H₂C=O 2. H⁺

③ 3-bromopentane $\xrightarrow{\text{Mg, diethyl ether}}$ 1. H₃CHC=O 2. H⁺

④ 1-bromobutane $\xrightarrow{\text{Mg, diethyl ether}}$ 1. CH₃C(=O)CH₃ 2. H⁺

⑤ 1-bromobutane $\xrightarrow{\text{Mg, diethyl ether}}$ 1. CH₃C(=O)OCH₃ 2. H⁺

100 다음 〈보기〉의 반응을 완결시키기 위해 (가)에 들어갈 시약으로 가장 적절한 것은?

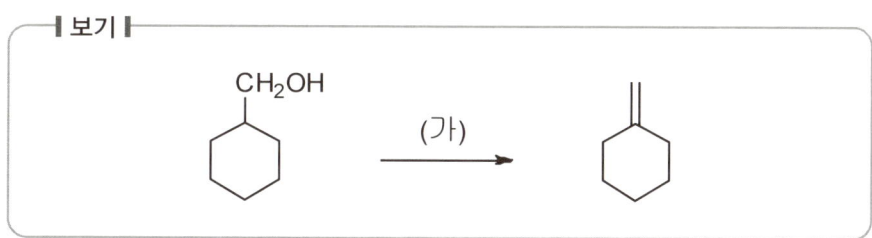

① H₂SO₄, heat
② NaOCH₂CH₃
③ H₃PO₄
④ 1. PBr₃   2. KOC(CH₃)₃
⑤ 1. SOCl₂, Py   2. H₂SO₄, heat

101 다음 〈보기〉에 주어진 반응에서 주생성물 A로 가장 적절한 것은?

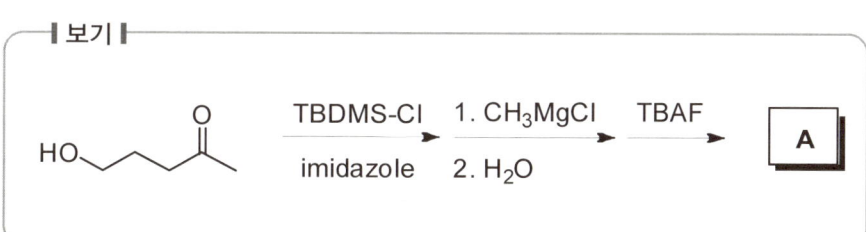

알코올

102 다음 〈보기〉에 주어진 반응에서 주생성물 A로 가장 적절한 것은?

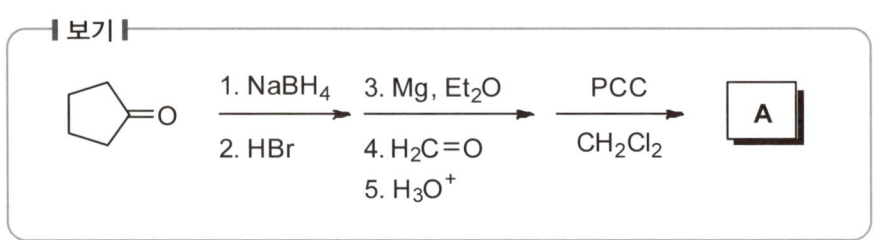

① cyclopentanone
② cyclopentane-CO₂H
③ 1-hydroxycyclopentane-CHO
④ cyclopentane-CHO
⑤ 1-methylcyclopentan-1-ol

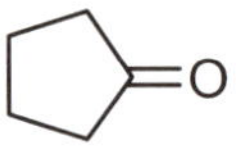

103 다음 〈보기〉에 주어진 반응에서 주생성물 A로 가장 적절한 것은?

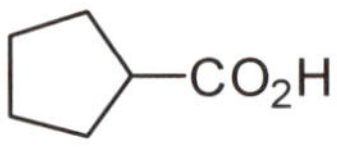

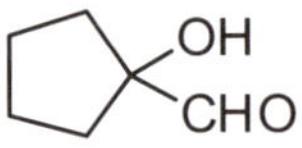

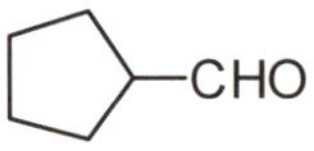

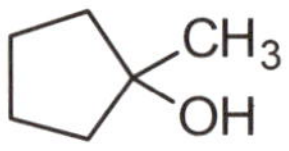

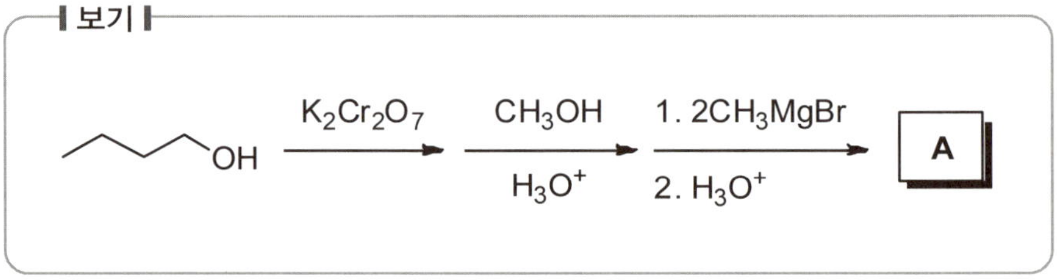

butan-1-ol → K₂Cr₂O₇ / H₃O⁺ → CH₃OH / H₃O⁺ → 1. 2CH₃MgBr / 2. H₃O⁺ → A

① 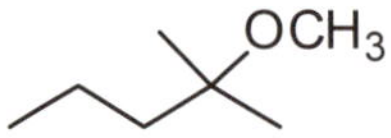 2-methoxy-2-methylpentane structure
② 2-methoxypentane
③ 2,2-dimethylbutane
④ pentan-2-ol
⑤ 2-methylpentan-2-ol

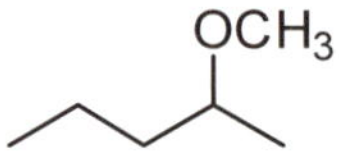

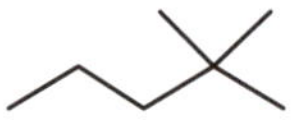

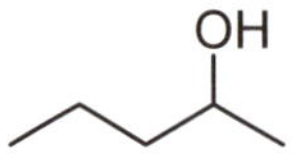

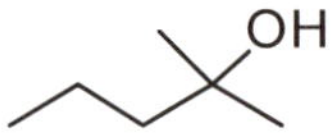

104 다음 〈보기〉의 화합물을 끓는점이 증가하는 순서대로 올바르게 나열한 것은?

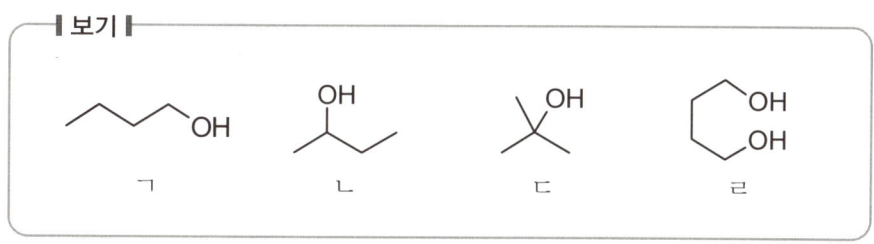

① ㄹ < ㄱ < ㄴ < ㄷ ② ㄹ < ㄷ < ㄴ < ㄱ ③ ㄷ < ㄴ < ㄱ < ㄹ
④ ㄱ < ㄴ < ㄷ < ㄹ ⑤ ㄷ < ㄴ < ㄹ < ㄱ

105 다음 화합물을 끓는점이 증가하는 순서대로 올바르게 나열한 것은?

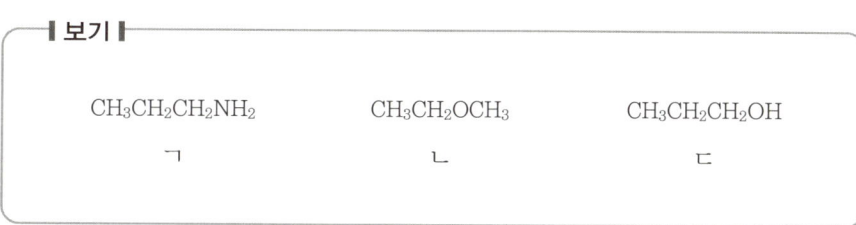

① ㄱ < ㄴ < ㄷ ② ㄱ < ㄷ < ㄴ ③ ㄷ < ㄴ < ㄱ
④ ㄷ < ㄱ < ㄴ ⑤ ㄴ < ㄱ < ㄷ

106 다음 〈보기〉의 화합물을 끓는점이 증가하는 순서대로 올바르게 나열한 것은?

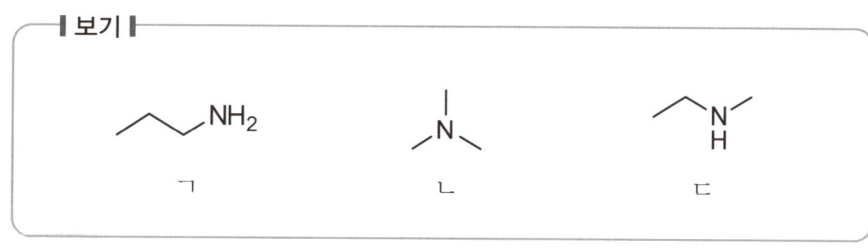

① ㄱ < ㄴ < ㄷ ② ㄱ < ㄷ < ㄴ ③ ㄷ < ㄴ < ㄱ
④ ㄴ < ㄷ < ㄱ ⑤ ㄴ < ㄱ < ㄷ

ACE 500제

유기화학
심화편

CHAPTER 10

에터, 에폭사이드

에터, 에폭사이드

01 다음 〈보기〉에 주어진 반응의 주생성물 A로 옳은 것은?

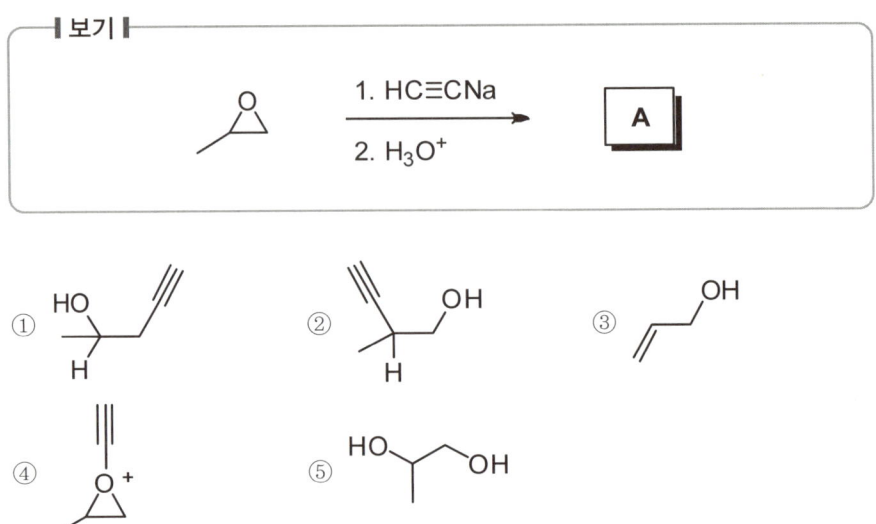

02 다이에틸 에터(diethyl ether)와 테트라하이드로퓨란(THF) 둘 다 탄소 4개를 함유한 에터일지라도 한 화합물이 물에 훨씬 더 잘 녹는다. 어떤 화합물이 물에 대한 용해도가 더 큰 것인지 예측하고 그 이유를 설명하라.

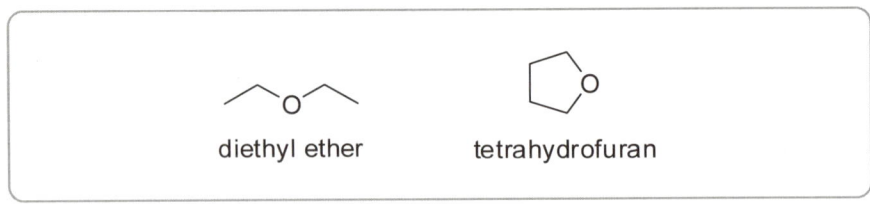

03 에폭사이드(epoxide)는 삼원자 고리에 산소가 있는 에터이다. 다음의 출발물질 각각은 분자내 S_N2에 의해 에폭사이드로 변환될 수 있다. 각각의 출발물질로부터 형성되는 생성물의 구조를 그리고(쐐기-대쉬 표현법을 이용하여), 이들 각 쌍의 반응 중 반응성이 적은 것을 찾고, 반응성이 적은 이유를 말하라.

a.

$(CH_3)_3C$— ⟨cyclohexane with CH₂Br and OH⟩ $\xrightarrow{NaH}$

$(CH_3)_3C$— ⟨cyclohexane with OH(axial CH₂) and Br⟩ $\xrightarrow{NaH}$

b.

$(CH_3)_3C$— ⟨cyclohexane with Br and CH₂OH⟩ $\xrightarrow{NaH}$

$(CH_3)_3C$— ⟨cyclohexane with OH and CH₂Br⟩ $\xrightarrow{NaH}$

04 주어진 화합물의 끓는점, 녹는점과 물에 대한 용해도에 대한 상대적인 비교가 옳은 것만을 〈보기〉에서 있는 대로 고른 것은?

보기

ㄱ. 끓는점

  CH₃OCH₂CH₃ < (CH₃)₂CHOH < CH₃CH₂CH₂OH

ㄴ. 녹는점

  (CH₃)₂CHCH₂OH < CH₃CH₂CH₂CH₂OH < (CH₃)₃COH

ㄷ. 물에 대한 용해도

  hexane < hexan-1-ol < hexane-1,6-diol

① ㄱ   ② ㄴ   ③ ㄷ
④ ㄱ, ㄴ   ⑤ ㄴ, ㄷ   ⑥ ㄱ, ㄷ
⑦ ㄱ, ㄴ, ㄷ

에터, 에폭사이드

05 다음 〈보기〉에 주어진 반응의 주생성물 A의 구조로 옳은 것은?

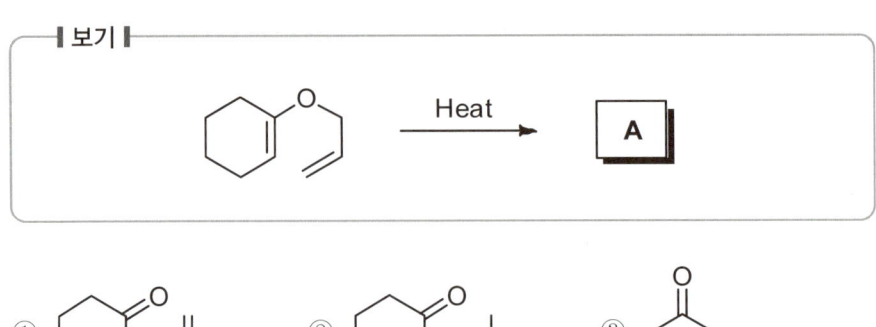

06 다음 〈보기〉에 주어진 Claisen Rearrangement의 주생성물 A의 구조로 옳은 것은?

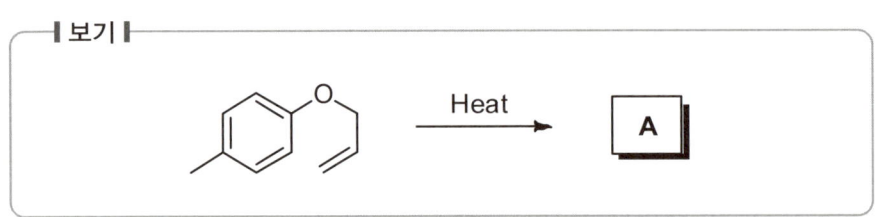

07 다음 〈보기〉의 화합물에 대한 제법으로 가장 올바른 것은?

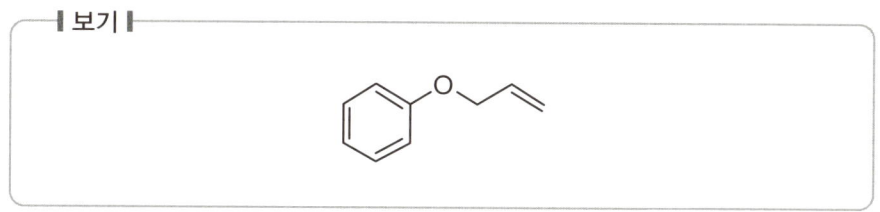

① Allyl chloride + Benzene + $AlCl_3$
② Bromobenzene + Propene + $AlCl_3$
③ Phenol + Allyl bromide + $AlCl_3$
④ Bromobenzene + $CH_2=CHCH_2OK$
⑤ Allyl bromide + Potassium phenoxide

08 다음 중 $NaOCH_3$와 반응하여 가장 높은 수득률의 Ether를 형성하는 화합물로 올바른 것은?

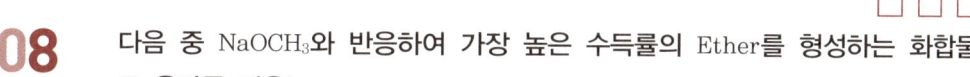

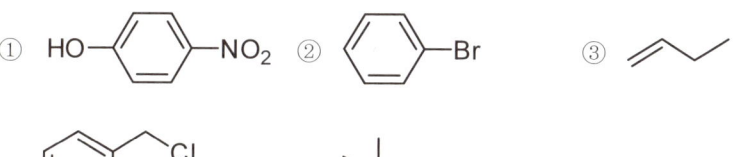

에터, 에폭사이드

09 다음 중 CH₃CH₂OCH(CH₃)₂의 제법으로 가장 적절한 것은?

① △O —(CH₃)₂CHONa→

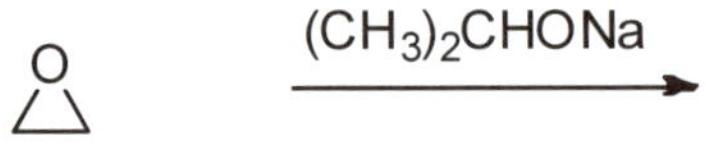

② (epoxide with methyl) —CH₃CH₂ONa→

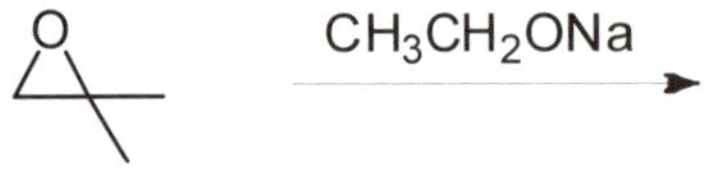

③ (epoxide with methyl) —CH₃CH₂ONa→

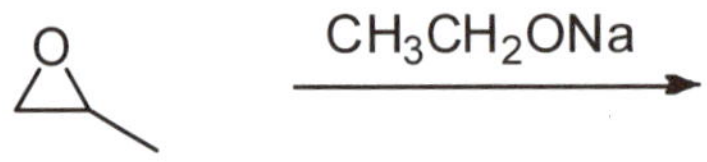

④ CH₃CH₂ONa —(CH₃)₂CHBr→

⑤ CH₃CH₂Br —(CH₃)₂CHONa→

10 주생성물의 구조가 옳은 것만을 〈보기〉에서 있는 대로 고른 것은?

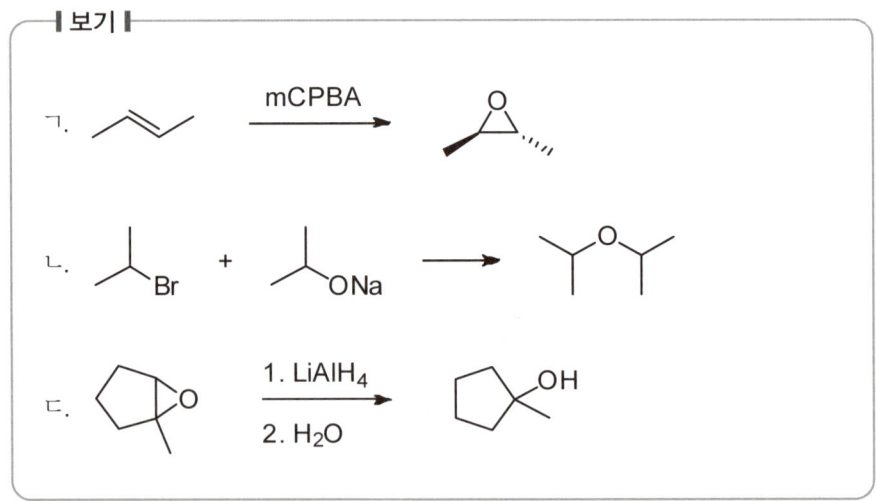

① ㄱ   ② ㄴ   ③ ㄷ
④ ㄱ, ㄴ   ⑤ ㄴ, ㄷ   ⑥ ㄱ, ㄷ
⑦ ㄱ, ㄴ, ㄷ

11 다음 〈보기〉에 주어진 반응의 주생성물 A의 구조로 옳은 것은?

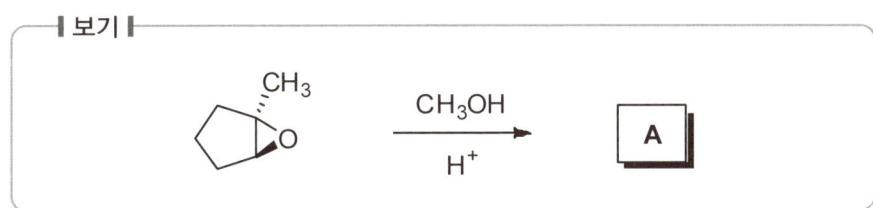

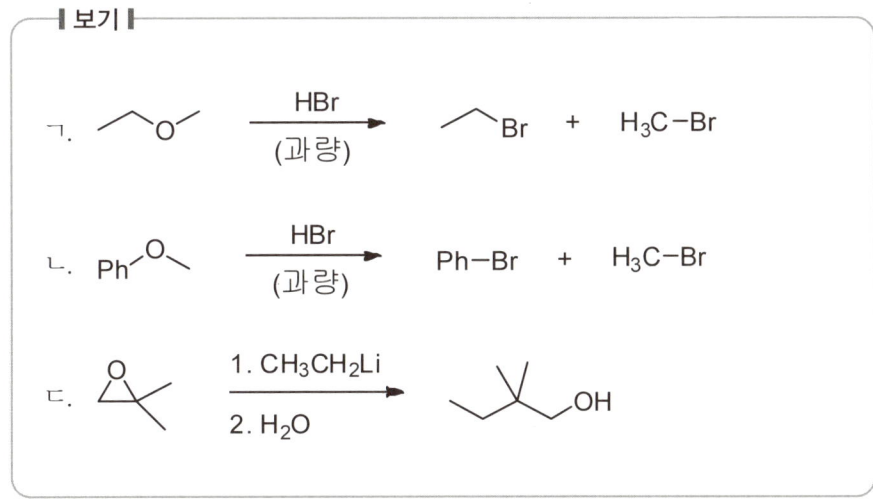

12 주생성물의 구조가 옳은 것만을 〈보기〉에서 있는 대로 고른 것은? (단, 주생성물은 적절한 분리·정제 과정을 통하여 얻는다.)

① ㄱ ② ㄴ ③ ㄷ
④ ㄱ, ㄴ ⑤ ㄴ, ㄷ ⑥ ㄱ, ㄷ
⑦ ㄱ, ㄴ, ㄷ

에터, 에폭사이드

13 주생성물의 구조가 옳은 것만을 〈보기〉에서 있는 대로 고른 것은? (단, 주생성물은 적절한 분리·정제 과정을 통하여 얻는다.)

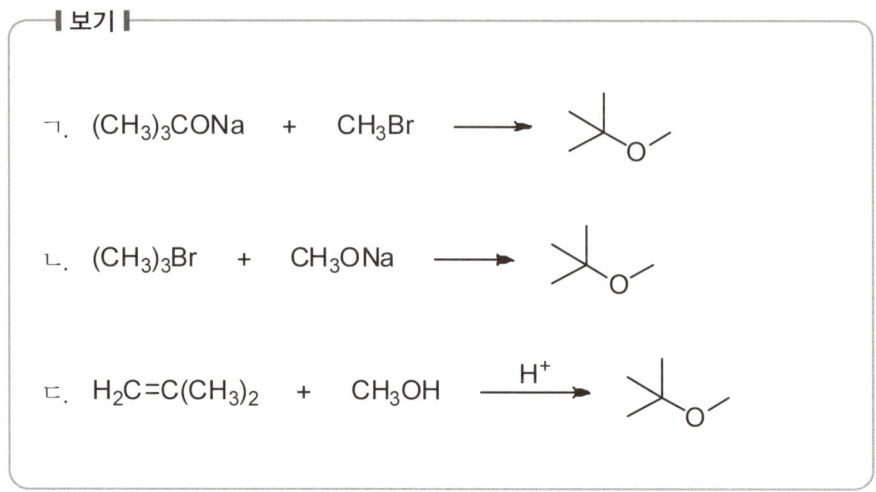

① ㄱ   ② ㄴ   ③ ㄷ
④ ㄱ, ㄴ   ⑤ ㄴ, ㄷ   ⑥ ㄱ, ㄷ
⑦ ㄱ, ㄴ, ㄷ

14 다음 〈보기〉의 화합물을 합성하기 위한 반응으로 가장 적절한 것은?

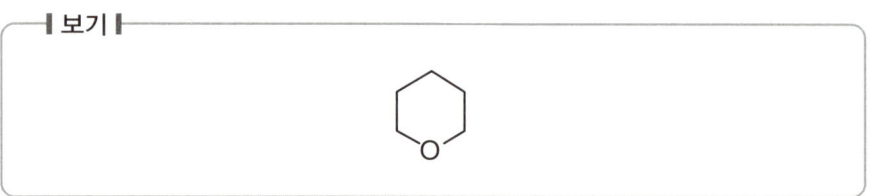

15 다음 〈보기〉에 주어진 반응의 주생성물 A의 구조로 옳은 것은?

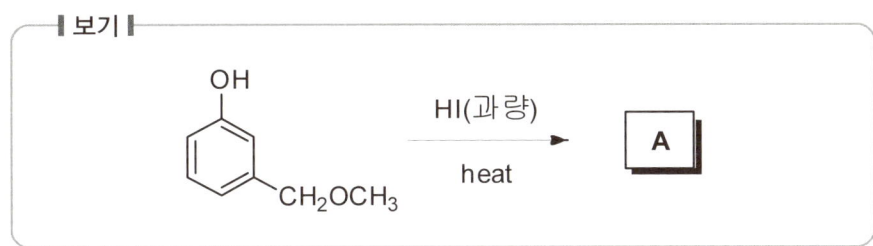

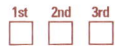

16 다음 〈보기〉의 반응에서 주생성물 A의 IUPAC 이름으로 옳은 것은?

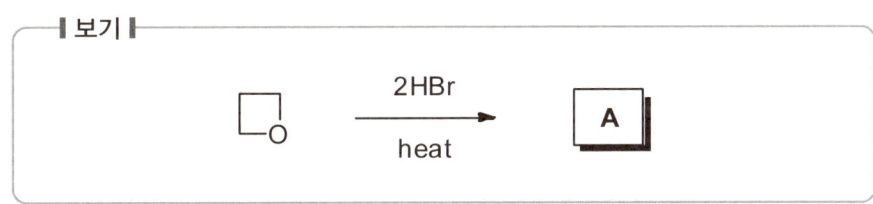

① 1,2-dibromobutane 　② 1,3-dibromopropane
③ 1,4-dibromobutane 　④ 1,2-dibromopropane
⑤ 1,3-dibromobutane

에터, 에폭사이드

17 다음 Ether 중 HBr에 의한 산성 분해가 가장 일어나기 어려운 화합물은 무엇인가?

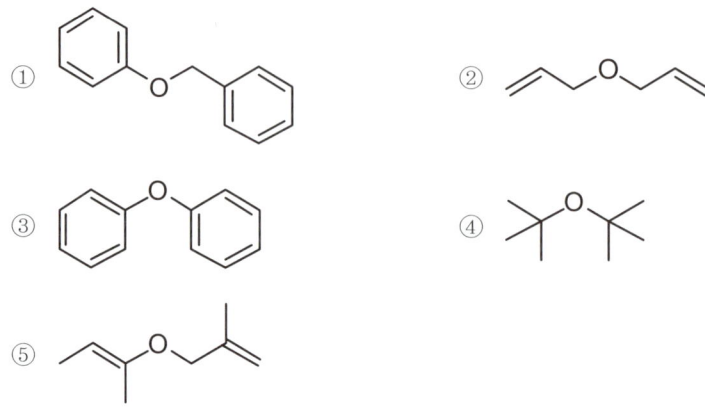

18 주생성물의 구조가 옳은 것만을 〈보기〉에서 있는 대로 고른 것은? (단, 주생성물은 적절한 분리·정제 과정을 통하여 얻는다.)

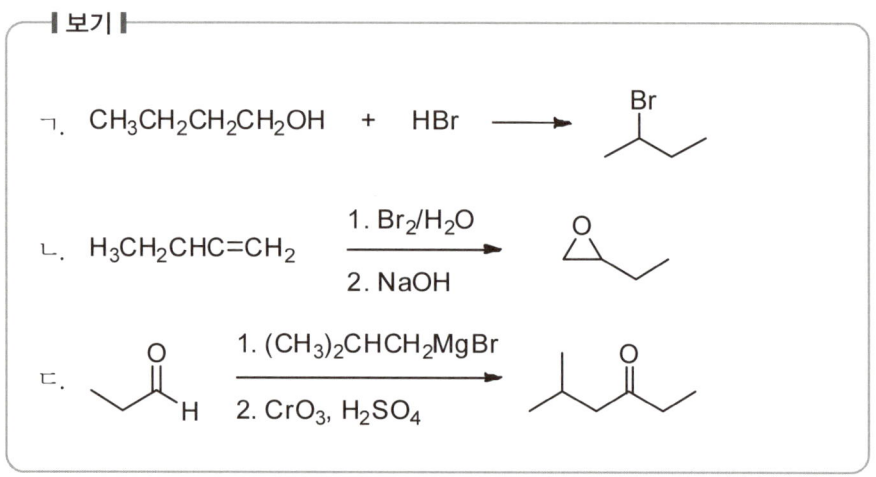

① ㄱ ② ㄴ ③ ㄷ
④ ㄱ, ㄴ ⑤ ㄴ, ㄷ ⑥ ㄱ, ㄷ
⑦ ㄱ, ㄴ, ㄷ

19 주생성물의 구조가 옳은 것만을 〈보기〉에서 있는 대로 고른 것은? (단, 주생성물은 적절한 분리·정제 과정을 통하여 얻는다.)

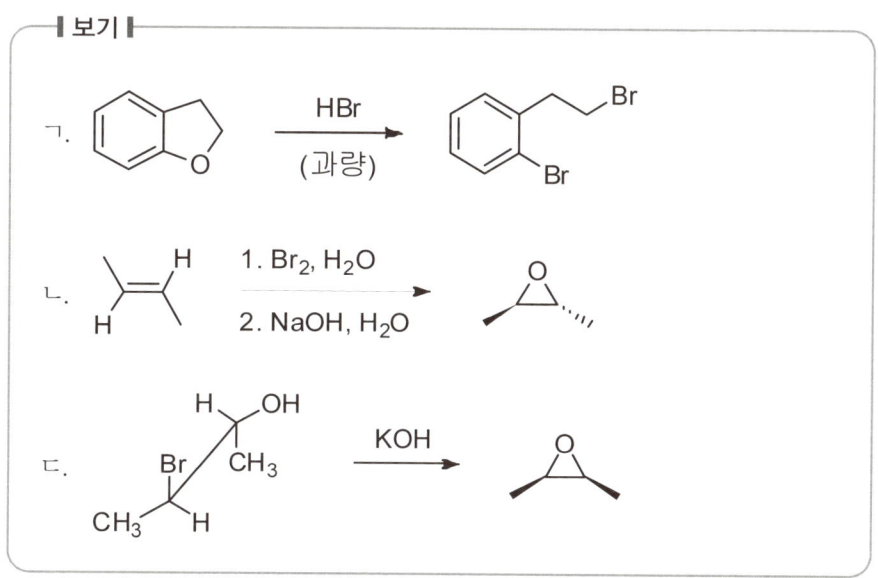

① ㄱ ② ㄴ ③ ㄷ
④ ㄱ, ㄴ ⑤ ㄴ, ㄷ ⑥ ㄱ, ㄷ
⑦ ㄱ, ㄴ, ㄷ

20 Ethylene glycol은 산과 반응하여 고리형 화합물을 형성한다. 해당 고리형 화합물로 올바른 것은?

보기

$$2\ HOCH_2CH_2OH \xrightarrow{H^+} C_4H_8O_2$$

에터, 에폭사이드

21 다음 화합물 중 비극성 용매에 대한 극성 분자의 용해도를 증가시킬 수 있는 것은 무엇인가?

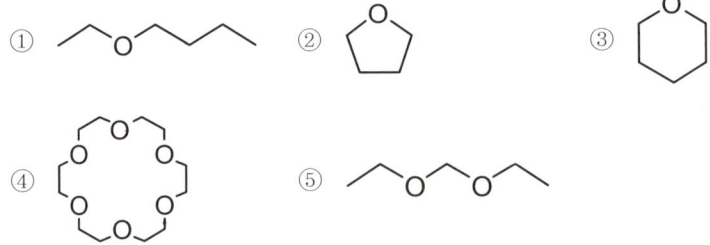

22 다음 반응에서 18-crown-6-ether의 역할로 가장 적절한 것은?

| 보기 |

~~~Br + KF →(18-Crown-6-ether / C₆H₆, heat) ~~~F + KBr

① 이온-쌍극자 상호작용으로 F⁻을 끌어당겨 친핵성을 강하게 만든다.
② 이온-쌍극자 상호작용으로 Br⁻을 제거하여 생성물쪽으로 평형을 이동시킨다.
③ 탄소양이온을 안정화 시킨다.
④ 이온-쌍극자 상호작용으로 K⁺와 복합체를 이뤄 KF의 용해도를 증가시킨다. 그 결과 F⁻의 친핵성도가 증가한다.
⑤ 18-Crown-6-ether를 15-Crown-5로 바꾼다면 반응 속도는 증가한다.

23 다음에 주어진 반응의 메커니즘을 쓰시오.

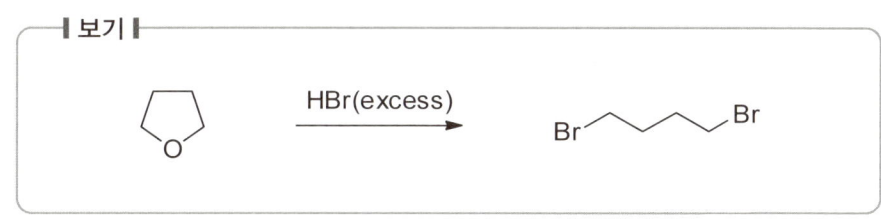

24 다음의 반응과 관련된 〈보기〉의 설명 중 옳은 것은 모두 몇 개인가?

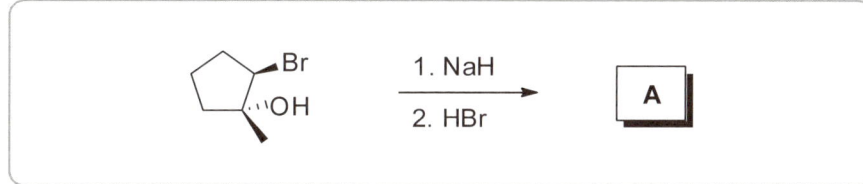

|보기|

- 반응물과 주 생성물 A는 구조이성질체관계이다.
- NaH는 친핵체로 작용한다.
- 주생성물 A의 IUPAC 명칭은 (1S, 2S)-2-bromo-2-methylcyclopentanol 이다.
- 위 반응은 탄소양이온중간체의 재배열이 포함된다.

① 1개   ② 2개   ③ 3개
④ 4개   ⑤ 0개

에터, 에폭사이드

25 다음 〈보기〉에 주어진 반응에서 주생성물의 구조가 옳은 것은?

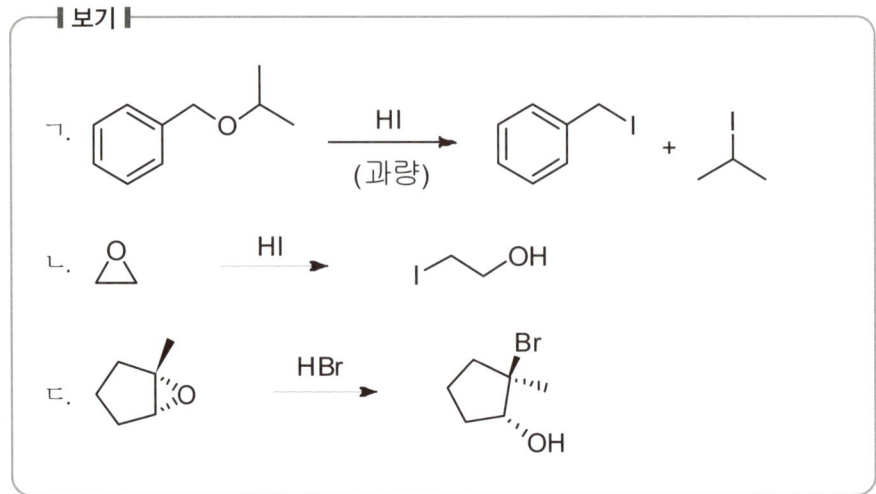

① ㄱ ② ㄴ ③ ㄷ
④ ㄱ, ㄴ ⑤ ㄴ, ㄷ ⑥ ㄱ, ㄷ
⑦ ㄱ, ㄴ, ㄷ

26 다음 〈보기〉에 주어진 반응에서 주생성물의 구조가 옳은 것은?

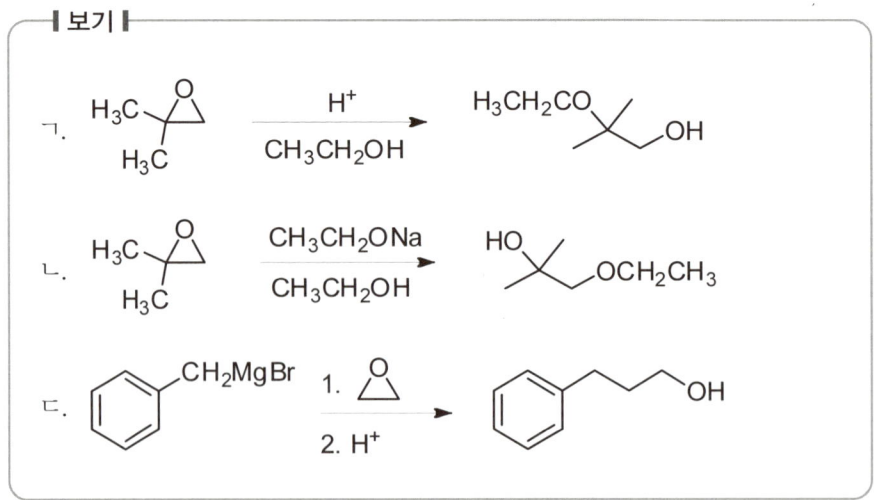

① ㄱ ② ㄴ ③ ㄷ
④ ㄱ, ㄴ ⑤ ㄴ, ㄷ ⑥ ㄱ, ㄷ
⑦ ㄱ, ㄴ, ㄷ

27 다음 주어진 반응에서 주생성물의 구조가 옳지 <u>않은</u> 것은?

① cyclohexene oxide → 1. CH₃MgBr, H₂O / 2. H₃O⁺, heat → 1-methylcyclohexene

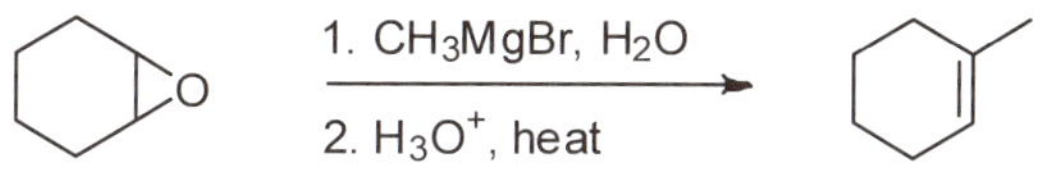

② cyclohexyl bromide → 1. Mg, Et₂O / 2. D₂O → cyclohexane-D

③ 1-oxaspiro[2.5]octane → 1. CH₃CH₂MgBr / 2. H₂O → 1-propylcyclohexan-1-ol

④ bromobenzene → 1. Mg, Et₂O / 2. 1,2-epoxybutane / 3. H₃O⁺ → 2-phenylbutan-1-ol

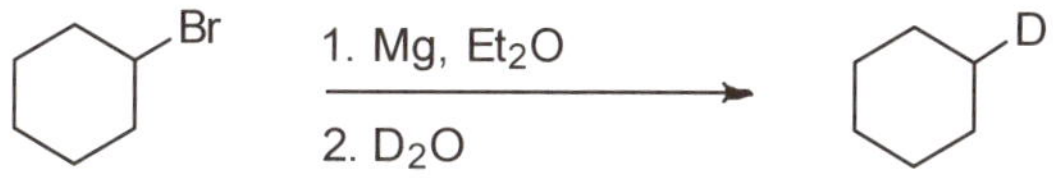

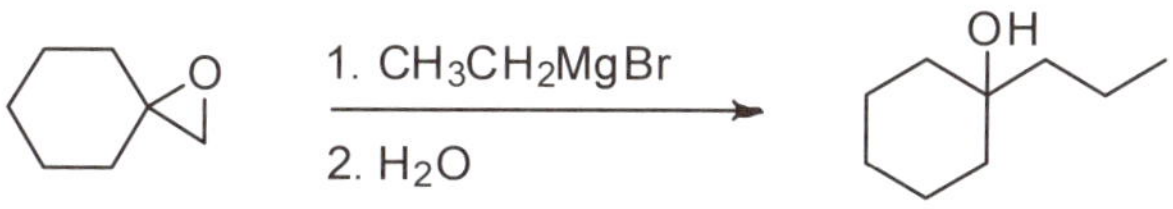

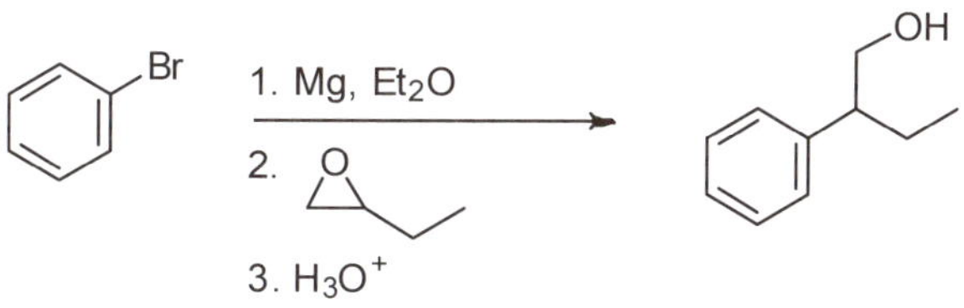

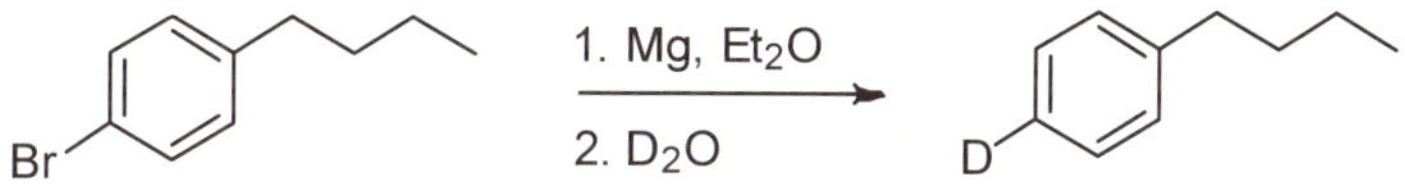

⑤ 1-bromo-4-butylbenzene → 1. Mg, Et₂O / 2. D₂O → 1-butyl-4-deuteriobenzene

에터, 에폭사이드

28 주생성물의 구조가 옳은 것만을 〈보기〉에서 있는 대로 고른 것은? (단, 주생성물은 적절한 분리·정제 과정을 통하여 얻는다.)

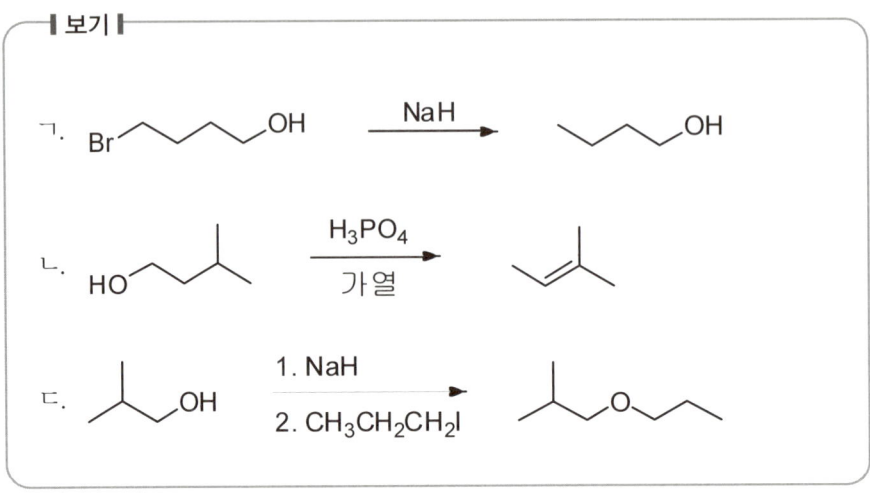

① ㄱ   ② ㄴ   ③ ㄷ
④ ㄱ, ㄴ   ⑤ ㄱ, ㄷ   ⑥ ㄴ, ㄷ
⑦ ㄱ, ㄴ, ㄷ

29 다음 〈보기〉의 반응에서 주생성물을 합성하기 위한 시약 A, B로 가장 적절한 것은? (단, 주생성물은 적절한 분리·정제 과정을 통하여 얻는다.)

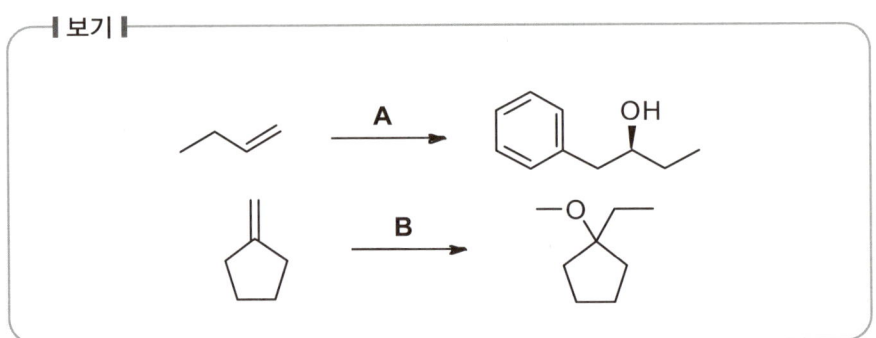

	A	B
①	1) mCPBA 2) PhMgBr	1) Br_2/CH_3OH 2) $(CH_3)_2CuLi$
②	1) H_2SO_4 2) PhBr	1) Br_2/H_2O 2) $(CH_3CH_2)_2CuLi$
③	1) HBr 2) PhLi	1) H^+/CH_3OH 2) $(CH_3CH_2)_2CuLi$
④	1) H_2SO_4 2) PhBr	1) H^+/CH_3OH 2) $(CH_3CH_2)_2CuLi$
⑤	1) mCPBA 2) PhCH$_2$MgBr	1) Br_2/CH_3OH 2) $(CH_3)_2CuLi$

30 다음 중 t-butyl ethyl ether를 합성하는 가장 적합한 방법은?

① sodium ethoxide + t-butyl bromide
② sodium t-butoxide + ethyl bromide
③ ethanol + t-butanol + H_2SO_4
④ t-butyl bromide + $Hg(OAc)_2$
⑤ t-butanol + $Hg(OAc)_2$

31 다음 중 Williamson ether 합성법은?

① 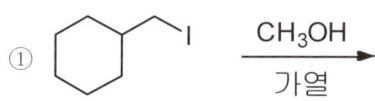 cyclohexyl-CH$_2$I $\xrightarrow{CH_3OH, \ 가열}$

② cyclohexanol $\xrightarrow{1.\ Na}{2.\ CH_3CH_2I}$

③ cyclohexanone $\xrightarrow{1.\ CH_3MgBr}{2.\ H_3O^+}$

④ cyclohexene $\xrightarrow{1.\ Hg(OAc)_2,\ CH_3OH}{2.\ NaBH_4}$

⑤ cyclohexene $\xrightarrow{1.\ mCPBA}{2.\ H^+,\ CH_3OH}$

에터, 에폭사이드

32 다음 중 methoxycyclohexane을 합성하는 반응으로 적절한 것은?

① cyclohexyl-CH₂I + CH₃OH, 가열

② cyclohexanol, 1. Na 2. CH₃CH₂I

③ cyclohexanone, 1. CH₃MgBr 2. H₃O⁺

④ cyclohexene, 1. Hg(OAc)₂, CH₃OH 2. NaBH₄

⑤ cyclohexene, 1. mCPBA 2. H⁺, CH₃OH

33 주생성물의 구조가 옳은 것만을 〈보기〉에서 있는 대로 고른 것은? (단, 주생성물은 적절한 분리·정제 과정을 통하여 얻는다.)

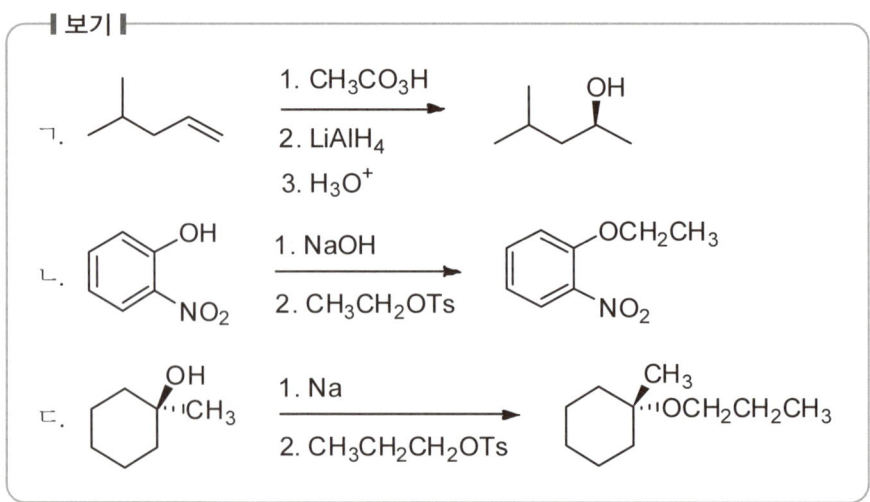

① ㄱ   ② ㄴ   ③ ㄷ
④ ㄱ, ㄴ   ⑤ ㄱ, ㄷ   ⑥ ㄴ, ㄷ
⑦ ㄱ, ㄴ, ㄷ

34 각 반응에서 주생성물 A와 B의 구조로 옳게 짝지어진 것은? (단, 주생성물은 적절한 분리·정제 과정을 통하여 얻는다.)

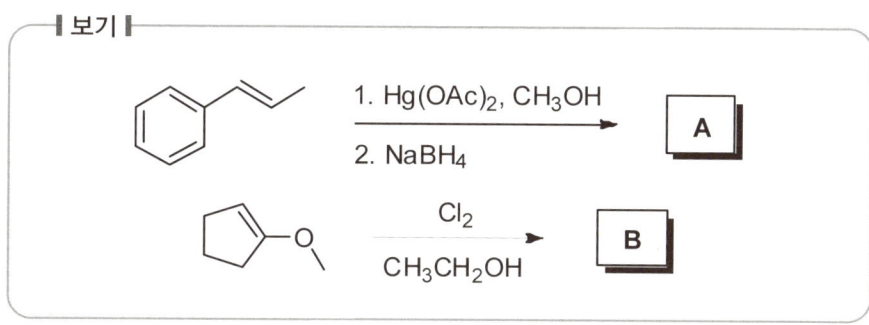

에터, 에폭사이드

35 Dipentyl ether를 HBr로 처리하여 1-bromopentane으로 전환되는 반응의 메커니즘은 무엇인가?

① S_N1 ② S_N2 ③ E1
④ E2   ⑤ ring opening

36 주생성물의 구조가 옳은 것만을 〈보기〉에서 있는 대로 고른 것은? (단, 주생성물은 적절한 분리·정제 과정을 통하여 얻는다.)

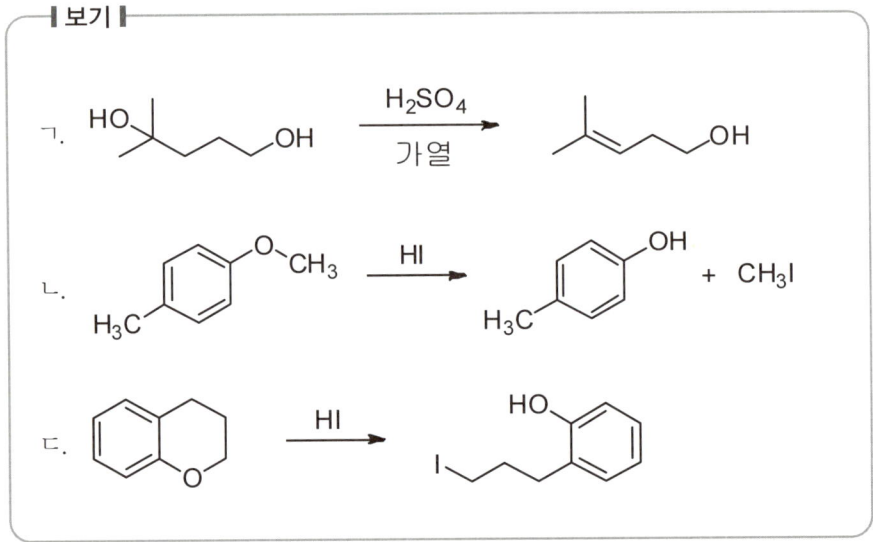

① ㄱ   ② ㄴ   ③ ㄷ
④ ㄱ, ㄴ   ⑤ ㄱ, ㄷ   ⑥ ㄴ, ㄷ
⑦ ㄱ, ㄴ, ㄷ

37 주생성물의 구조가 옳은 것만을 〈보기〉에서 있는 대로 고른 것은? (단, 주생성물은 적절한 분리·정제 과정을 통하여 얻는다.)

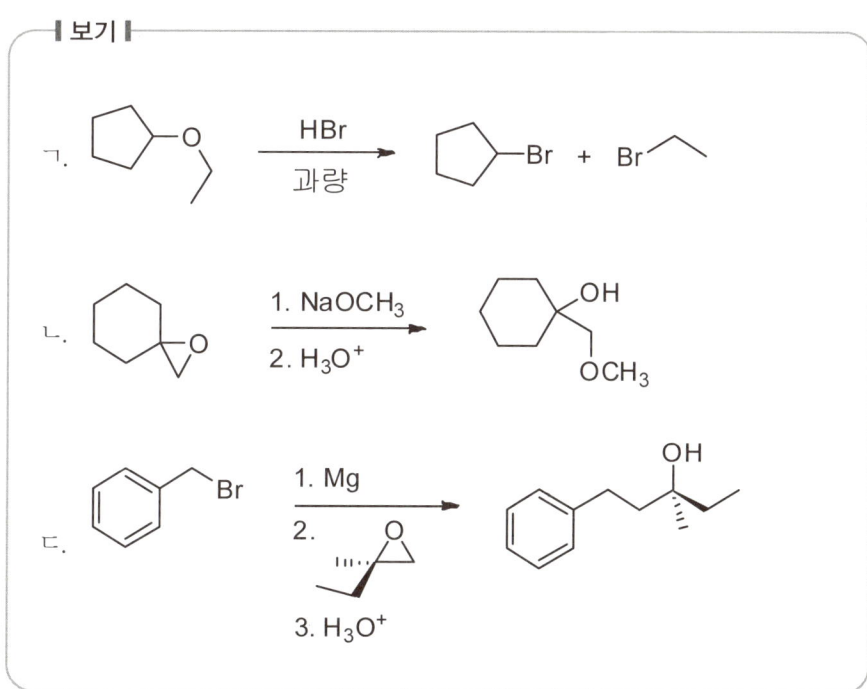

① ㄱ
② ㄴ
③ ㄷ
④ ㄱ, ㄴ
⑤ ㄱ, ㄷ
⑥ ㄴ, ㄷ
⑦ ㄱ, ㄴ, ㄷ

에터, 에폭사이드

38 주생성물의 구조가 옳은 것만을 〈보기〉에서 있는 대로 고른 것은? (단, 주생성물은 적절한 분리·정제 과정을 통하여 얻는다.)

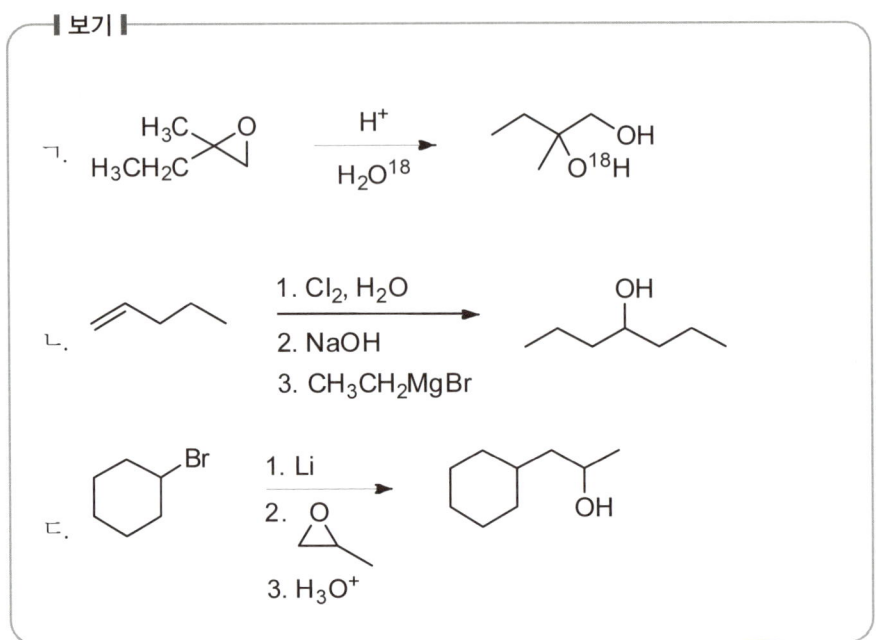

① ㄱ   ② ㄴ   ③ ㄷ
④ ㄱ, ㄴ   ⑤ ㄱ, ㄷ   ⑥ ㄴ, ㄷ
⑦ ㄱ, ㄴ, ㄷ

39 주생성물의 구조가 옳은 것만을 〈보기〉에서 있는 대로 고른 것은? (단, 주생성물은 적절한 분리·정제 과정을 통하여 얻는다.)

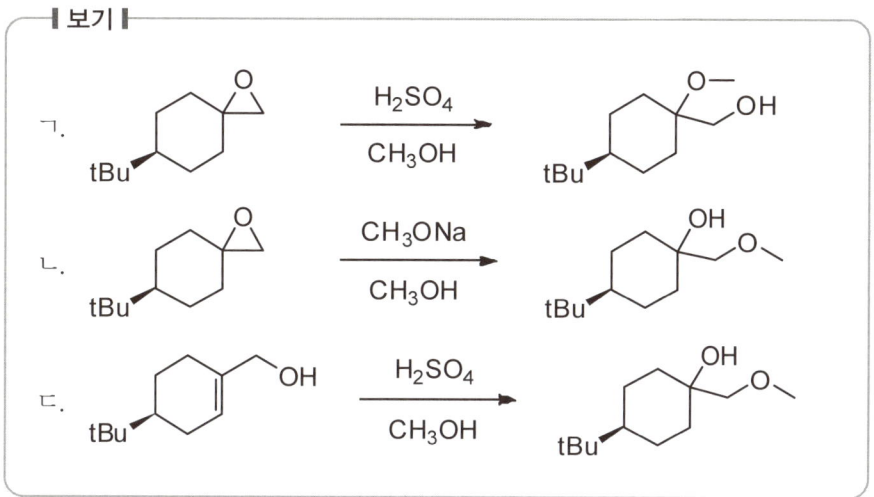

① ㄱ ② ㄴ ③ ㄷ
④ ㄱ, ㄴ ⑤ ㄱ, ㄷ ⑥ ㄴ, ㄷ
⑦ ㄱ, ㄴ, ㄷ

40 다음 〈보기〉의 반응에서 친핵성 반응(nucleophilic reaction)이 일어난 횟수는?

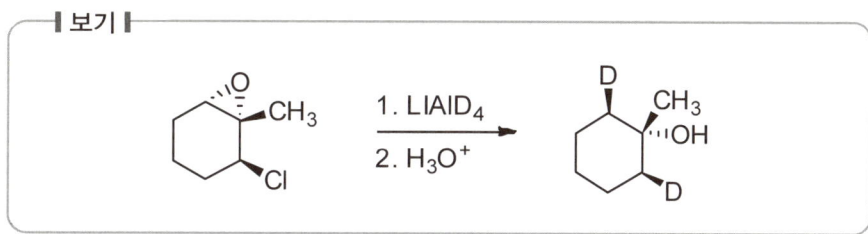

① 1 ② 2 ③ 3
④ 4 ⑤ 5

ACE 500제

유기화학
심화편

CHAPTER 11

고리협동반응

고리협동반응

01 다음 〈보기〉의 화합물 중 S-cis 다이엔이 가능한 것은 무엇인가?

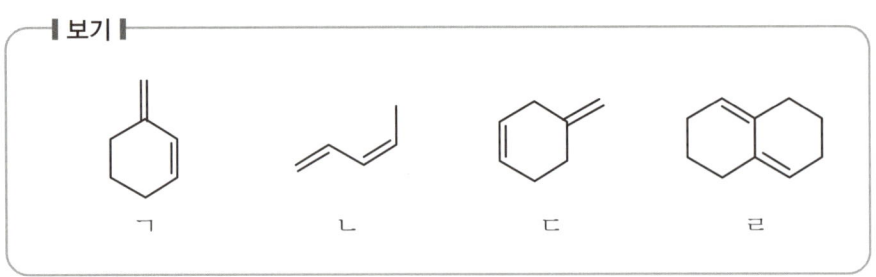

① ㄱ ② ㄴ ③ ㄷ
④ ㄴ, ㄷ ⑤ ㄱ, ㄹ

02 다음 〈보기〉의 화합물 중 [4+2]반응에서 가장 반응성이 좋은 다이엔(Diene)은 무엇인가?

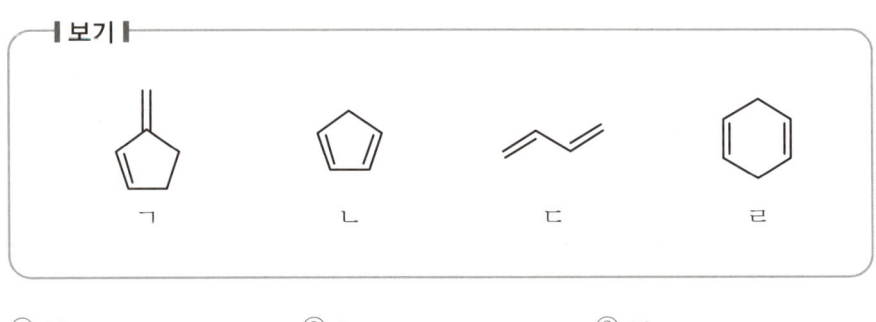

① ㄱ ② ㄴ ③ ㄷ
④ ㄹ ⑤ ㄱ, ㄹ

03 다음 〈보기〉의 화합물 중 [4+2]반응에서 가장 반응성이 좋은 친다이엔체(Dienophile)는 무엇인가?

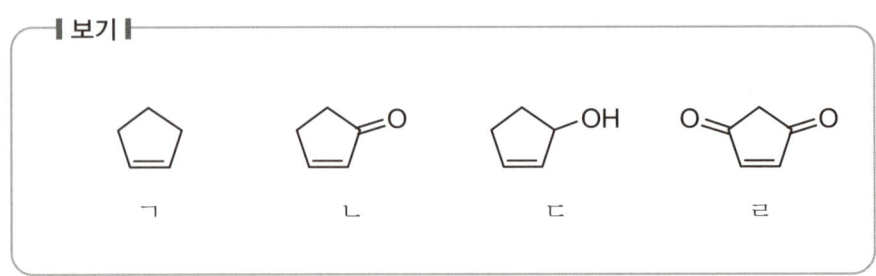

① ㄱ ② ㄴ ③ ㄷ
④ ㄹ ⑤ ㄱ, ㄹ

04 다음 〈보기〉에 주어진 반응의 주생성물 A로 옳은 것은?

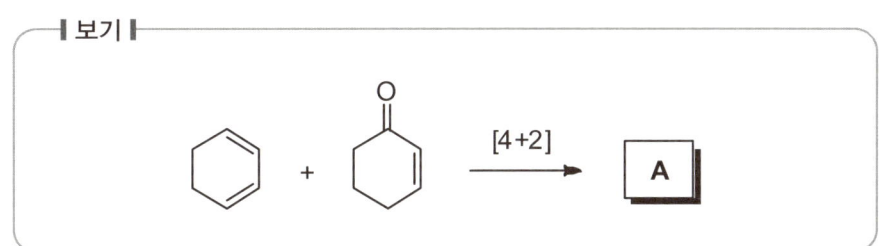

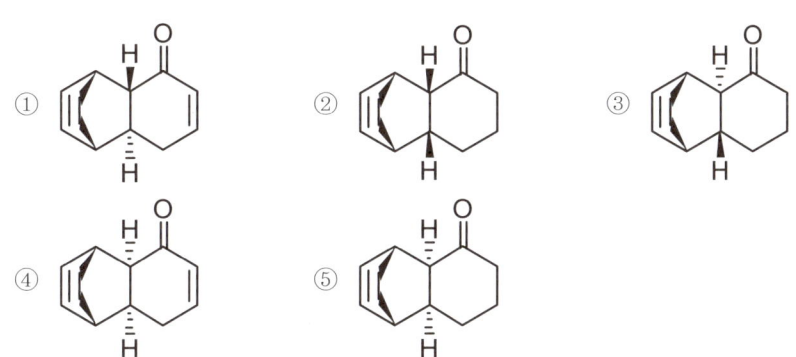

05 다음 〈보기〉에 주어진 반응의 주생성물 A로 옳은 것은?

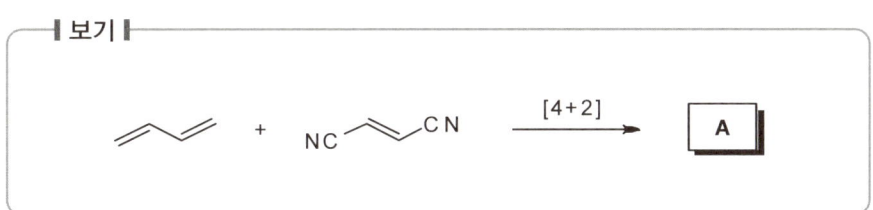

고리협동반응

06 다음 〈보기〉의 반응을 완성하기 위해 사용해야할 반응물 A로 옳은 것은?

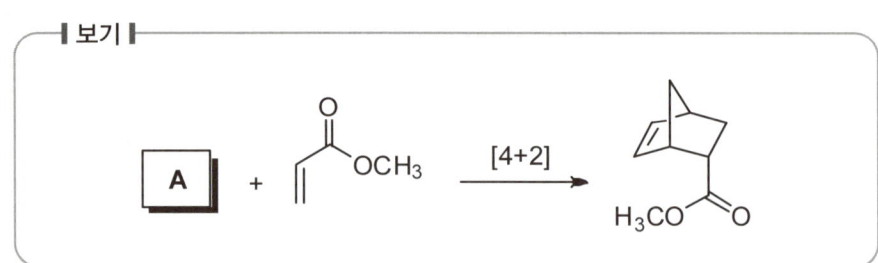

① 사이클로펜타디엔 ② 사이클로뷰텐 ③ 사이클로헥센
④ 벤젠 ⑤ 노르보르나디엔

07 다음 〈보기〉에 주어진 반응의 주생성물 A로 옳은 것은?

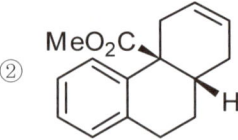

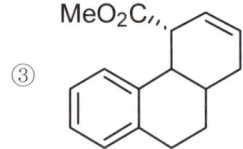

08 주생성물의 구조가 옳은 것만을 〈보기〉에서 있는 대로 고른 것은? (단, 각 단계에서 주생성물은 적절한 분리·정제 과정을 통하여 얻어진다.)

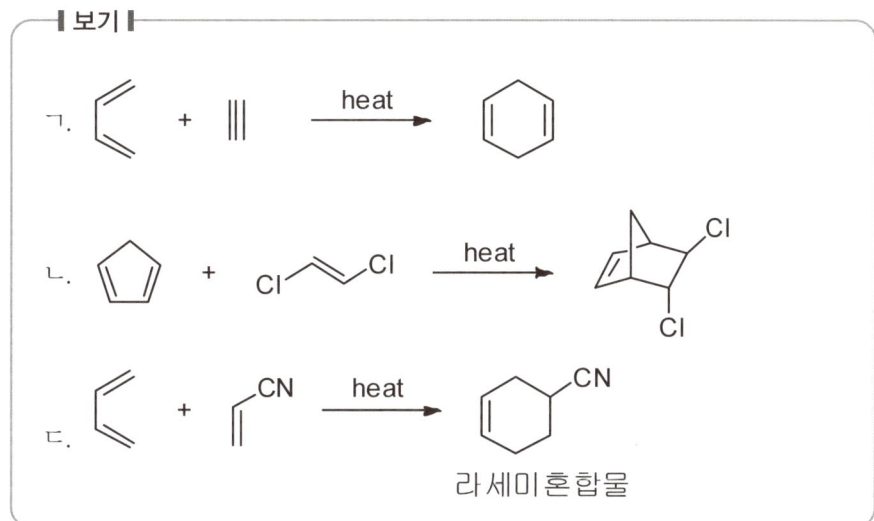

① ㄱ　　　　② ㄴ　　　　③ ㄷ
④ ㄱ, ㄴ　　　⑤ ㄱ, ㄷ　　⑥ ㄴ, ㄷ
⑦ ㄱ, ㄴ, ㄷ

09 Diels-Alder반응은 **협동반응**(concerted reaction)이다. 이에 대한 의미로 올바른 것은?

① endo와 exo가 혼합물로 형성된다.
② 모든 결합의 형성과 끊어짐이 동시에 일어난다.
③ 고리를 포함하는 생성물이 얻어진다.
④ Markovnikov's rule을 따르는 반응이다.
⑤ 흡열반응이다.

고리협동반응

10 주생성물의 구조가 옳은 것만을 〈보기〉에서 있는 대로 고른 것은? (단, 주생성물은 적절한 분리·정제 과정을 통하여 얻는다.)

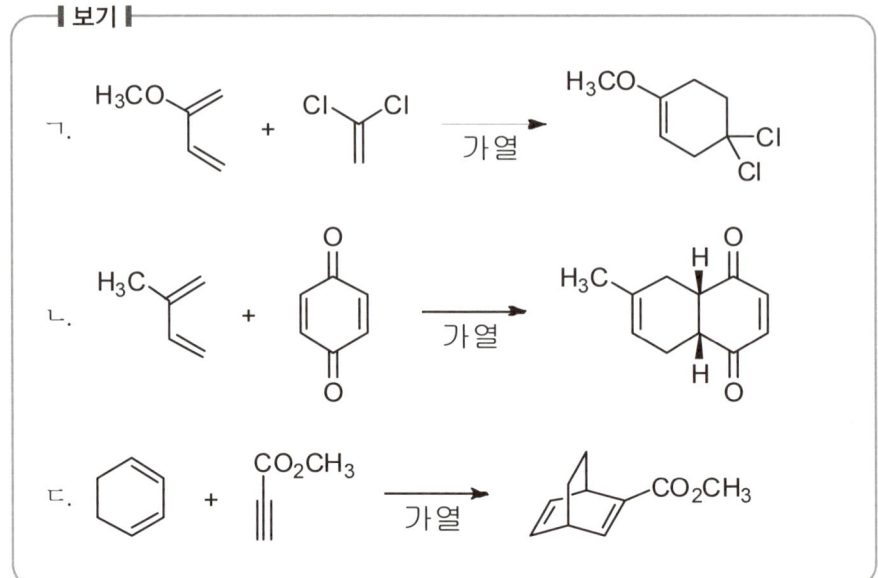

① ㄱ　　　　　　　② ㄴ　　　　　　　③ ㄷ
④ ㄱ, ㄴ　　　　　　⑤ ㄱ, ㄷ　　　　　　⑥ ㄴ, ㄷ
⑦ ㄱ, ㄴ, ㄷ

11 다음 〈보기〉에 주어진 화합물 중 Diels-Alder반응에서 반응성이 증가하는 순서로 옳은 것은?

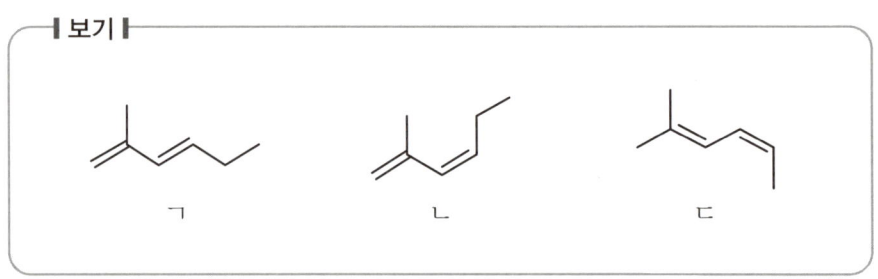

① ㄱ < ㄴ < ㄷ　　　② ㄷ < ㄴ < ㄱ　　　③ ㄴ < ㄱ < ㄷ
④ ㄷ < ㄱ < ㄴ　　　⑤ ㄴ < ㄷ < ㄱ

12 주생성물의 구조가 옳은 것만을 〈보기〉에서 있는 대로 고른 것은? (단, 주생성물은 적절한 분리·정제 과정을 통하여 얻는다.)

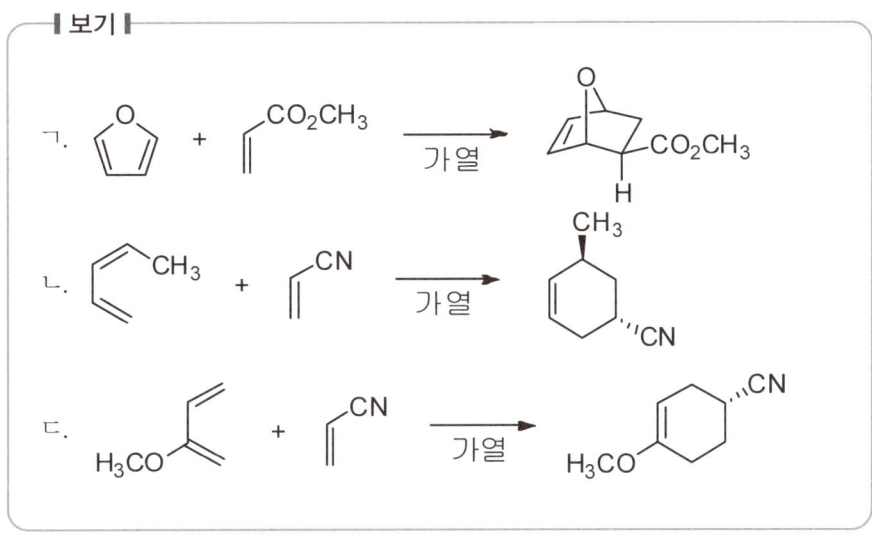

① ㄱ
② ㄴ
③ ㄷ
④ ㄱ, ㄴ
⑤ ㄱ, ㄷ
⑥ ㄴ, ㄷ
⑦ ㄱ, ㄴ, ㄷ

13 2,4-hexadiene의 (E,E)이성질체는 (Z,Z)이성질체에 비해 Diels-Alder 반응에서 친다이엔체와 보다 빠르게 반응한다. 그 이유는 무엇인가?

14 다음 화합물 중에서 [4+2] 고리첨가반응의 다이엔(diene)으로 사용이 가능한 물질은?

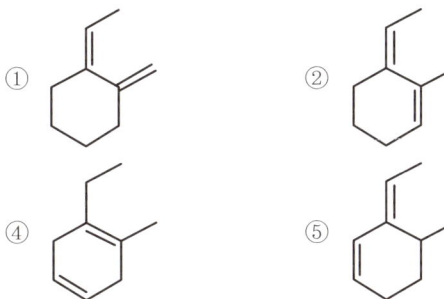

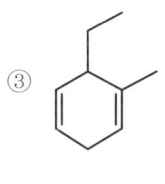

고리협동반응

15 다음 〈보기〉에 주어진 화합물 중 Diels-Alder반응에서 반응성이 증가하는 순서로 옳은 것은?

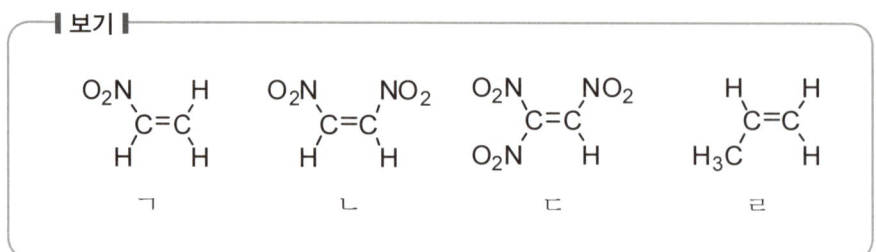

① ㄹ<ㄱ<ㄴ<ㄷ ② ㄷ<ㄴ<ㄱ<ㄹ ③ ㄴ<ㄱ<ㄹ<ㄷ
④ ㄷ<ㄱ<ㄴ<ㄹ ⑤ ㄹ<ㄴ<ㄷ<ㄱ

16 다음 〈보기〉에 주어진 두 물질의 관계로 올바른 것은?

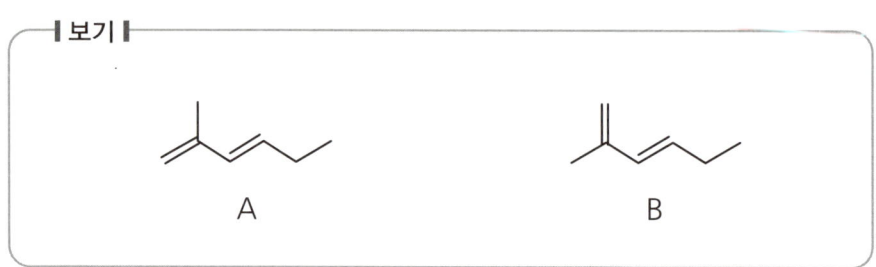

① 구조이성질체 ② 형태이성질체 ③ 공명구조
④ 기하이성질체 ⑤ 부분입체이성질체

17 다음 중 Diels-Alder 반응에 대한 설명으로 옳은 것을 고르시오.

① 3개의 파이결합이 끊어지고, 2개의 시그마결합과 1개의 파이결합이 생성된다.
② 3개의 파이결합이 끊어지고, 1개의 시그마결합과 2개의 파이결합이 생성된다.
③ 2개의 파이결합이 끊어지고, 1개의 시그마결합과 1개의 파이결합이 생성된다.
④ 2개의 파이결합이 끊어지고, 2개의 시그마결합과 1개의 파이결합이 생성된다.
⑤ 3개의 파이결합이 끊어지고, 2개의 시그마결합과 2개의 파이결합이 생성된다.

18 다음 중 Diels-Alder 반응에 대한 설명으로 옳지 않은 것을 고르시오.

① 과산화물에 의해서 반응이 시작된다.
② 새로운 6각 고리를 생성한다.
③ 파이결합 3개가 끊어진다.
④ 협동반응이다.
⑤ p-오비탈의 정면 겹침을 통하여 σ-결합을 생성한다.

19 다음 다이엔 중 Diels-Alder 반응의 반응성이 가장 낮은 것은?

① 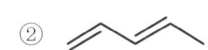 ② 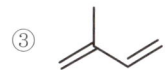 ③

④ 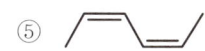 ⑤

20 다음 중 Diels-Alder 반응에 대한 설명으로 옳은 것을 고르시오.

① 다이엔은 s-trans 형태를 가지고 있어야 반응이 가능하다.
② 전자끌개기(EWG)는 다이엔의 반응속도를 증가 시킨다.
③ 친다이엔의 전자주개기(EDG)는 반응속도를 증가 시킨다
④ Diels-Alder 반응은 탄소양이온 중간체를 경유한다.
⑤ 생성물에서 친다이엔체의 입체 배열은 보존된다.

고리협동반응

21 다음 친다이엔체를 Diels-Alder 반응의 반응성이 감소하는 순서대로 올바르게 나열한 것은?

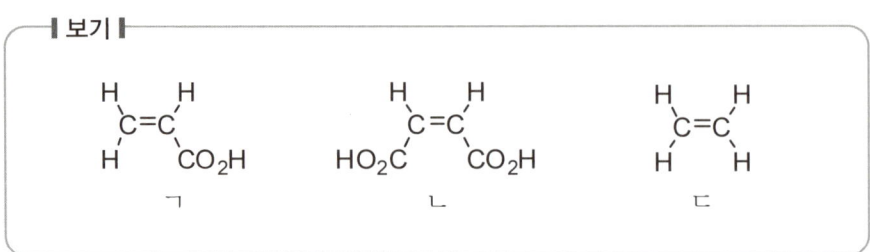

① ㄱ > ㄴ > ㄷ
② ㄷ > ㄱ > ㄴ
③ ㄴ > ㄱ > ㄷ
④ ㄱ > ㄷ > ㄴ
⑤ ㄴ > ㄷ > ㄱ

22 다음 친다이엔체 중 Diels-Alder 반응의 반응성이 제일 큰 것과 작은 것을 차례대로 올바르게 나열한 것은?

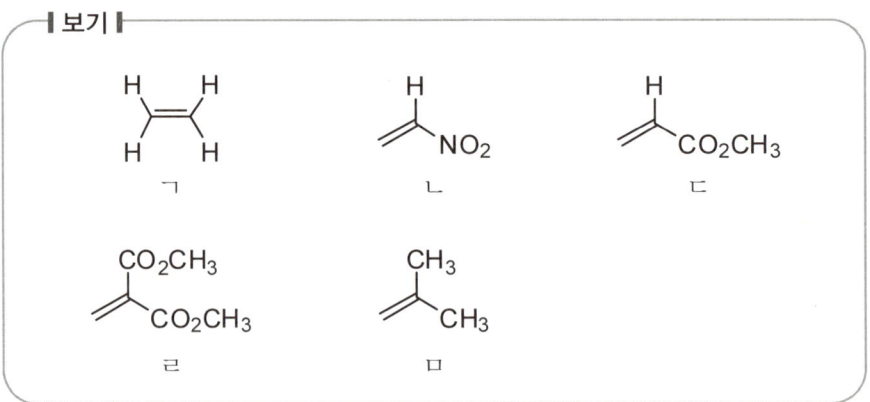

① ㄱ, ㄹ
② ㄴ, ㅁ
③ ㅁ, ㄹ
④ ㄴ, ㄱ
⑤ ㄹ, ㅁ

23 다음 화합물 중 1,3-cyclopentadiene과 가장 반응성이 큰 친다이엔체는 무엇인가?

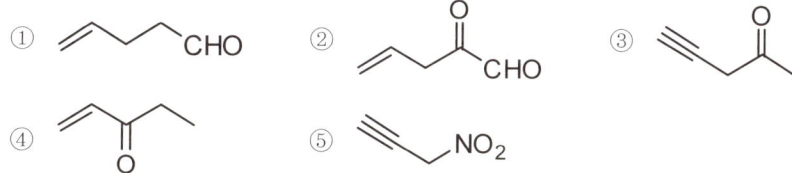

24 다음 〈보기〉에 주어진 반응의 반응물 A의 구조로 옳은 것은?

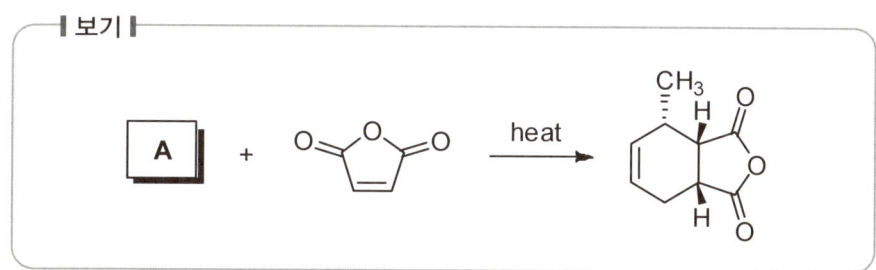

고리협동반응

25 다음 〈보기〉에 주어진 화합물이 생성물로 나오는 반응으로 적절한 것은?

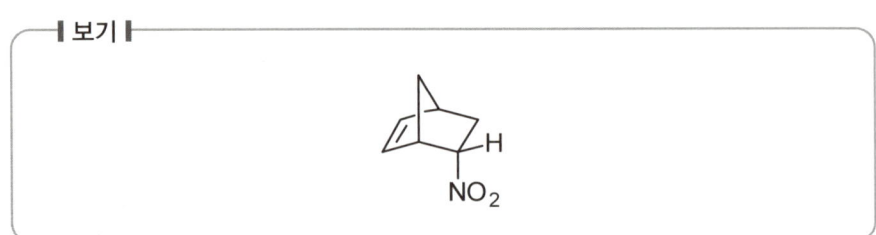

26 다음 다이엔 중 Diels-Alder 반응에 사용하기에 적절하지 <u>않은</u> 것은?

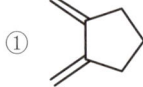 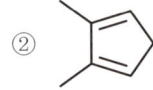 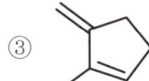

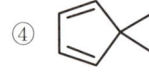 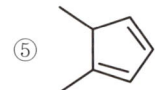

27 다음 〈보기〉에 주어진 화합물이 생성물로 나오는 반응으로 적절한 것은?

① 1,3-butadiene + (dimethylene-substituted anhydride) →

② 1,3-butadiene + maleic anhydride →

③ cyclopentadiene + maleic anhydride →

④ cyclopentadiene + succinic anhydride →

⑤ cyclopentadiene + (dimethylene-substituted anhydride) →

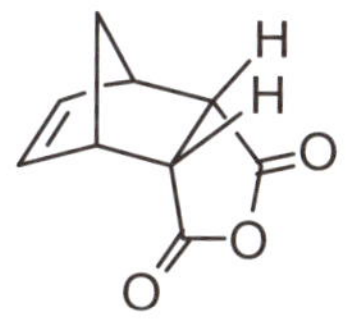

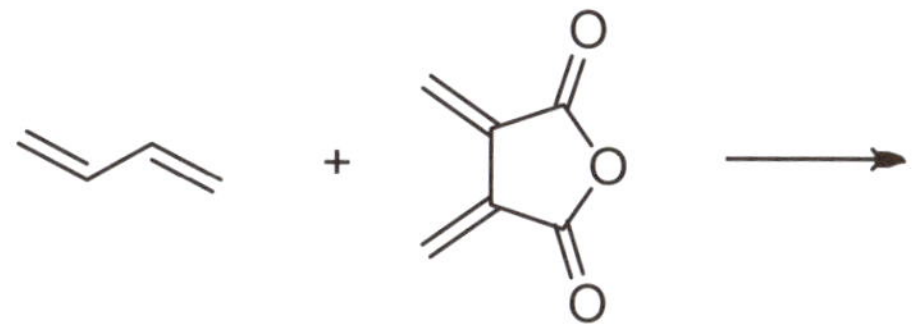

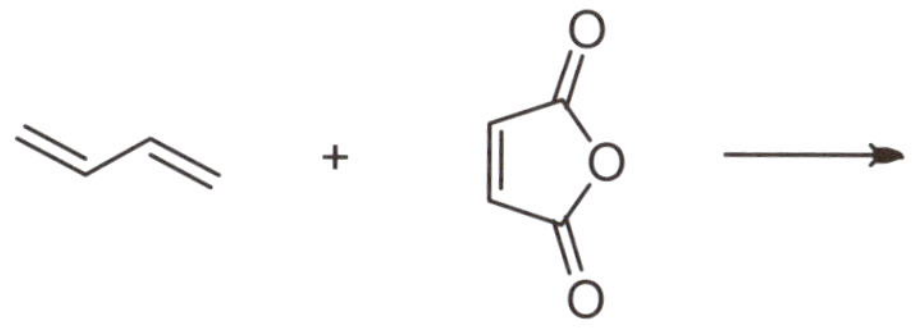

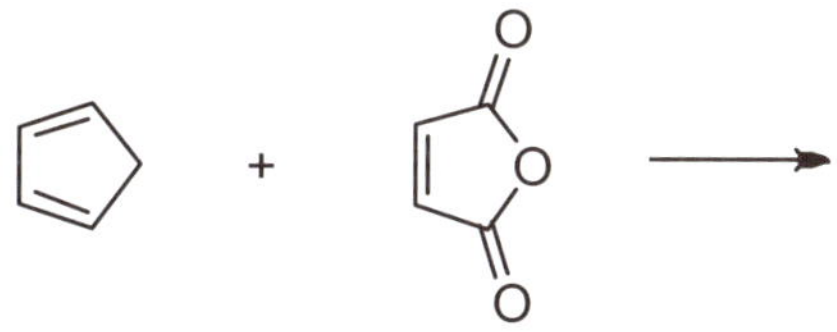

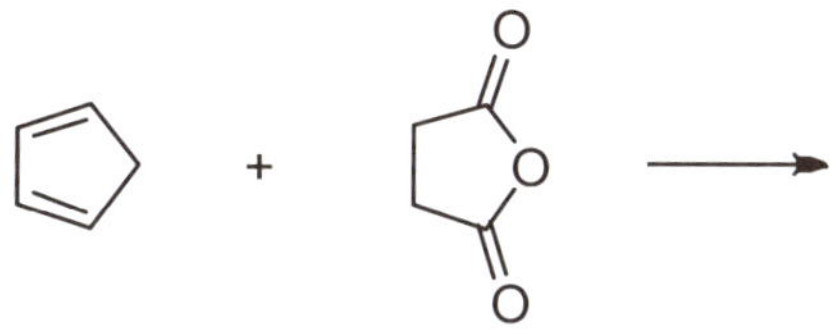

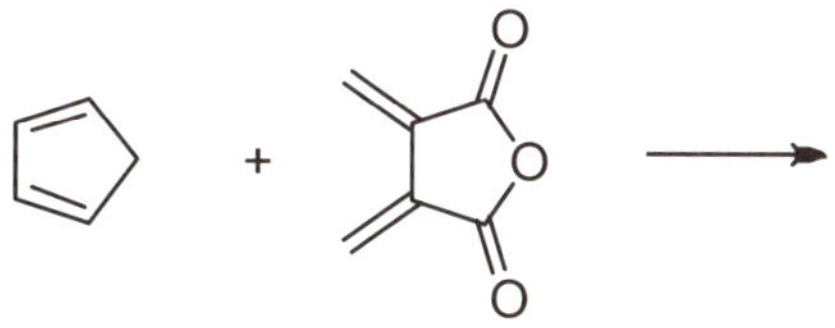

고리협동반응

28 다음 중 두 분자의 Cyclopentadiene에 의해 만들어지는 이합체의 구조로 옳은 것을 고르시오.

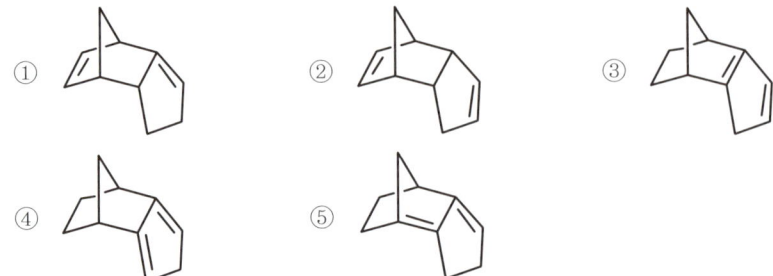

29 다음 〈보기〉에 주어진 전자고리화반응의 주생성물 A로 올바른 것은?

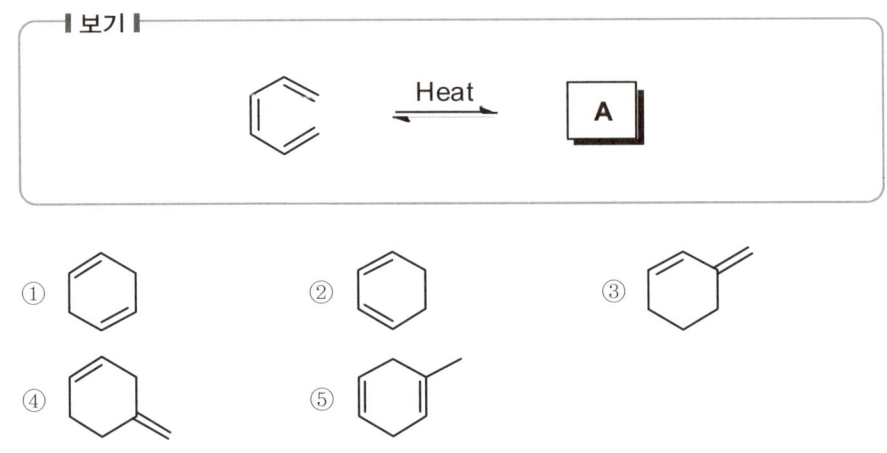

30 다음 〈보기〉에 주어진 반응의 종류는 무엇인가?

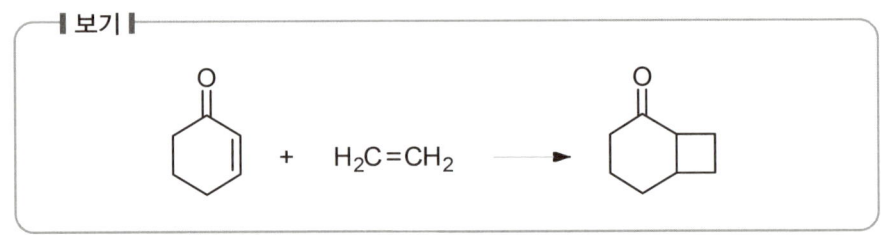

① [4+2] 고리첨가반응 ② [2+2] 고리첨가반응 ③ 전자고리화반응
④ 친전자성첨가반응 ⑤ Sigmatropic 자리옮김반응

31 다음 〈보기〉에 주어진 반응의 종류는 무엇인가?

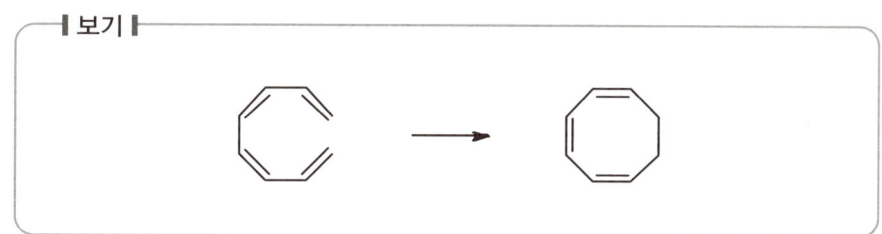

① [4+2] 고리첨가반응
② [2+2] 고리첨가반응
③ 전자고리화반응
④ 친전자성첨가반응
⑤ Sigmatropic 자리옮김반응

32 주생성물의 구조가 옳은 것만을 〈보기〉에서 있는 대로 고른 것은? (단, 주생성물은 적절한 분리·정제 과정을 통하여 얻는다.)

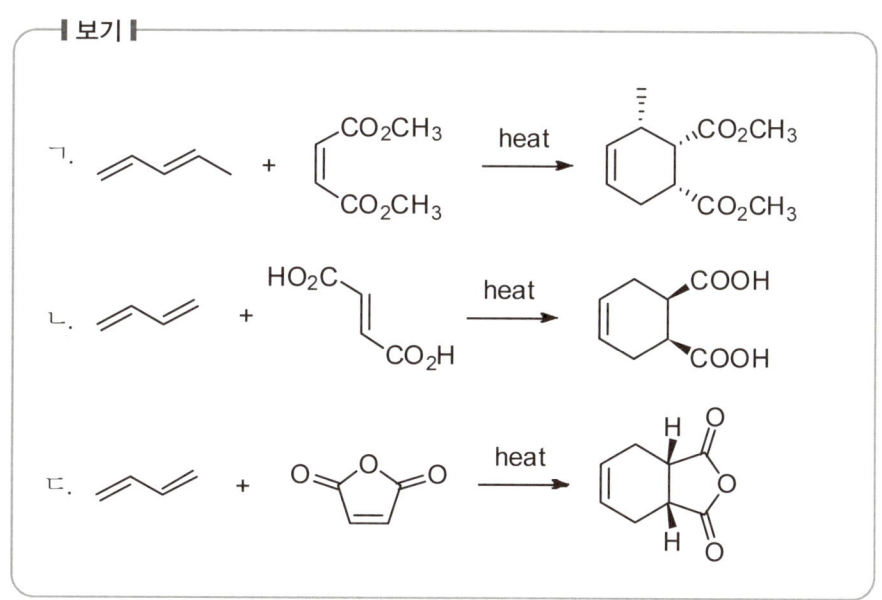

① ㄱ   ② ㄴ   ③ ㄷ
④ ㄱ, ㄴ   ⑤ ㄴ, ㄷ   ⑥ ㄱ, ㄷ
⑦ ㄱ, ㄴ, ㄷ

고리협동반응

33 주생성물의 구조가 옳은 것만을 〈보기〉에서 있는 대로 고른 것은? (단, 주생성물은 적절한 분리·정제 과정을 통하여 얻는다.)

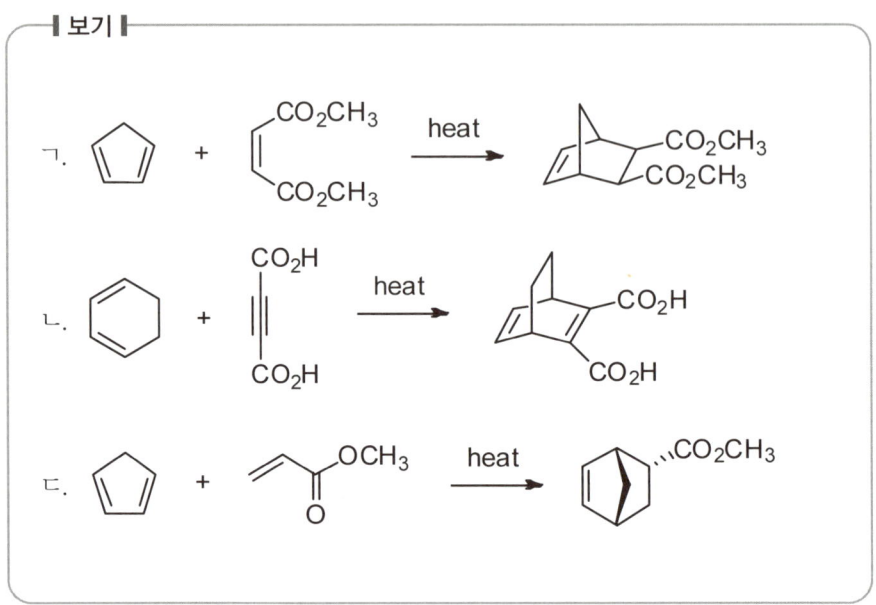

① ㄱ ② ㄴ ③ ㄷ
④ ㄱ, ㄴ ⑤ ㄴ, ㄷ ⑥ ㄱ, ㄷ
⑦ ㄱ, ㄴ, ㄷ

mega MD

PHARMACY
EDUCATION
ELIGIBILITY
TEST

ACE 500 제

유기화학
심화편

정답 및 해설

윤관식 지음

mega MD

ACE 500제
유기화학 심화편

발 행	초판 1쇄 2020년 1월 15일
발 행 인	임수아
펴 낸 곳	메가엠디㈜
저 자	윤관식
운영책임	이병윤 한영미
편집기획	김나래 김경희 홍현정 윤솔지 정용재
판매영업	최성준 김영호 이송이 이다정 최득수 강민구 윤지윤

출판등록	2007년 12월 12일 322-2007-000308호
주 소	서울시 서초구 효령로 321, 덕원빌딩 8층
문 의	070-4014-5145 / 인·현강 1661-8587 / 팩스 02-537-5144
홈페이지	www.megamd.co.kr

ISBN 978-89-6634-498-7 (13510)
정가 20,000원

Copyright ⓒ 메가엠디㈜
* 이 책에 대한 저작권은 메가엠디㈜에 있습니다.
* 이 책은 저작권법에 따라 보호받는 저작물이므로 무단전재와 무단복제 및 배포를 금지하며 책 내용의 전부 또는 일부를 이용하려면 반드시 저작권자와 출판권자의 서면동의를 받아야 합니다.

PHARMACY
EDUCATION
ELIGIBILITY
TEST

ACE 500제

유기화학
심화편
정답 및 해설

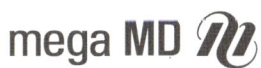

ACE 500제 유기화학 심화편 정답 및 해설

	빠른 답	4
CHAPTER 1	구조와 결합	8
CHAPTER 2	알케인과 사이클로알케인	11
CHAPTER 3	알켄	15
CHAPTER 4	알카인	28
CHAPTER 5	입체화학	34
CHAPTER 6	유기할로젠화물	43
CHAPTER 7	친핵성 치환반응, 제거반응	48
CHAPTER 8	방향족 화합물	60
CHAPTER 9	알코올	72
CHAPTER 10	에터, 에폭사이드	91
CHAPTER 11	고리협동반응	99

빠른 답

CHAPTER 1
구조와 결합

01. ⑤
02. ②
03. ⑤
04. ⑥
05. 해설참조
06. 해설참조
07. 해설참조
08. 해설참조
09. ①
10. ③
11. ③
12. ②
13. ③
14. ②
15. ③
16. ②

CHAPTER 2
알케인과 사이클로알케인

01. ⑤
02. ④
03. ③
04. B
05. ⑤
06. ③
07. ②
08. ②
09. ②
10. ④
11. ②
12. 해설참조
13. 해설참조
14. ②
15. ③
16. ②
17. ②
18. ④

CHAPTER 3
알켄

01. ④
02. ②, ④
03. ⑤
04. ②
05. ②
06. ①
07. ③
08. ④
09. ②, ④
10. ①
11. ③
12. ①
13. ⑤
14. ③
15. ③
16. ①, ②
17. ①
18. ②
19. ①
20. ④
21. ②
22. ③
23. ①
24. ②
25. ③
26. ⑤
27. 해설참조
28. ①
29. ④
30. ④
31. ⑦
32. ⑦
33. ⑦
34. ①
35. ③
36. 해설참조
37. ④
38. ④
39. ⑥
40. ⑦
41. ⑥
42. ①
43. ①
44. 해설참조
45. 해설참조
46. 해설참조
47. 해설참조
48. 해설참조
49. 해설참조
50. 해설참조
51. ⑤
52. ②
53. ①
54. ③
55. ⑤
56. ⑥
57. ⑤
58. ⑦
59. ①
60. ④
61. ①
62. ①
63. ⑤
64. ①
65. ③
66. ②
67. ④
68. ④

CHAPTER 4
알카인

01. ①
02. ①
03. ①
04. 해설참조
05. 해설참조
06. ①
07. ④
08. ①
09. ⑤
10. ⑥
11. ①
12. ①, ②, ④
13. ⑦
14. ①
15. ②
16. ⑤
17. ②
18. 해설참조
19. 해설참조
20. 해설참조
21. 해설참조
22. 해설참조
23. 해설참조
24. ⑤
25. ②
26. ③

27. ⑤
28. ⑤
29. ②
30. ⑥

CHAPTER 5

입체화학

● ● ● ● ●

01. ③, ④
02. ③
03. ④
04. ③
05. ②
06. ⑤
07. ③
08. ②
09. ⑦
10. ④
11. ④
12. ④
13. ①
14. ③
15. ④
16. ③
17. ②
18. ④
19. ④
20. ⑤
21. ②
22. ①, ④, ⑤
23. ③, ④, ⑤
24. ①, ④
25. ④
26. ⑤
27. ③
28. ④

29. ①
30. ④
31. ⑤
32. ③
33. ⑤
34. ③
35. ⑤
36. ④
37. ④
38. ④
39. ④
40. ②
41. ⑥
42. ②
43. ①
44. ③
45. ②
46. ④
47. ②
48. ⑤

CHAPTER 6

유기할로젠화물

● ● ● ● ●

01. ⑤
02. ②
03. ④
04. ②
05. ④
06. ④
07. ④
08. ②
09. ④
10. ④
11. ④
12. ②

13. ④
14. ③
15. ⑤
16. ③
17. ④
18. ⑤
19. ③
20. ⑥
21. ⑤
22. ④
23. ④
24. ①, ②
25. ②
26. ①
27. ②
28. ①
29. ②
30. ③
31. ③

CHAPTER 7

친핵성 치환반응, 제거반응

● ● ● ● ●

01. ①
02. ①
03. ①
04. ①
05. ⑤
06. ①
07. ⑤
08. ①
09. ④
10. ④
11. ③
12. ①

13. ③
14. ①
15. ②
16. ①
17. ④
18. ⑤
19. ②
20. ⑤
21. ③
22. ②
23. 해설참조
24. ⑤
25. ④
26. ①
27. ①
28. ③
29. ④
30. ④
31. ④
32. ⑦
33. ⑦
34. ④
35. ③
36. ①
37. 해설참조
38. ②
39. ③
40. ②
41. ②
42. ③
43. 해설참조
44. ①
45. 해설참조
46. 해설참조
47. 해설참조
48. 해설참조
49. 해설참조
50. 해설참조

빠른 답

51. 해설참조
52. ②
53. ⑤
54. ①
55. ②
56. ④
57. ③
58. ④
59. ④
60. ②
61. ③
62. ③
63. ②
64. ②
65. ①
66. ④
67. ④
68. ③
69. 해설참조

CHAPTER 8

방향족 화합물

•••••

01. ①
02. ③
03. ⑤
04. ⑤
05. ⑤
06. ③
07. ②
08. ⑤
09. ③
10. ①
11. ⑤
12. ③
13. ④
14. ②
15. ⑤
16. ④
17. ③
18. 해설참조
19. ①
20. 해설참조
21. 해설참조
22. ③
23. 해설참조
24. ④
25. ①
26. ⑤
27. ①
28. ⑤
29. ⑤
30. ④
31. ⑤
32. ④
33. ⑤
34. ⑤
35. ⑥
36. ②
37. ⑤
38. ⑤
39. ④
40. ①
41. 2
42. ②
43. ①
44. ②
45. ④
46. ⑤
47. ②
48. ①
49. ③
50. ①
51. ③
52. ③
53. ②
54. ③
55. ④
56. ⑤
57. ④
58. ⑤
59. ③
60. ④
61. ④
62. ⑤
63. ③
64. ④
65. ④
66. ③
67. ⑦
68. ②, ④
69. ④, ⑤
70. ⑤
71. ③
72. ①
73. ⑤
74. ④
75. A
76. ②
77. ①
78. ③

CHAPTER 9

알코올

•••••

01. ①
02. ①
03. ⑤
04. ③
05. ②
06. ①
07. ①
08. ②
09. ①
10. ⑤
11. ①
12. ④
13. ⑦
14. ②
15. ⑤
16. ④
17. ①
18. ②
19. ⑤
20. 해설참조
21. ⑦
22. ⑦
23. ④
24. ①
25. ④
26. ②
27. ②
28. ①
29. ②
30. ④
31. ③
32. ②
33. ④
34. ①
35. ③
36. ⑤
37. ①
38. ③
39. ②
40. 해설참조
41. ⑥

42. ②
43. ⑤
44. ④
45. ⑤
46. ⑦
47. ⑦
48. ⑤
49. ①
50. ⑤
51. 해설참조
52. ④
53. ③
54. ②
55. 해설참조
56. ⑤
57. ③
58. ②
59. ⑤
60. ②
61. 해설참조
62. 해설참조
63. A
64. ④
65. ⑤
66. ①
67. ④
68. ③
69. ②
70. ③
71. ③
72. ④
73. ②
74. ④, ⑤
75. ④
76. ②
77. ①
78. ⑤
79. ①

80. ②
81. ④
82. ③
83. ①
84. ②
85. ④
86. ①
87. ②
88. ④
89. ③
90. ④
91. ④
92. ⑤
93. ④
94. ②
95. ④
96. ②
97. 해설참조
98. ③
99. ①
100. ④
101. ②
102. ④
103. ⑤
104. ③
105. ⑤
106. ④

CHAPTER 10

에터, 에폭사이드

01. ①
02. 해설참조
03. 해설참조
04. ⑦

05. ①
06. ⑤
07. ⑤
08. ④
09. ⑤
10. ⑥
11. ④
12. ①
13. ⑥
14. ②
15. ③
16. ②
17. ③
18. ⑤
19. ⑤
20. ①
21. ④
22. ④
23. 해설참조
24. ②
25. ⑦
26. ⑦
27. ④
28. ⑥
29. ①
30. ③
31. ②
32. ④
33. ⑦
34. ①
35. ②
36. ⑥
37. ④
38. ⑦
39. ④
40. ③

CHAPTER 11

고리협동반응

01. ②
02. ②
03. ④
04. ②
05. ⑤
06. ①
07. ②
08. ⑦
09. ②
10. ⑦
11. ②
12. ③
13. 해설참조
14. ①
15. ①
16. ②
17. ①
18. ①
19. ⑤
20. ⑤
21. ③
22. ⑤
23. ④
24. ①
25. ①
26. ③
27. ③
28. ②
29. ②
30. ②
31. ③
32. ⑥
33. ⑤

CHAPTER 1. 구조와 결합

01
⑤

주어진 구조에서 5각 고리는 방향족 화합물이므로 모두 혼성이 sp^2이며, 다른 원소의 혼성은 아래에 표시한 바와 같다.

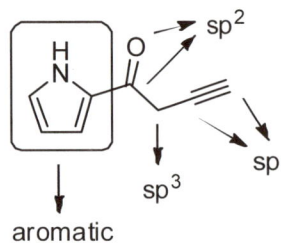

02
②

비극성 공유결합에 비해 극성 공유결합의 결합력이 보다 강하다.

03
⑤

acetamide와 ㄷ의 구조에서 질소의 비공유 전자쌍은 모두 공명에 의한 비편재가 가능하다. 그러나 ㄷ에 비해 acetamide의 공명에 의한 비편재가 보다 우세하므로 염기성은 ㄷ의 질소가 더 크다.

04
⑥

ㄱ. 산소의 유도효과에 의한 비편재로 짝염기의 염기성은 왼쪽이 더 크다. 따라서 그 짝산의 산성도는 오른쪽이 더 크다.

ㄴ. 카복실기에 연결된 탄소사슬의 혼성이 sp인 왼쪽 물질이 sp^3인 오른쪽 물질보다 상대적으로 편재가 덜 되어 짝염기가 더 안정하므로 산성도가 더 크다.

ㄷ. 짝염기의 염기성도로 판단한다면, 오른쪽 물질의 짝염기는 입체장애가 크기에 상대적으로 약한 염기이다. 따라서 그 짝산의 산성도는 오른쪽이 더 크다.

05

malonic acid → pKa1 = 2.86 → pKa2 = 5.70

pK_{a1}은 짝염기가 수소결합을 통하여 안정해질 수 있으며, pK_{a2}는 짝염기가 음이온의 반발로 불안정해진다. 아세트산은 수소결합을 통해 안정화 되지 않으므로 pK_{a1}보다 pk_a값(4.7)이 더 크며, 음이온간의 반발로 불안정해지지도 않기에 pK_{a2}보다 pK_a값이 작다.

CHAPTER 1. 구조와 결합

06
a. 벤젠과 브롬음이온은 모두 전자가 풍부하며, 친전자체로의 역할을 하지 않기에 반응이 일어나지 않는다.
b. 알켄과 수산화이온은 모두 전자가 풍부하며, 친전자체로의 역할을 하지 않기에 반응이 일어나지 않는다.
c. S_N2가 일어난다.

cyclohexyl-CH$_2$-Cl + $^-$CN → cyclohexyl-CH$_2$-CN

d. 알켄의 산 촉매 수화반응이 일어난다.

CH$_3$CH=CHCH$_3$ + H_3O^+ → 2-butanol (R) + 2-butanol (S)

07

안정성 : (cis-maleate monoanion, H-bonded) > (trans-fumarate monoanion)

cis가 trans보다 pK_{a1}이 더 작은 이유는 짝염기가 수소결합에 의해 안정해지기 때문이다.

안정성 : (cis-maleate dianion) < (trans-fumarate dianion)

cis가 trans보다 pK_{a2}가 더 큰 이유는 음전하간의 반발로 짝염기가 불안정해지기 때문이다.

08
a. 결합길이가 짧아질수록 결합 해리 에너지는 증가한다.

$I\text{—}CCl_3$ < $Br\text{—}CCl_3$ < $Cl\text{—}CCl_3$

b. 결합차수가 증가 할수록 결합 해리 에너지는 증가한다.

$H_2N\text{—}NH_2$ < $HN\text{=}NH$ < $N\text{≡}N$

09
①
공명구조관계에서는 전체전하의 합이 보존되며, 시그마 결합은 끊어질 수 없으며, 파이결합 혹은 비공유전자쌍만이 이동할 수 있다.

해설

CHAPTER 1. 구조와 결합

10 ③
공명구조관계에서는 전체전하의 합이 보존되며, 시그마 결합은 끊어질 수 없으며, 파이결합 혹은 비공유전자쌍만이 이동할 수 있다.

11 ③
공명구조관계에서는 전체전하의 합이 보존되며, 시그마 결합은 끊어질 수 없으며, 파이결합 혹은 비공유전자쌍만이 이동할 수 있다.

12 ②
해당 물질들의 짝산의 각 pK_a는 35, 16, 25, 65이기에 짝염기의 염기성이 증가하는 순서는 ㄴ < ㄷ < ㄱ < ㄹ이다.

13 ③
비편재 될수록 염기성이 작아진다. 가장 약한 염기는 Cl이 카복실산 음이온에 가장 가까운 위치에 결합하여 유도효과에 의한 비편재 효과가 가장 큰 ③이다.

14 ②
diketo의 알파수소 pK_a=9이며, ketone의 알파수소 pk_a=20이다. 또한 알릴수소의 pk_a=45이다.

15 ③
두 개의 카복실기가 상대적으로 더 가까워 유도효과로 인해 짝염기의 안정성은 ㄴ이 ㄱ보다 크며, methyl기는 유도효과로 전자를 주는 치환기이므로 ㄷ의 짝염기가 가장 불안정하다.

16 ②
원소효과상 질소 음이온인 ㄴ이 가장 강한 염기이며, 공명효과의 기여도상 산소에 음전하를 추가적으로 가질 수 있는 ㄷ이 ㄱ보다 더 안정하며 약한 염기이다.

CHAPTER 2. 알케인과 사이클로알케인

01 ⑤

표면적↑, 탄소의 수↑, 치환기의 수↓ 일수록 분자간의 인력이 증가한다.

02 ④

구조이성질체의 경우 치환기의 수가 적을수록 표면적이 증가하여 분자간의 인력이 증가한다.

03 ③

구조이성질체의 경우 치환기의 수가 많을수록, 분자의 구조가 구형일수록 끓는점은 낮아진다.

04 B

A는 분자내 수소결합이 존재하므로 분자간 수소결합의 기회가 감소한다. 반면 B의 경우 분자내 수소결합은 존재하지 않기에 상대적으로 A에 비해 분자간 수소결합을 원활하게 하므로 A에 비해 B의 끓는점이 더 높다.

05 ⑤

이성질체의 경우 치환기의 수가 증가할수록 녹는점은 감소한다. 다만, 대칭성이 매우 큰 경우 녹는점이 예외적으로 크게 증가한다.

06 ③

1,4-치환 cis는 (e,a) 혹은 (a,e), 1,4-치환 trans는 (e,e) 혹은 (a,a)이므로 이중 가장 안정한 형태는 trans의 (e,e)일 때이며, 1,3-치환 cis는 (e,e) 혹은 (a,a)이고 1,3-치환 trans는 (e,a) 혹은 (a,e)이므로 이중 가장 안정한 형태는 cis의 (e,e)일 때이다.

07 ②

A와 B는 서로 안정성이 동일하며, C와 D는 D가 더 안정하다.
A와 B는 각각 2번의 고우시 상호작용이 존재한다.
C는 4번의 고우시 상호작용이 존재한다.
D는 3번의 고우시 상호작용이 존재한다.

CHAPTER 2. 알케인과 사이클로알케인

08 ②

A의 경우 아래와 같이 표시한 부분과 6번의 1,3-이축방향 상호작용이 존재한다.

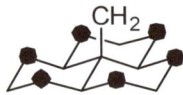

B의 경우 아래와 같이 원으로 표시한 부분과 3번의 1,3-이축방향 상호작용이 존재한다.

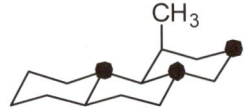

09 ②

cycloalkane의 안정성이 증가하는 순서는 3각 < 4각 < 5각 < 7각 < 6각 이다.

10 ④

cyclohexane의 형태중 안정성이 증가하는 순서는 planar < half-chair < boat < twist-boat < chair 이다.

11 ②

Bredt's 규칙은 다리걸친 이고리(bridged bicyclic) 화합물은 적어도 여덟 개 이상 탄소로 고리를 만들지 않는 한 다리목(bridgehead)에 이중 결합이 위치할 수가 없다는 규칙이므로 ㄴ은 이 규칙을 위배한 것이다.

12

다리 걸친 이고리화합물과 접합고리화합물은 다리목을 1번으로 하여 탄소수가 많은 고리쪽으로 먼저 숫자를 부여한다. 매듭고리(spiro)화합물은 다리목 한 칸 옆의 탄소를 1번으로 하고 탄소수가 적은 고리쪽으로 먼저 숫자를 부여한다.

a. 2,3-dimethylbicyclo[3.1.1]heptane
b. 2-ethyl-7,7-dimethylbicyclo[2.2.1]heptane
c. 1,8,8-trimethyl-7-propylbicyclo[3.2.1]octane
d. 6-ethyl-3,3-dimethylbicyclo[3.2.0]heptane
e. 2,5-dimethylspiro[3.4]octane

13

a. A 형태가 더 높은 농도로 존재한다.
b. 축 방향에서 가장 불안정한 $C(CH_3)_3$가 수평 방향 치환기의 백분율이 가장 높다.
c. 축 방향에서 가장 덜 불안정한 CH_3가 축 방향 치환기의 백분율이 가장 높다.
d. $\Delta G° = -RT \ln K_{eq}$이기에 K_{eq}값이 가장 큰 $C(CH_3)_3$이 가장 큰 음수값을 갖는다.
e. R의 크기가 커질수록 축 방향 형태(A)가 불안정해지기 때문에 수평 방향 형태(B)로의 비율이 증가한다.

CHAPTER 2. 알케인과 사이클로알케인

f. tert-Butyl과 같이 bulky한 치환기부터 1,3-이축방향 상호작용이 크게 증가하여, 수평 방향 형태(B)로는 거의 존재하지 않기 때문이다.

14 ②

이성질체의 경우 불안정할수록 연소열이 크다. 고리긴장(ring strain)이 크고 치환기간의 상호작용이 큰 cis-1,2-dimethylcyclopropane이 가장 불안정하다.

15 ③

제시된 구조를 의자형태로 바꾸면 아래와 같다.

16 ②

기하이성질체는 회전에 의한 상호변환이 일어나지 않을 때 존재한다. 문제에서 제시된 cis/trans는 기하이성질체관계이므로 ring-flip으로는 전환이 불가능하다.

17 ②

18 ④

1,2,3,4,5,6-hexamethylcyclohexane의 가장 안정한 형태는 각각 아래와 같고, 이중 가장 불안정한 형태(A)는 'ㄹ' 이다.

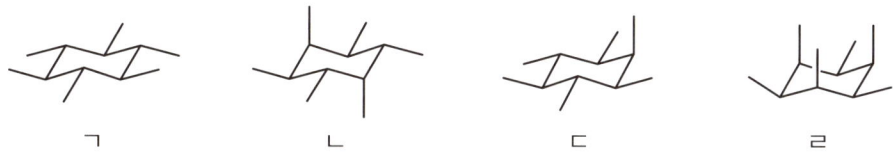

ㄱ　　ㄴ　　ㄷ　　ㄹ

CHAPTER 2. 알케인과 사이클로알케인

또한 〈보기〉에 주어진 2-isopropyl-5-methylcyclohexanol의 각각의 이성질체중 가장 안정한 형태는 아래와 같으며, 이중 가장 안정한 형태(B)는 'ㅅ' 이다.

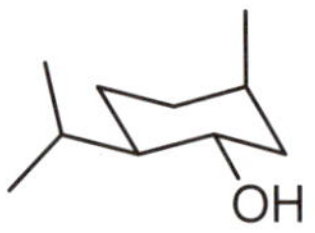

ㅁ 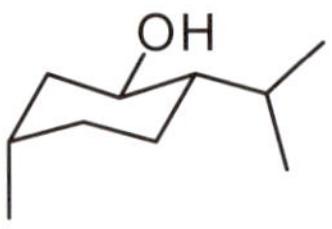　　ㅂ 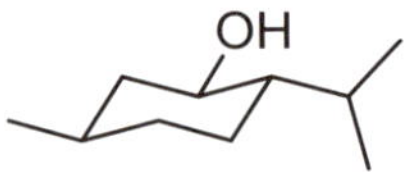　　ㅅ 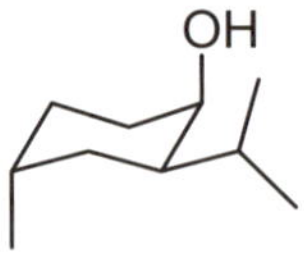　　ㅇ

CHAPTER 3. 알켄

01 ④
수소화붕소첨가/산화반응은 신-첨가, 안티-마르코브니코프의 규칙에 따라 진행된다.

02 ②, ④
① 알켄의 산촉매 수화반응 시 사용되는 시약으로 마르코브니코프의 규칙을 따른다.
② 알켄의 라디칼 첨가 시 사용되는 시약으로 안티-마르코브니코프의 규칙을 따른다.
③ 알켄의 할로젠화수소첨가 시 사용되는 시약으로 마르코브니코프의 규칙을 따른다.
④ 알켄의 수소화붕소첨가/산화반응 시 사용되는 시약으로 안티-마르코브니코프의 규칙을 따른다.
⑤ 알켄의 할로하이드린 제법에 사용되는 시약으로 마르코브니코프의 규칙을 따른다.

03 ⑤
탄소양이온이 중간체로 얻어지는 반응에서만 탄소양이온중간체의 재배열이 일어날 수 있다. 보기에 주어진 시약에 의한 반응별 중간체의 종류는 다음과 같다.
① 고리중간체
② 고리중간체
③ 고리중간체
④ 고리전이상태
⑤ 탄소양이온중간체

04 ②
안티-첨가로 진행되는 반응은 주로 중간체가 고리중간체인 경우이므로 고리중간체를 거쳐 진행되는 반응을 찾아야 한다.

05 ②
화합물 X는 불포화도가 3인 물질이며, 수소첨가반응에 의해 수소가 2개만 증가했으므로 이중결합이 1개만 존재하는 물질임을 알 수 있다.

06 ①
알켄에 대한 수소화붕소첨가/산화반응이며 안티-마르코브니코프의 규칙에 따라 진행되는 반응이다. 따라서 수소 많은 탄소에 OH가, 수소 적은 탄소에 H가 첨가된 결과가 얻어진다.

07 ③
BH_3(borane)는 이합체인 B_2H_6(diborane)로 존재하며, 열분해에 의해 다시금 BH_3가 되기에 주어진 반응은 수소화붕소첨가/산화반응이다. 따라서 안티-마르코브니코프의 규칙을 따르므로 1차 알코올이 주생성물이다.

해설

CHAPTER 3. 알켄

08 ④

주어진 반응의 생성물을 통해 안티-마르코브니코프의 규칙을 따르는 수화반응임을 확인할 수 있다. 또한 syn-첨가로 진행된 반응임을 알 수 있으므로 수소화붕소첨가/산화반응이라고 해야 한다.

09 ②, ④

가오존 분해/환원반응이며 이중결합을 끊고, 산소를 넣어 카보닐 화합물을 얻는다.

10 ①

문제에서 주어진 반응은 알켄과 OsO_4와의 반응을 통해 syn-diol을 합성하는 반응이다.

11 ③

알켄에 $KMnO_4$를 저온, 염기성 조건 하에 처리하면 syn-첨가에 의한 syn-diol이 얻어진다.

12 ①

생성물을 통해 가오존분해/환원반응임을 추론할 수 있으며, 이를 통해 반응물을 추론할 수 있다.

13 ⑤

Syn-diol을 만들기 위해 $KMnO_4$와 반응해야 하는 반응물로 알켄이 필요하다. 또한 t-BuO⁻를 이용하여 알켄을 만들려면 E2에 의한 할로젠화수소제거반응을 해야 하므로 A로 적합한 물질은 R-LG 이다.

14 ③

trans-2-butene을 이용하여 문제에서 제시된 입체배열을 갖는 생성물을 얻으려면 syn-첨가에 의해 에폭사이드를 만든 후 안티-첨가를 통한 가수분해를 해야 한다.

15 ③

가오존 분해/환원반응에 의한 결과는 아래와 같다

CHAPTER 3. 알켄

16 ①, ②
안티-마르코브니코프의 규칙에 따라 진행되는 수소화붕소첨가/산화반응이며 신-첨가로 진행된다. 치환기의 입체장애를 고려할 때 뒤로 첨가되는 것이 우세하다.

17 ①
가오존 분해/환원반응의 생성물을 찾는 문제로 이중결합을 끊고 산소를 넣어주면 된다.

18 ②
t-butoxide를 이용하여 알켄을 만들기 위해 반응물로서 알킬 할라이드가 필요하다. 또한 2-bromo-2-methylbutane을 t-butoxide로 처리하면 E2 메커니즘에 의해 2-methyl-1-butene(major), 2-methyl-2-butene(minor)가 얻어지지만 1-bromo-2-methylbutane을 t-butoxide를 통해 반응시키면 E2메커니즘에 의해 오직 2-methyl-1-butene만이 얻어진다.

19 ①

20 ④
주어진 반응은 알켄의 할로젠화반응으로 안티-첨가로 진행되며, 중간체는 고리중간체이다. 이때의 생성물은 trans-1,2-dichlorocyclohexane이며, 가장 안정한 의자형태에서 두 개의 염소는 모두 equatorial에 배치되므로 서로 고우시관계라고 말할 수 있다.
또한, 생성물은 거울상 이성질체의 동량혼합물인 라세미 혼합물로 얻어지므로 광학비활성이다.

21 ②
주어진 반응을 카벤(carbene)을 이용한 cyclopropane의 합성이다. 이 반응은 dichlorocarbene을 친전자체로 사용하며, 신-첨가로 진행된다. 또한 생성물인 삼각형은 평면구조로만 존재하며 이때 뉴만 투영을 하면 가리워진 형태이므로 엇갈린 형태에서만 존재하는 고우시관계라는 것은 존재하지 않는다. 그리고 생성물은 카이랄 탄소를 2개 가지며 분자 내에 대칭면이 존재하는 메조화합물이므로 광학비활성이다.

CHAPTER 3. 알켄

22 ③

마르코브니코프의 규칙을 따르는 할로하이드린이므로 생성물은 다음과 같다.

Racemic mix.

23 ①

ㄱ. 생성물을 통해 추론해 보면 syn-첨가, 안티-마르코브니코프의 규칙을 따르는 수소화붕소첨가/산화반응임을 알 수 있다.
ㄴ. 생성물과 같은 삼각 고리를 만들기 위해 사용할 수 있는 시약은 CH_2N_2/heat 또는 CH_2I_2/Zn(Cu)이다.
ㄷ. 마르코브니코프의 규칙에 따라 진행되는 산 촉매 수화반응이다.
ㄹ. 생성물을 통해 가오존 분해반응임을 확인할 수 있다.

24 ②

따라서 A는 3개, B는 2개라고 할 수 있다.

25 ③

흡열반응의 전이상태는 생성물과 더 유사하며, 발열반응의 전이상태는 반응물과 더 유사하다. 또한 흡열반응의 중간체는 생성물과 더 유사하다.

26 ⑤

3-Bromo-3-methylpentane을 주생성물로 얻을 수 있는 반응물의 종류는 아래와 같으며, 입체이성질체까지 포함하여 판단해야 한다.

CHAPTER 3. 알켄

27 주어진 반응에 대한 메커니즘은 다음과 같다.

28 ①

ㄴ은 마르코브니코프의 규칙을 따르며 탄소양이온 자리옮김을 하기에 생성물은 다음과 같다. ㄷ은 안티-마르코브니코프의 규칙을 따르기에 주생성물은 다음과 같다.

29 ④

A. cycloalkene의 경우 고리가 충분히 커지면 trans이성질체가 가능하며, 분리될 수 있을 만큼 충분히 안정하고 정상적으로 보관할 수 있는 가장 고리의 크기가 작은 trans-cycloalkene은 trans-cyclooctene이다.
B. trans-cycloalkene의 strain은 고리의 크기가 증가함에 따라 감소하며, 12-원자 고리가 되면 사실상 strain은 사라지고 cis-와 trans-cyclododecene은 안정도가 대략 서로 유사하다.
C. 고리가 12-원자 이상이 되면 trans-cycloalkene은 cis보다 더 안정하다.

30 ④

친전자체의 첨가로 인해 형성된 2차 탄소양이온은 수소음이온의 1,2-shift에 의해 3차 탄소양이온으로 자리옮김을 하며, 이후 친핵체의 공격에 의해 다음과 같은 주생성물이 얻어진다.

31 ⑦

ㄱ. 라디칼 첨가반응으로 안티-마르코브니코프의 규칙에 따른 생성물이 얻어진다.
ㄴ. 할로젠화수소 첨가반응으로 친전자체의 첨가로 인해 형성된 2차 탄소양이온은 수소음이온의 1,2-shift에 의해 2차 벤질 탄소양이온으로 자리옮김을 하며, 이후 친핵체의 공격이 일어난다.
ㄷ. 할로젠화수소 첨가반응으로 친전자체의 첨가로 인해 형성된 2차 탄소양이온은 수소음이온의 1,2-shift에 의해 3차 탄소양이온으로 자리옮김을 하며, 이후 친핵체의 공격이 일어난다.

CHAPTER 3. 알켄

32 ⑦
ㄱ. 산성 수용액 조건 하에 진행되는 산촉매 수화반응으로 마르코브니코프의 규칙에 따라 친전자체가 첨가된 후 형성된 2차 탄소양이온은 1,2-methyl shift에 의해 3차 탄소양이온으로 자리옮김을 하며, 이후 친핵체의 공격이 일어난다.
ㄴ. 마르코브니코프의 규칙을 따르는 옥시수은화/환원반응으로 고리중간체가 형성된 후 더 많이 치환된 탄소를 친핵체인 H_2O가 공격한 후 $NaBH_4$를 처리하여 알코올을 얻게 된다.
ㄷ. 안티-마르코브니코프의 규칙을 따르며, 신-첨가로 진행되는 수소화붕소첨가/산화 반응으로 입체장애가 적은 곳으로의 첨가가 일어난다.

33 ⑦
ㄱ. 마르코브니코프의 규칙을 따르는 알콕시수은화/환원반응으로 고리중간체가 형성된 후 더 많이 치환된 탄소를 친핵체인 EtOH이 공격한 후 $NaBH_4$를 처리하여 에터를 얻게 된다.
ㄴ. 안티-첨가로 진행되는 할로젠화반응으로 고리중간체가 형성된 후 더 많이 치환된 탄소를 친핵체인 Cl가 공격한다.
ㄷ. 마르코브니코프의 규칙을 따르며, 안티-첨가로 진행되는 할로하이드린반응으로 고리중간체가 형성된 후 더 많이 치환된 탄소를 친핵체인 EtOH이 공격한다.

34 ①

35 ③
문제의 구조에는 말단 알켄이 3개이므로 3mole임을 알 수 있다.

36

β-Ocimene
($C_{10}H_{16}$)

CHAPTER 3. 알켄

β-Ocimene($C_{10}H_{16}$)은 불포화도가 3이며, 수소첨가반응의 생성물이 2,6-dimethyloctane이라는 사실로 기본적인 탄소골격을 알 수 있다.
또한 가오존분해/환원반응에 의한 결과 중 포름알데히드를 통해 말단 알켄이 존재함을 알 수 있다.

37 ④

반응물의 구조에서 anti-periplanar 관계인 H와 Br을 찾기 위해 다음과 같이 구조인식을 할 수 있어야 한다.

E2 메커니즘에 의해 얻어지는 생성물은 다음과 같다.

38 ④

신-첨가에 의해 1,2-diol 중 syn-diol이 만들어지는 반응이며, 이때의 생성물에 대한 표현을 뉴먼 투영식으로 나타낸 것 중 바른 것을 골라야 한다.
제시된 ①, ②, ⑤는 입체배열이 다르고, ③은 탄소골격이 잘못 표현되어 있다.

(1S,2S)-1,2-diphenylbutane-1,2-diol   (1R,2R)-1,2-diphenylbutane-1,2-diol

39 ⑥

신-첨가에 의해 1,2-diol 중 syn-diol이 만들어지며, (가)의 생성물은 틀리게 제시되어 있고, A와는 부분 입체 이성질체 관계가 맞다.

(1S,2S)-cyclodecane-1,2-diol   (1R,2R)-cyclodecane-1,2-diol

(1R,2S)-cyclodecane-1,2-diol

CHAPTER 3. 알켄

40 ⑦

1,2-첨가반응과 1,4-첨가반응에 대해 모두 생성물에 대한 표현이 바람직하다.

---

41 ⑥

NaOH는 염기로 사용되었을 뿐 생성물의 OH 중 산소는 H_2O_2, H는 H_2O에서 비롯되기에 (가) 반응의 생성물인 A에는 동위원소가 포함되지 않는다. 그러나 (나) 반응의 생성물인 B에는 중수소 (D)가 포함된다.

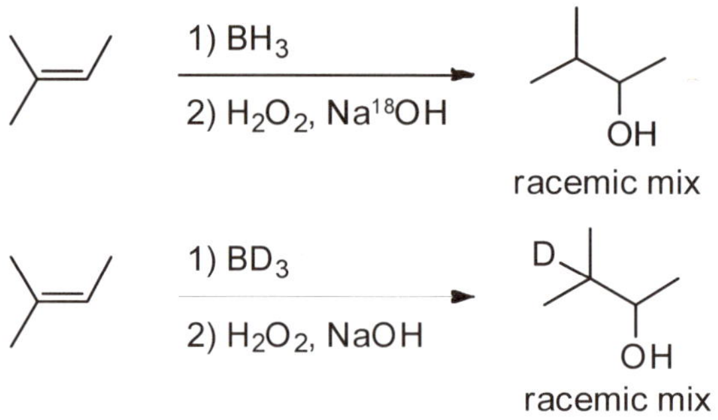

---

42 ①

(가)와 (나)의 생성물은 동일하며, (가)와 (다)의 생성물은 분자식이 다르기에 이성질체가 아니다.

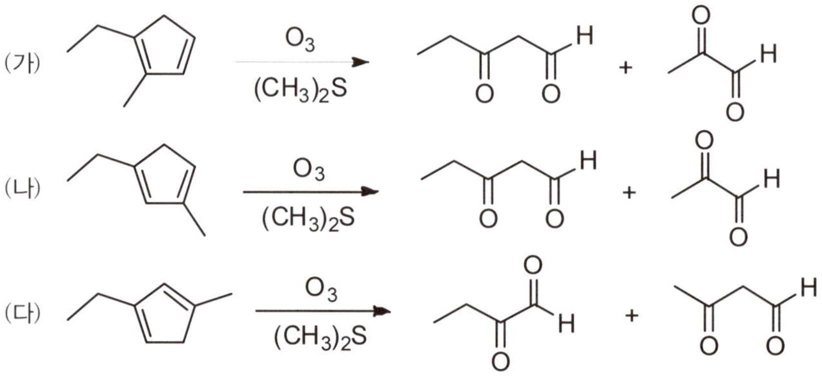

---

43 ①

반응은 마르코브니코프 규칙에 따라서 진행되며, 안티 첨가로만 진행되기에 두 가지 생성물이 가능하며 각각 다음과 같다.

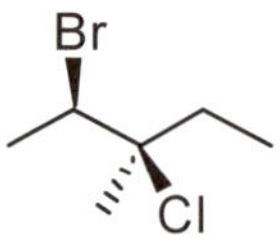

(2R,3R)-2-bromo-3-chloro-3-methylpentane

CHAPTER 3. 알켄

(2S,3S)-2-bromo-3-chloro-3-methylpentane

44

OCH₃는 EDG로 탄소양이온이 해당 위치에 형성되면 공명으로 옥텟을 만족시킬 수 있다.

COOCH₃는 EWG이며, 탄소양이온은 카보닐의 α-탄소에 형성될 수 없다. 따라서 탄소양이온은 카보닐로부터 멀리 떨어질수록 안정하다.

45

a. A는 불포화도 = 2, 수소첨가반응의 결과를 통해 파이결합이 1개 존재함을 알 수 있다. 따라서 파이결합 1개와 고리 1개를 포함하는 물질이다.
b. B의 불포화도 = 3, 수소첨가반응의 결과를 통해 파이결합이 1개 존재함을 알 수 있다. 따라서 파이결합 1개와 고리 2개를 포함하는 물질이다.
c. C의 불포화도 = 5, 수소첨가반응의 결과를 통해 파이결합이 4개 존재함을 알 수 있다. 따라서 파이결합 4개와 고리 1개를 포함하는 물질이다.

46

* 참고 : en(enantiomer, 거울상이성질체)

CHAPTER 3. 알켄

47

a. [norbornene] + D$_2$/Pd → [norbornane with two D's]

b. [norbornene] + mCPBA → [epoxide]

c. [norbornene] + Br$_2$/H$_2$O → [bromohydrin products]

48

[3,3-dimethyl-1-butene] + HBr → A (Markovnikov product with rearrangement)

[3,3-dimethyl-1-butene] + HBr/ROOR → B (anti-Markovnikov product)

49 cyclodecene은 cis가 trans보다 더 안정하기 때문이다.

50
a. (Z)-5-ethylhepta-1,5-diene
b. (E)-4-(1-bromoethyl)-5-vinylhepta-1,5-diene
c. (R)-5-allyl-5-vinylcyclohexa-1,3-diene
d. (1Z,3S,5Z)-3-(2-bromopropyl)cycloocta-1,5-diene

51 ⑤
CIP 규칙에 따라서 CH$_2$F와 COOH가 더 높은 우선순위를 갖는다.

52 ②
②를 제외한 나머지는 CIP 규칙에 따라서 E배열을 갖는다.

CHAPTER 3. 알켄

53 ①
알켄에 연결된 알킬기 각각 A는 2치환, B는 3치환, C는 3치환이다.

54 ③
자이제프 규칙에 따라서 4치환 알켄이 가장 안정하다.

55 ⑤
ㄱ. 탄소양이온 재배열이 일어나 4치환 알켄이 주생성물로 얻어진다.

$$\text{(2,2-dimethylcyclopentanol)} \xrightarrow[\text{가열}]{H_2SO_4} \text{(1,2-dimethylcyclopentene)}$$

ㄷ. 탄소양이온 중간체에서 Br은 쐐기로 표현된 메틸기와의 입체장애를 고려하여 입체장애가 적은 방향으로 첨가된다.

56 ⑥
ㄴ. 안티 첨가로 생성물이 얻어지기에 (2R,3R)과 (2S,3S)이 얻어지며, (2R,3S)이 만들어 지지는 않는다.

57 ⑤
ㄱ. 신 첨가로 진행되는 반응이기에 생성물은 cis-1,2-dimethylcyclohexane이다.

58 ⑦
ㄷ. 반응물에 쐐기/대쉬 표현이 없으나 주생성물로 trans가 얻어질 수는 없다. 기존 메틸기의 방향과 반대방향에서 첨가가 진행되어야 입체장애가 작기 때문이다. 따라서 cis가 주생성물로 얻어진다.

59 ①
ㄴ. 수소화붕소첨가/산화반응은 신 첨가로 진행되기에 메틸기와 첨가된 OH는 trans 여야 한다.
ㄷ. 마르코브니코프 규칙에 따라서 다음과 같은 생성물이 얻어진다.

$$CH_3CH_2CH_2\underset{\underset{CH_3}{|}}{C}=CH_2 \xrightarrow[H_2O]{Br_2} \text{(HO, Br 부가 생성물)}$$

CHAPTER 3. 알켄

60 ④
수소화붕소첨가는 재배열이 일어나지 않고 안티-마르코브니코프 규칙에 따라서 생성물이 얻어지기에 β-탄소가 4차인 것은 생성물로 얻을 수가 없다.

61 ①
:CCl_2를 얻기 위한 시약의 조합은 $CHCl_3$와 강염기이다.

62 ①
더 많이 치환된 알켄일수록 할로젠화반응의 반응성이 크다.

63 ⑤
Br라디칼이 먼저 첨가가 진행되기에 Br이 결합한 탄소라디칼이 중간체로 얻어지며 더 안정한 탄소라디칼을 중간체로 경유하기에 Br은 말단에 결합한다.

64 ①
②, ③, ④는 신 첨가로 진행된다.
⑤는 탄소양이온 중간체를 Br^-가 공격할 때 입체장애가 적은 방향으로 공격하는 것이 우세할 뿐 안티 혹은 신-첨가로 정해진 것은 없다.

65 ③
① 덜 치환된 탄소에 붕소가 결합한다.
② 신-첨가반응이 일어난다.
④ 9-BBN : alkene = 1 : 1, BH_3 : alkene = 1 : 3
⑤ 위치선택성을 결정하는 가장 중요한 효과는 입체적 효과(Steric effect)이다.

66 ②
가오존분해/환원반응이며, 생성물을 통해 반응물을 추론할 수 있다.

67 ④
가오존분해/환원반응의 생성물을 통해 추론한 C_7H_{12}의 화학식을 갖는 물질을 E_2에 의해 만들 수 있는 RCl를 찾는다.

CHAPTER 3. 알켄

68 ④

ㄴ. 더 많이 치환된 알켄이 카벤과의 반응성이 더 크다.
ㄷ. Simmons-Smith 반응의 생성물은 다음과 같다.

CHAPTER 4. 알카인

01 ①
알카인은 알켄보다 더욱 선형이고, 삼중결합은 이중결합보다 더 편극성이 크다. 이 두 가지 특성 때문에 알카인은 더 강한 인력을 갖는다. 결과적으로 알카인은 같은 수의 탄소를 갖는 알켄보다 높은 끓는점을 가지며, 말단 알카인보다 내부 알카인이 보다 높은 끓는점을 가진다.
일반적으로 bp : 알켄 < 말단알카인 < 내부알카인 순서이다.

02 ①
다중결합을 포함하는 가장 긴 탄소사슬이 모체(굵은 선)이며, 다중결합의 번호가 최소가 되도록 번호를 매긴다.

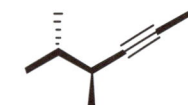

(S)-4,5-dimethylhex-2-yne

03 ①
입체배열은 (S)이므로 올바른 IUPAC 명명은 (S)-hept-4-yn-2-ol이다.

04
 a. (E)-1-cyclopentyl-3,6-dimethylhept-3-en-1-yne
 b. (E)-4-isopropylhept-4-en-2-yne
 c. 1-chloro-4-methylpent-2-yne
 d. (S)-5-phenyloct-2-yne
 e. 4-(1-bromoethyl)hex-1-en-5-yne

05

CHAPTER 4. 알카인

06 ①
가장 적절성이 떨어지는 시약은 pk_a값을 고려했을 때 NaOH 이다.

07 ④
알카인의 수화반응인 수소화붕소첨가/산화반응이며, 안티-마르코브니코프의 규칙에 따라 enol형 태가 만들어진 후 토토머화에 의해 keto형태가 된다. 안티-마르코브니코프의 규칙을 따르는 이유 는 입체장애(steric) 때문이라는 점을 기억해 두어야 한다.

08 ①
생성물에 에폭사이드가 존재하므로 알켄과 과산화산(peroxy acid, RCO_3H)이 필요하다. 다만 문 제에서 제시한 반응물이 알카인이므로 알켄으로의 환원이 필요하며, 생성물에 메틸기가 cis로 배 치되어 있으므로 cis 알켄으로의 환원을 위해 Lindlar 촉매가 필요하다.

09 ⑤

10 ⑥
ㄱ.의 할로젠화반응은 안티-첨가로 진행되기에 바람직한 생성물의 구조는 다음과 같다.

11 ①
A. 삼중 결합은 3개의 결합 전자쌍의 인력이 겹치고 s-성질이 큰 sp혼성 오비탈을 가지고 있기 때문에 결합길이가 이중 결합에 비해 짧다. 또한 다음의 표에서도 확인할 수 있듯이 알카인 의 파이 결합 중 1개를 깨는데 필요한 에너지는 알켄보다 작다.

CHAPTER 4. 알카인

Approximate Bond Energies of Carbon–Carbon Bonds			
Bond	Total Energy	Class of Bond	Approximate Energy
C—C	347 kJ (83 kcal)	alkane sigma bond	347 kJ (83 kcal)
C=C	611 kJ (146 kcal)	alkene pi bond	264 kJ (63 kcal)
C≡C	837 kJ (200 kcal)	second alkyne pi bond	226 kJ (54 kcal)

B. 3,3-dimethyl-1-butyne은 치환기의 수가 많으므로 분산력이 감소하여 1-hexyne보다 끓는 점이 낮다.

C. trans-hept-4-en-2-yne에서 삼중결합이 가장 짧은 C-C 결합이다.

12

①, ②, ④

말단 알카인의 수소는 ⁻OH(히드록시화 이온), ⁻OR(알콕시화 이온)에 의해 떨어지기는 어렵다.

13

⑦

말단 알카인의 산성도가 큰 수소를 $NaNH_2$로 제거한 후 형성된 탄소음이온은 강친핵체, 강염기이므로 〈보기〉에 주어진 반응은 모두 결과가 올바르다.

14

①

15

②

A. alkyne을 trans-alkene으로 환원시킬 때는 Li, Na/NH_3 또는 Ni_2B 사용한다.

B. alkyne을 cis-alkene으로 환원시킬 때는 H_2/Lindlar촉매를 사용한다.

C. alkyne에 라디칼 개시제를 사용하여 라디칼 첨가반응이 진행되면 안티-마르코브니코프의 규칙에 따른 생성물이 얻어진다.

CHAPTER 4. 알카인

16 ⑤

ㄴ. Lindlar 촉매를 사용하면 신-첨가에 의해 반응이 진행된다.

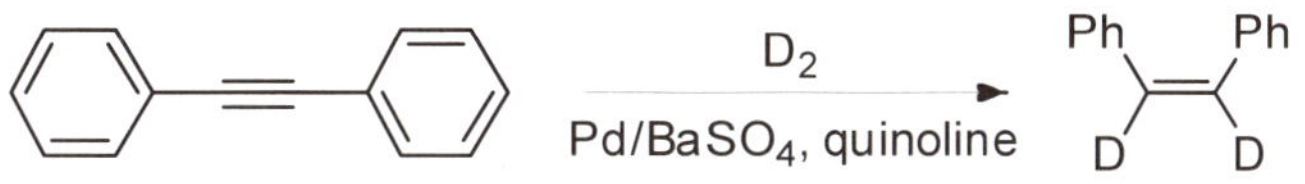

17 ②

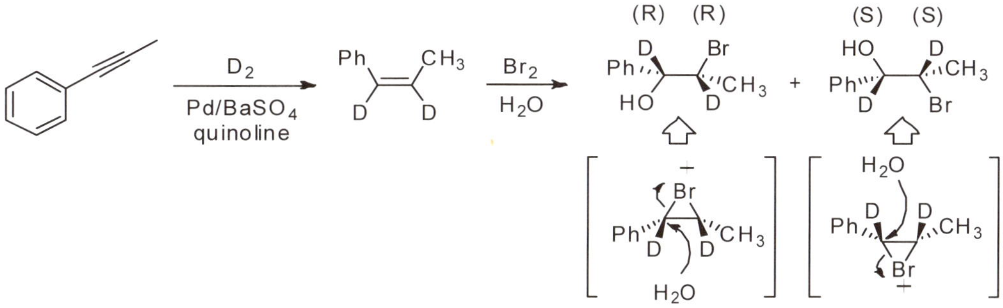

18

IUPAC 명칭	구조
a. 5,6-dimethyl-2-heptyne	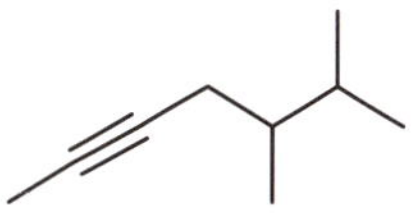
b. 5-tert-butyl-6,6-dimethyl-3-nonyne	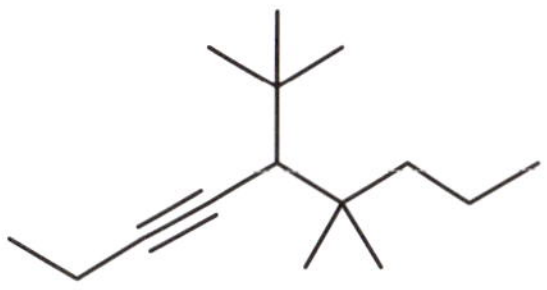
c. (S)-4-chloro-2-pentyne	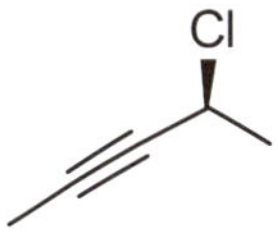
d. cis-1-ethynyl-2-methylcyclopentane	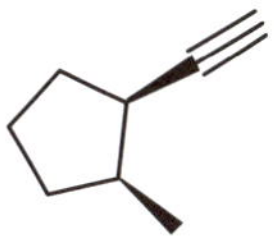
e. 3,4-dimethyl-1,5-octadiyne	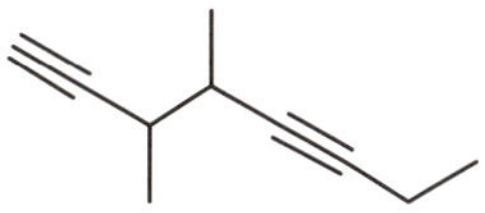
f. (Z)-6-methyl-6-octen-1-yne	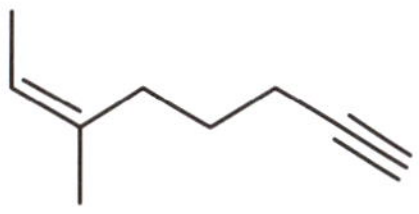

CHAPTER 4. 알카인

19 말단알카인보다 산성도가 더 높은 알코올이 산-염기 반응을 하기에 알카인의 알킬화반응이 아닌, williamson ether 합성법이 일어난다.

20 친핵체인 물이 고리중간체를 공격할 때 OMe의 비공유전자쌍과의 conjugation에 의해 TS가 안정해지므로 아래와 같은 메커니즘에 의해 생성물이 얻어진다.

21 enol의 C=C는 공명을 통해 음전하를 갖기에 alkene의 C=C보다 더 전자가 풍부하기 때문이다.

22

23
 a. (R)-3-ethynylhepta-1,6-diene
 b. (R)-5-vinyloct-1-en-6-yne
 c. (Z)-5-ethynylhepta-1,5-diene
 d. (R)-3-(prop-2-ynyl)cyclohex-1-ene

24 ⑤
 ㄱ. NaOH에 의한 S_N2로 할로하이드린(halohydrin)이 만들어진다. 이후 $NaNH_2$에 의한 분자내 williamson ether 합성법에 의해 에폭사이드가 얻어진다.

CHAPTER 4. 알카인

25 ②
엔올(enol)은 C=C에 OH가 결합된 것을 말하며, 케토(keto)는 C=O를 의미한다.
diketo에 상응하는 ketoenol은 아래와 같다.

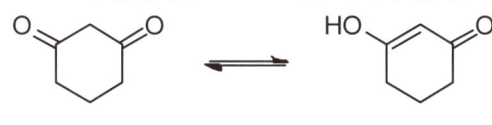

26 ③
가오존분해반응의 생성물을 통해 반응물(A)을 추론할 수 있다.

27 ⑤

28 ⑤
ㄱ. 2차 알킬할라이드이기에 E2에 의한 알켄이 주생성물이 된다.

29 ②
연속적인 2번의 E2가 일어나 말단 알카인이 주생성물로 얻어진다.

30 ⑥
ㄴ. 4번 시약은 마르코브니코프 규칙을 따르는 반응이므로 문제에 주어진 생성물은 올바르지 않다.

CHAPTER 5. 입체화학

01 ③, ④

(2R,3S)-2,3-dimethylspiro[4.4]nonane   (2R,3S)-2,3-dimethylspiro[4.4]nonane

(1S,5S,7R)-1,7-dimethylspiro[4.4]nonane   (1R,5R,7S)-1,7-dimethylspiro[4.4]nonane

(1R,5R,7R)-1,7-dimethylspiro[4.4]nonane

02 ③

거울상 이성질체는 서로 물성이 동일하지만, 이들 거울상 이성질체의 혼합물은 각각의 거울상 이성질체와 물성이 다를 수 있다.

03 ④

④는 분자 내에 카이랄 중심이 2개 존재하며, 분자 내에 대칭면이 존재하는 메조 화합물이다.

04 ③

CIP 규칙에 따라 우선순위를 고려하여 R/S를 판단하면 다음과 같다.

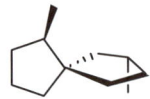

(1R,2R,4S)-2-chlorobicyclo[2.2.1]heptane

05 ②

CIP 규칙에 따라 우선순위를 고려하여 R/S를 판단하면 다음과 같다.

CHAPTER 5. 입체화학

06 ⑤
ㄱ, ㄷ, ㄹ의 생성물은 라세미 혼합물이며, ㄴ의 생성물은 메조 화합물이다.

07 ③
ㄱ. 분자 내에 카이랄 중심이 2개 존재하며, 분자 내에 대칭면이 존재하는 메조 화합물이다.
ㄹ. 분자 내에 대칭면이 존재하며 광학비활성이다.

08 ②
ㄹ. 3-methylpentane으로 분자 내에 카이랄 중심이 없고, 대칭면이 존재하며 광학비활성이다.
ㅁ. 분자 내에 카이랄 중심이 2개 존재하며, 대칭면이 존재하는 메조 화합물이다.
ㅂ. 분자 내에 카이랄 중심이 없고, 분자 내에 대칭면이 존재하며 광학비활성이다.

09 ⑦
ㄱ. 카이랄 중심은 없으나 입체장애로 인해 동일평면에 놓일 수 없으며 광학활성이다.
ㄴ. 카이랄 중심은 없으나 거울상과 겹쳐지지 않고 광학활성이다.
ㄷ. 분자 내에 카이랄 중심이 3개가 존재하므로 광학활성이 존재함을 쉽게 확인할 수 있다.

10 ④
ㄱ, ㄴ, ㄷ은 생성물이 라세미 혼합물이며, ㄹ은 메조 화합물이다.

11 ④
%ee=20%이므로 (+) : (−) = 40% : 60%임을 알 수 있다.

CHAPTER 5. 입체화학

12 ④

거울상 이성질체 초과량이 70%인 경우는 거울상 이성질체의 비율의 차이가 70%인 경우를 말한다.

13 ①

거울상 이성질체 초과량이 40%인 경우는 거울상 이성질체의 비율의 차이가 40%인 경우를 말한다.

14 ③

%ee=10%이며, 완전한 반전이 일어났을 때의 순수한 물질의 광회전도가 +53이라는 것은 (S) 배열이 우선성임을 뜻한다. 따라서 (S) : (R)=55% : 45% 이다. 반응물이 (R)배열을 가지므로 보존 백분율은 45%가 된다.

15 ④

$$65\%(R) + 35\%(S) = Mix[\alpha] = \frac{-25.3}{2.038} = -12.4$$

$$\%ee = 30\% = \frac{-12.4}{pure[\alpha]} \times 100$$

$$pure[\alpha] = +41.3$$

16 ③

17 ②

CHAPTER 5. 입체화학

18 ④

분자 내에 카이랄 중심이 2개 이상이며, 광학비활성인 물질이 메조 화합물이다.

ㄱ. 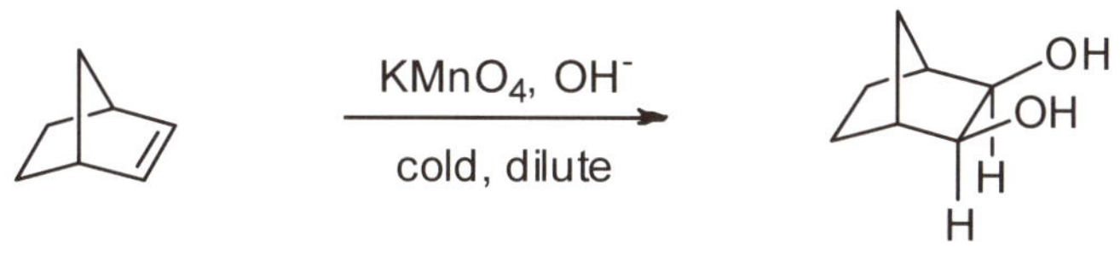 norbornene + KMnO₄, OH⁻ / cold, dilute → diol (meso)

ㄴ. 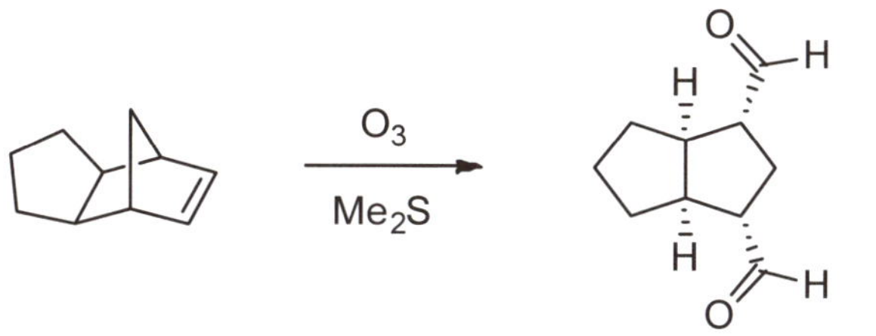 + O₃ / Me₂S → dialdehyde (meso)

ㄷ. 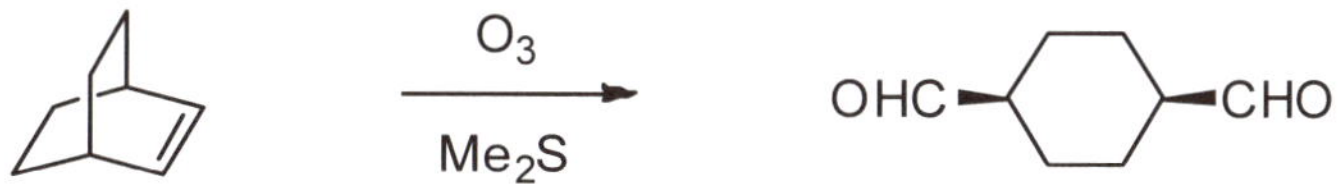 + O₃ / Me₂S → OHC—cyclohexane—CHO (trans)

19 ④

ㄱ. 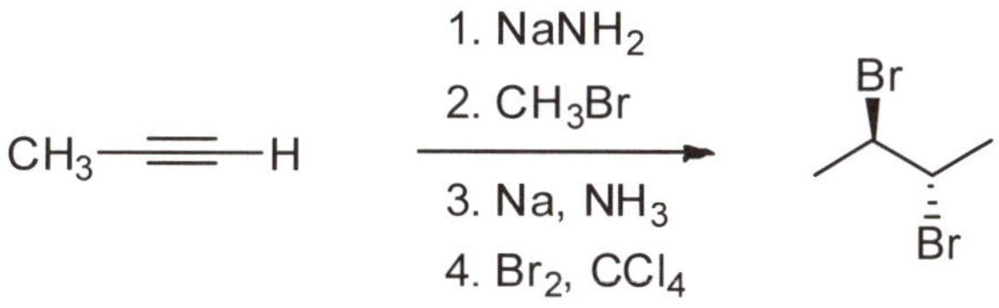 CH₃—≡—H
1. NaNH₂
2. CH₃Br
3. Na, NH₃
4. Br₂, CCl₄
→ dibromide, Meso

ㄴ. 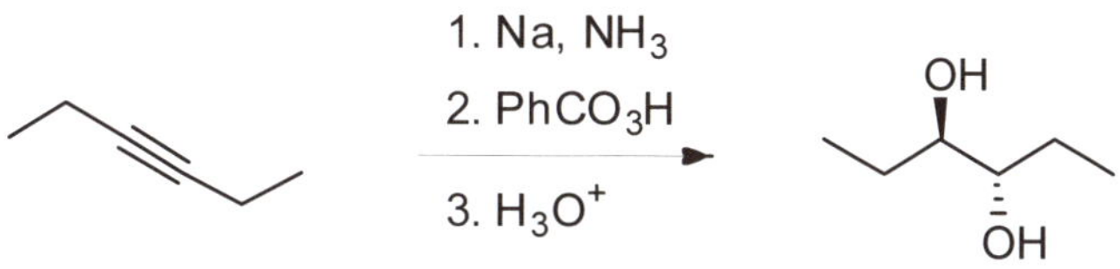
1. Na, NH₃
2. PhCO₃H
3. H₃O⁺
→ diol, Meso

ㄷ. 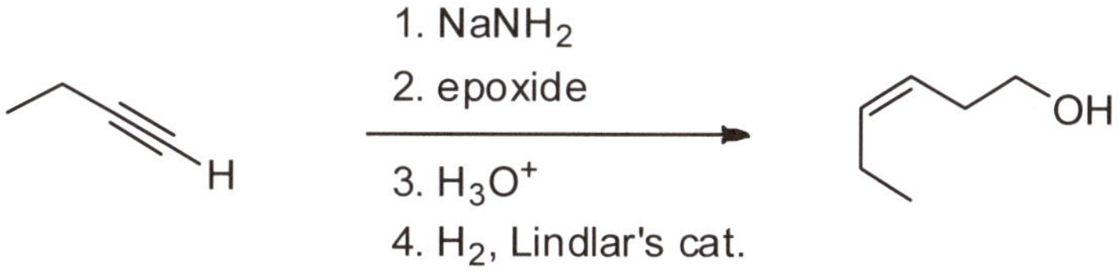
1. NaNH₂
2. epoxide
3. H₃O⁺
4. H₂, Lindlar's cat.
→ alkenol, Achiral

해설

CHAPTER 5. 입체화학

20 ⑤

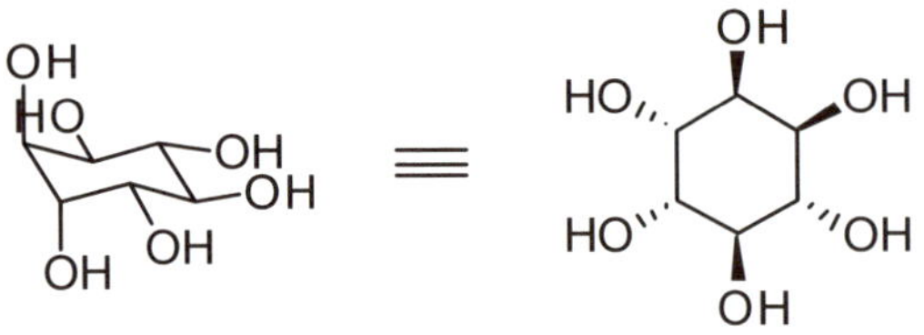

Compound X의 쐐기-대쉬 구조는 위와 같으며, 해당 물질은 myo-Inositol의 입체이성질체이다.

21 ②

각 화합물의 입체배열은 다음과 같으며, 부분입체이성질체관계이다.

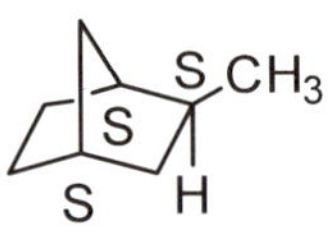

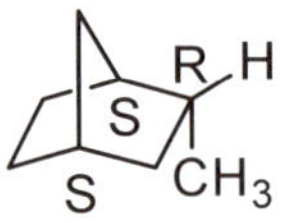

22 ①, ④, ⑤

해당 물질들은 모두 분자 내에 대칭면이 존재하는 광학비활성인 물질이다.

23 ③, ④, ⑤

①, ②는 모두 대칭면이 존재하는 광학비활성인 물질이다.

24 ①, ④

①, ④는 카이랄 중심이 존재하며 광학활성이나, 나머지 물질들은 카이랄 중심 자체가 존재하지 않는다.

25 ④

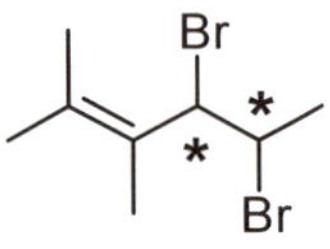

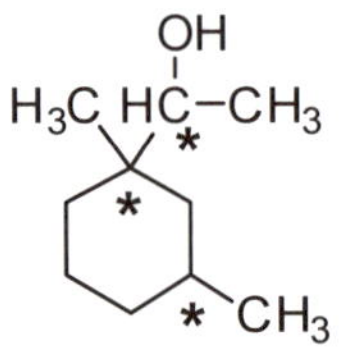

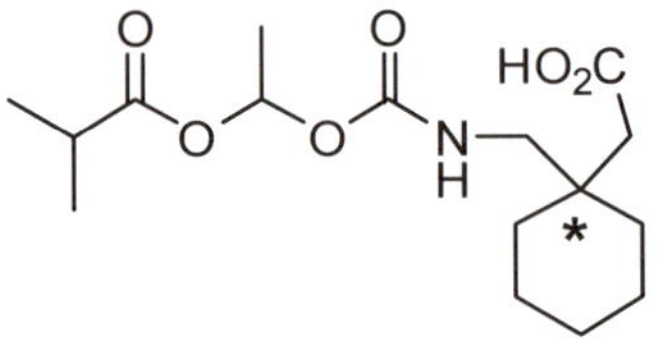

CHAPTER 5. 입체화학

26 ⑤

27 ③
해당 용액의 고유광회전도[α]는 5.6/0.4×1로 14이다. 따라서 농도가 바뀐 물질의 관측 광회전도는 14×0.8로 11.2이다.

28 ④
%ee는 40이다.

29 ①
거울상이성질체초과량이 90이기에 거울상이성질체인 두 물질 중 과량인 물질이 90% 만큼 추가적으로 더 많다는 것이기에 95 : 5의 비율을 의미한다.

30 ④
%ee=10이며, 혼합물이 +7.0이므로 우선성인 (S)가 좌선성인 (R)보다 10%더 초과되었음을 파악할 수 있다.
따라서 S : R = 55 : 45이다.

31 ⑤
⑤는 cis/trans 기하이성질체 관계이다.

32 ③

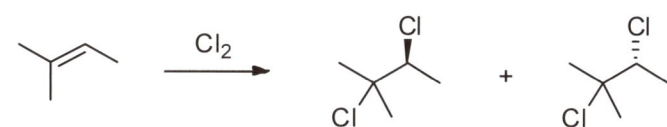

CHAPTER 5. 입체화학

33 ⑤

⑤는 거울상이성질체 관계이다.

34 ③

입체이성질체의 최대 개수는 2^n이며, 입체이성질체 중 메조화합물이 존재하지 않는 경우 최대 개수가 올바른 입체이성질체의 개수가 된다.
문제에 주어진 물질의 경우 카이랄 탄소의 수가 4개이므로, 입체이성질체의 수는 $2^4(=16$개$)$이다.

35 ⑤

입체이성질체의 최대 개수는 2^n이며, 입체이성질체 중 메조화합물이 존재하지 않는 경우 최대 개수가 올바른 입체이성질체의 개수가 된다.
문제에 주어진 물질의 경우 카이랄 탄소의 수가 3개이므로, 입체이성질체의 수는 $2^3(=8$개$)$이다.

36 ④

화합물 X는 불포화도가 1이며, 수소첨가반응을 통해 이중결합을 가지고 있음을 알 수 있다. 반응물도 수소첨가반응의 생성물도 광학활성을 갖는 경우는 아래와 같다.

$$\text{HO} \diagup^* \diagdown \!\!= \xrightarrow[\text{Pt/C}]{H_2} \text{HO} \diagup^* \diagdown\diagup$$

37 ④

④를 제외하고는 모두 주생성물과 부생성물이 입체이성질체 관계로 혼합되어 얻어진다.

38 ④

$$\underset{(S)}{\diagdown}\!\!\underset{(R)}{\overset{N-CH_3}{\diagup}} \rightleftharpoons \underset{(S)}{\diagdown}\!\!\underset{(S)}{\overset{CH_3}{\underset{N}{\diagup}}}$$

두 물질의 관계는 부분입체이성질체 관계이고, 아민 반전에 의하여 질소 중심의 배열은 빠르게 전환된다.

39 ④

아민반전이 매우 빠르게 일어나는 경우 분리되지 않으므로 광학활성을 갖지 않는다.

CHAPTER 5. 입체화학

40 ②
아민반전은 비공유 전자쌍이 존재하는 경우에 일어나며, 4차 암모늄염은 비공유전자쌍이 존재하지 않기에 반전이 일어나지 않는다.

41 ⑤
산-염기 반응을 통하여 부분입체이성질체를 형성하기 위해서는 거울상이성질체의 혼합물인 염기와 반응을 해야 한다. 따라서 카이랄 중심이 존재하여 거울상이성질체로 존재할 수 있는 ㄱ, ㄷ이 (S)-malic acid와의 반응으로 부분입체이성질체를 형성할 수 있는 아민이다.

42 ②
탄소가 6개이며 반응과 무관하게 고정되어 있는 카이랄 중심이 존재하여 에폭사이드 형성 시 부분입체이성질체를 형성하는 물질은 주어진 보기 중 ②가 유일하다.

43 ①

해설

CHAPTER 5. 입체화학

44 ③

아래의 6가지가 가능하다.

45 ③

라세미 혼합물이 되면 순수한 거울상 이성질체일 때와 다른 분자간의 상호작용이 형성이 되기에, 물성이 다를 수도 있다.

46 ④

C는 광학비활성인 물질이므로 거울상이성질체를 가질 수 없다. 그러므로 거울상이성질체의 동량 혼합물인 라세미혼합물이 될 수 없다.

(가) Ph-CHBr-CHBr-Ph $\xrightarrow{\text{tBuOK, 1당량}}$ Ph-C(Ph)=CH-Br

(나) Ph-CHBr-CHBr-Ph $\xrightarrow{\text{tBuOK, 1당량}}$ Ph-C(Br)=CH-Ph

(다) 1-bromo-1-tert-butylcyclohexane $\xrightarrow{\text{tBuOK}}$ 1-tert-butylcyclohexene

47 ②

48 ⑤

⑤는 분자 내 대칭면을 갖기에 비카이랄이다.

CHAPTER 6. 유기할로젠화물

01 ⑤

문제에서 제시한 반응은 라디칼 치환반응이며 브롬은 선택성이 크기에 보다 안정한 알릴 라디칼 중간체가 형성되는 위치를 찾아야 한다.

02 ②

반응은 라디칼 치환반응이며 생성물은 알릴자리에 브롬이 수소대신 치환된 생성물이므로 반응물은 cyclohexene이어야 한다.

03 ④

각각의 반응에 의해 얻어지는 생성물은 다음과 같다.

① $CH_3CH=CH_2$ $\xrightarrow[CCl_4]{Br_2}$ CH₃CHBrCH₂Br

② $CH_3CH=CH_2$ $\xrightarrow[light]{Br_2}$ BrCH₂CH=CH₂

③ $CH_3C\equiv CH$ $\xrightarrow{2HBr}$ CH₃CBr₂CH₃

④ $CH_3C\equiv CH$ $\xrightarrow[ROOR]{2HBr}$ CH₃CHBrCH₂Br

⑤ $CH_3CH=CH_2$ $\xrightarrow[H_2O]{Br_2}$ CH₃CH(OH)CH₂Br

04 ②

Br_2에 의한 라디칼 치환반응은 선택성이 크기에 더 안정한 탄소 라디칼이 중간체로 형성된다. 이후 탄소 라디칼의 혼성은 sp^2이므로 좌/우(혹은 앞/뒤)공격의 비율이 동등하기에 생성물은 거울상 이성질체가 1 : 1로 얻어진다.

05 ④

알릴자리 라디칼 치환반응이 일어난다.

cycloheptene $\xrightarrow[hv]{NBS}$ 3-bromocyclohept-1-ene

CHAPTER 6. 유기할로젠화물

06 ④
반응물은 1개의 카이랄 중심을 가지며, B역시 1개의 카이랄 중심을 갖는다. A는 라세미 혼합물이며, 생성물은 입체 이성질체를 제외하고 A, B외에 아래와 같이 3개의 구조 이성질체가 더 있다.

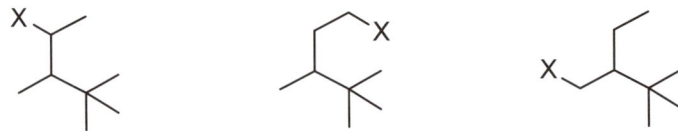

라디칼 치환반응의 선택성은 Cl_2 < Br_2이므로 A/B는 Br_2일 때가 Cl_2일 때보다 더 크다.

07 ④

ㄱ. 라디칼 첨가반응은 안티-마르코브니코프의 규칙에 따라 진행된다.

ㄴ. 라디칼 치환반응은 sp^3혼성탄소의 수소를 할로젠으로 치환하는 반응이며, Br_2는 선택성이 크기에 benzyl자리에서 치환이 일어난다.

08 ②

IUPAC 명명법에 따라 이중결합을 포함하는 굵은 선이 모체이며, 다중결합의 번호가 최소가 되도록 숫자를 매긴다.

(R,2E,4E)-6-fluoro-3-isopropylhepta-2,4-diene

09 ④

치환기의 이름은 알파벳 순으로 나열해야 하므로 올바른 명칭은 다음과 같다.
(R)-3-ethyl-3-methylcyclohex-1-ene

10 ②

IUPAC 규칙에 따라 다중결합의 번호가 최소가 되도록 번호를 붙인다. 그러나 다중결합의 번호로는 구별되지 않으므로 알파벳이 앞서는 Cl의 번호가 작아지도록 번호를 붙인다.

CHAPTER 6. 유기할로젠화물

11 ④
문제에 주어진 구조에 대한 평면 구조는 다음과 같다. 치환기의 우선순위가 동일하고, 번호도 동일한 경우이므로 알파벳이 앞서는 치환기의 번호가 최소가 되도록 숫자를 매긴다.

12 ②
우선순위가 없는 할로젠과 알킬기이므로 첫 번째 치환기의 번호가 최소가 되도록 숫자를 매긴다.

13 ④
④는 입체배열을 가지지 않는다.
cis-4-bromo-1,1-dimethylcyclohexane → 4-bromo-1,1-dimethylcyclohexane

14 ③
주어진 반응은 벤질자리 라디칼 치환반응이다. 따라서 NBS/hv 혹은 Br_2/hv 혹은 NBS/ROOR 혹은 Br_2/ROOR 등의 시약의 조합이 사용될 수 있다.

15 ⑤

CHAPTER 6. 유기할로젠화물

16 ③

$C_6H_{13}Cl$인 4개의 구조이성질체는 아래와 같다.

17 ④

가장 결합력이 약한 수소는 균일 분해되어 가장 안정한 탄소라디칼을 만드는 위치의 수소이다. 따라서 제시된 보기 중 2차 알릴수소가 가장 결합력이 약하다.

18 ⑤

ㄱ. Br은 Cl에 비하여 위치선택성이 크기에 B/A 비는 Cl일 때가 더 크다.
ㄴ. Br의 경우 위치선택성이 크기에 수득률은 A가 B보다 더 크다.
ㄷ. 모든 수소의 반응성이 동일하다면 개수가 더 많은 1차 수소가 치환된 생성물이 더 많이 얻어진다.

19 ③

2차 수소의 개수는 12개이고 3차 수소의 개수는 4개이다. X=Cl인 경우 2차 수소와 3차 수소의 반응성비가 각각 3.5 : 5로 반응성을 수소의 개수와 곱하면 2차와 3차의 생성물 비는 각각 42 : 20이다.

20 ⑥

X=Cl인 경우 rds는 발열, X=Br인 경우 rds는 흡열반응이다. 따라서 X=Cl일 때 반응속도가 더 빠르다. 또한 선택성은 Br이 더 크다.

21 ⑤

라디칼 치환반응은 sp^3C-H가 sp^3C-X로 진행되는 치환반응이다. 따라서 주어진 구조에서 반응이 가능한 곳은 벤질수소 뿐이다.

22 ④

$SOCl_2$와의 반응성은 2° ROH 보다 1° ROH 이 더 크다.

23 ④

ROH과 HX와의 반응성은 1° < 2° < 3° ROH 순으로 증가한다.

CHAPTER 6. 유기할로젠화물

24 ①, ②
3° ROH과 HX와의 반응은 S_N1 메커니즘에 의해 진행되므로 생성물은 거울상이성질체 혼합물로 얻어진다.

25 ④
ROH과 HX와의 반응성은 1° < 2° < 3° ROH 순으로 증가한다.

26 ①
PBr_3와의 반응성은 3° < 2° < 1° ROH 순으로 증가한다.

27 ②
ROH과 HX와의 반응성은 1° < 2° < 3° ROH 순으로 증가한다.

28 ①
RX의 녹는점은 R이 동일한 경우 RF < RCl < RBr < RI 순으로 증가한다.

29 ②
ROH과 HX와의 반응성은 1° < 2° < 3° ROH 순으로 증가하며, HX의 경우 산성도가 클수록 반응성이 크기에 HF < HCl < HBr < HI 순으로 반응성이 증가한다.

30 ③
주어진 화학종은 탄소양이온을 형성하는 단계에서의 전이상태이다.

31 ③

CHAPTER 7. 친핵성 치환반응, 제거반응

01 ①

극성 양성자성 용매(polar protic solvent)보다 극성 비양성자성 용매(polar aprotic solvent)를 사용할 때 친핵성도가 더 크기에 S_N2에서는 methanol을 DMSO로 바꾸면 반응속도가 증가한다.

02 ①

S_N2에서 이탈기가 좋을수록 반응속도가 증가하며, 이탈기의 순서는 $F^- < Cl^- < Br^- < I^- < {}^-OMs < {}^-OTs < {}^-OTf$ 이다.

03 ①

S_N1메커니즘은 탄소양이온 중간체를 거쳐 진행되는 다단계 반응이며, 탄소양이온 중간체가 만들어지는 단계가 반응속도결정단계(r. d. s)이므로 탄소양이온이 안정할수록, 이탈기가 좋을수록 반응성이 증가한다. 따라서 3차 기질에서 반응성이 좋으며 기왕이면 극성 양성자성 용매를 쓰는 것이 바람직하다. 반응속도식은 rate = k[RX]이므로 친핵체의 종류와는 무관하다.

04 ①

S_N2메커니즘은 단일단계로 진행되기에 전이상태만을 갖으며, 입체장애가 적을수록 친핵체와의 반응이 보다 손쉽게 일어난다. 따라서 1차 기질에서 반응성이 좋으며 반응속도식은 rate = k[RX][Nu]이며 친핵성도가 클수록 반응속도가 빠르며 이탈기가 좋을수록 반응속도가 증가한다. 또한 용매는 극성 비양성자성용매를 쓰는 것이 보다 바람직하다.

05 ⑤

입체장애가 가장 작은 1차 기질의 반응성이 가장 좋다.

06 ①

S_N2메커니즘은 단일단계반응이며, 협동반응(Concerted reaction)이라고도 한다. 입체화학은 반전이며 Aryl halide와 Vinyl halide는 반응을 하지 않는다. 또한 입체화학이 반전된 생성물만이 얻어지기에 초과량은 구할 수 없다.

07 ⑤

S_N1은 극성 양성자성 용매일수록 반응이 잘 진행 된다.

08 ①

주어진 반응물과 S_N2를 하기위한 위치선택은 알릴자리이다. 바이닐 자리는 S_N1, S_N2, E1이 불가능하며, E2는 가능하지만 주어진 시약은 염기성이 약하므로 E2가 일어나기 어렵다.

CHAPTER 7. 친핵성 치환반응, 제거반응

09 ④

문제에서 주어진 반응은 가용매분해반응으로 진행이 되며, 3차 기질에서 가장 잘 일어나므로 주어진 반응물에서 3차 탄소에 있는 Br이 우선적으로 이탈하여 반응한다.

10 ④

반응은 S_N2로 진행이 되며 산소와 황 중에서 황의 친핵성도가 더 크다.

11 ③

반응은 S_N2로 진행이 되며 극성 양성자성 용매인 물(H_2O)에서 산소와 황 중에서 황의 친핵성도가 더 크다.

12 ①

반응은 S_N2로 진행이 되며 아릴(aryl)자리는 S_N2가 불가능 하므로 벤질(benzyl)자리에서 일어난다.

13 ③

LDA는 비-친핵성 염기(non-nucleophilic base)이므로 2차 기질과 E2가 우세하다.

14 ①

같은 주기인 경우 염기성과 친핵성은 비례하므로 탄소가 산소보다 친핵성도가 크다. 또한 I가 Cl보다 좋은 이탈기이지만 I가 붙은 탄소는 바이닐자리처럼 입체장애가 크고, 결합력이 강하므로 S_N2가 일어날 수 없는 자리이므로 Cl이 붙은 탄소를 공격하게 된다.

15 ②

(가)는 E2로 진행시 syn-periplanar(산-준평면)으로 진행되며, (나)는 S_N1으로 진행되며, 탄소양이온의 자리옮김을 통해 만들어진 3차 탄소양이온 중간체를 입체장애가 적은 곳으로 H_2O이 공격하게 된다.

16 ①

극성 양성자성 용매는 수소결합이 가능한 수소를 가지는 용매를 말한다.

CHAPTER 7. 친핵성 치환반응, 제거반응

17 ④
극성 비양성자성 용매는 수소결합이 가능한 수소가 없는 용매를 말한다.

18 ⑤
비교대상인 친핵체에서 음이온을 가지는 원소가 다른 주기인 경우 polar protic solvent 에서는 사이즈가 클수록 좋은 친핵체이다. F, O와 S, Cl은 서로 다른 주기이므로 S와 Cl이 더 좋은 친핵체이며 S과 Cl은 같은 주기이며 같은 주기의 경우 용매와 관계없이 전기음성도가 작을수록 즉 주기율표에서 왼쪽으로 갈수록 친핵성도가 증가한다. 따라서 가장 좋은 친핵체는 CH_3S^- 이라고 해야 한다.

19 ②
문제에서 제시되어 있는 음이온들은 모두 같은 주기 원소이다. 따라서 용매에 따라 친핵성도가 달라지지 않으며, 염기성이 클수록 친핵성도가 증가하므로 $CH_3CH_2^-$ 가 가장 좋은 친핵체이다.

20 ⑤
S_N2는 극성 비양성자성 용매(polar aprotic solvent)하에서 진행하는 것이 극성 양성자성 용매(polar protic solvent)에서 보다 속도가 빠르다.

21 ③
주어진 시약은 $t-BuO^-$이며, 비-친핵성 염기(non-nucleophilic base)이고 주생성물은 anti-zaitsev's product(또는 Hofmann 생성물)이다. 즉, 덜 치환된 알켄이 주생성물이다.

22 ②
주어진 시약은 $t-BuO^-$이며, 비-친핵성 염기(non-nucleophilic base)이고 주생성물은 anti-zaitsev's product(또는 Hofmann 생성물)이다. 즉, 덜 치환된 알켄이 주생성물이다.

23
$H_2O < CH_3CO_2^- < HO^- < CH_3S^-$
중성화학종보다는 음이온의 친핵성도가 더 크다. 또한 같은 원소에 음이온이 있는 경우라면 염기성이 클수록 친핵성이 커진다. 음이온을 가진 원소의 주기가 다른 경우라면 용매효과를 고려해야 하며, 문제와 같이 양성자성 용매가 사용된 경우라면 음이온을 가진 원소의 size가 클수록 친핵성도가 증가한다.

CHAPTER 7. 친핵성 치환반응, 제거반응

24 ⑤

위의 문제와 마찬가지로 주기가 다른 경우라면 용매효과를 고려하여야 하며, 양성자성 용매가 사용된 경우라면 음이온을 가진 원소의 size가 클수록 친핵성도가 증가한다. 또한 같은 원소인 경우라면 염기성과 친핵성이 비례한다. 아민의 경우 2차 아민이 3차 아민보다 친핵성도가 크다.

25 ④

$$\text{Br-기질} \rightarrow \text{카보양이온} \xrightarrow{\text{1,2-methyl shift}} \text{재배열 카보양이온} \xrightarrow{CH_3OH} \text{OCH}_3 \text{ 생성물}$$

26 ①

가용매분해반응의 반응속도는 친핵성도 혹은 염기성도와는 무관하며, 탄소양이온 중간체의 형성 단계가 속도결정단계이기에 탄소양이온중간체 및 전이상태의 안정성이 중요하다.

27 ①

주어진 문제의 반응물은 CH_3OTs이다. 따라서 이탈기는 OTs(tosylate)인데, 약어에만 익숙해져 있다 보면 이처럼 구조로 등장한 경우에 당황할 수 있으므로 구조 또한 알아두는 것이 좋겠다.

28 ③

$KOC(CH_3)_3$는 비-친핵성 염기(non-nucleophilic base)이고 주생성물은 anti-zaitsev's product (또는 Hofmann 생성물)이다.

29 ④

모두 E2반응이며, ㄷ은 입체배열이 (S)인 생성물이 얻어진다.

30 ④

수용액하에서의 비교이므로 같은 족의 경우 size가 클수록 친핵성도가 크다. 또한, t-butoxide는 ethoxide에 비해 염기성은 크지만, 친핵성도는 작다.
제시된 아민의 경우 사슬형 아민이 고리형 아민에 비해 입체장애가 크기에 친핵성도가 작다.

31 ④

입체장애가 작고, 더 좋은 이탈기를 가진 기질을 선택해야 한다.

CHAPTER 7. 친핵성 치환반응, 제거반응

32 ⑦

ㄱ. 2-bromo-2-methylpentane의 입체장애가 가장 크며, 1-chloro-2,2-dimethylpentane은 3차 기질과 입체장애가 비슷하며 반응속도가 조금 빠르긴 하지만 비슷한 편이다.

ㄴ. PhBr은 S_N2반응을 할 수 없다.

ㄷ. 2-chlorobutane 보다는 2-iodobutane 가 더 좋은 이탈기를 가지고 있다.

33 ⑦

ㄱ. 가용매 분해반응의 경우 용매의 극성이 클수록 탄소양이온이 보다 안정해지며, 하몬드 가설에 의해 선이상태도 안정해진다. 아세톤보다 물이 용매의 극성이 더 크다.
ㄴ. NaOEt는 zaitsev 생성물을 얻게 되며, 부피가 큰 염기인 KOtBu는 입체장애로 인해 접근이 보다 손쉬운 수소를 제거하기에 anti-zaitsev 생성물(or hofmann 생성물)을 얻게 된다.
ㄷ. NaOEt와의 E2메커니즘이 일어나기 위해 이탈기는 axial에 배치되어 있어야 안티-준평면을 만족할 수 있게 된다.

34 ④

35 ③

anti-zaitsev 생성물(or hofmann 생성물)을 얻기 위해 부피가 큰 염기를 사용해야 한다. 반응물의 명칭을 cis-1-bromo-2-methylcyclohexane라고 입체배열을 cis로만 표현했기에 반응은 아래와 같이 두 경우 모두 표시를 하였다.

CHAPTER 7. 친핵성 치환반응, 제거반응

36 ①
주어진 반응은 모두 E2메커니즘에 의해 진행된다.

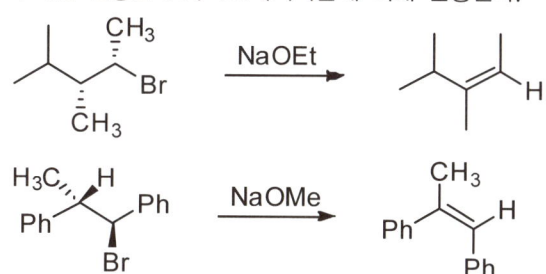

37 (A)=(R)-1-ethyl-2-methylenecyclopentane , (B)=(E)-3-methylpent-2-ene

(1S,2R)-1-bromo-2-ethyl-1-methylcyclopentane → (R)-1-ethyl-2-methylenecyclopentane

(2S,3S)-2-bromo-3-methylpentane → (E)-3-methylpent-2-ene

38 ②
KCN을 이용한 S_N2메커니즘으로 입체장애가 보다 작은 알파-탄소를 공격하게 된다.

39 ③
E1반응은 3차 기질일수록 속도가 빨라진다.

ㄱ, ㄴ, ㄷ, ㄹ, ㅁ

40 ②
①
(S)-1-chloro-3-methylpentane —NaSCH₃→ (S)

CHAPTER 7. 친핵성 치환반응, 제거반응

②

(1S,3R)-1-bromo-3-methylcyclohexane → (R,R) with NaSCH₃ giving trans product with SCH₃

③

(R)-OTs + CH₃COONa → (S)-OAc

④

(3S,4R)-4-bromo-3-methylheptane + H₂O → tertiary alcohol, racemic mix

⑤

(1S,3S)-bromide + H₂O → (1R,3S)-OH + (1S,3S)-OH

---

41 ②

S-character가 증가할수록 음이온의 안정성이 증가하며, ㄱ은 $pk_a ≒ 25$, ㄹ은 $pk_a ≒ 45$이다. 또한 일반적으로 S-character가 동일한 경우에는 3차수소 < 2차수소 < 1차수소일수록 산성도가 증가한다.

---

42 ③

염기성도는 비공유전자쌍(또는 음이온)이 편재될수록 증가한다. s-character가 작을수록 음이온이 편재된다.

43

a. $k_1 > k_2$
   Br이 Cl보다 더 좋은 이탈기이다.
b. $k_1 > k_2$
   ⁻OH가 ⁻OAc보다 친핵성도가 더 크다.
c. $k_1 < k_2$
   S_N2는 비양성자성용매에서 더 좋은 반응성을 보인다.
d. $k_1 > k_2$
   베타자리의 입체장애가 더 작은 기질의 반응성이 더 좋다.

---

44 ①

E2메커니즘에 의해 hofmann 생성물인 2-methylpent-1-ene이 주생성물로 얻어진다.

CHAPTER 7. 친핵성 치환반응, 제거반응

45
a. $k_1 < k_2$
 I가 Cl보다 더 좋은 이탈기이다.
b. $k_1 > k_2$
 더 안정한 탄소양이온을 형성하는 반응이 더 빠르다.
c. $k_1 < k_2$
 아릴탄소양이온은 형성이 불가능하다.
d. $k_1 > k_2$
 S_N1은 aprotic 보다 protic에서 반응속도가 더 빠르다.

46 옥텟을 만족하는 안정한 탄소양이온 중간체가 형성되기 때문이다.

47
a. 반응속도가 증가한다.
b. 반응속도가 감소한다.
c. 염기성이 감소하므로 반응속도가 감소한다.
d. 2°RX이므로 반응속도가 증가한다.
e. 더 좋은 이탈기이므로 반응속도는 증가한다.

48

해설

CHAPTER 7. 친핵성 치환반응, 제거반응

49 a. S$_N$1

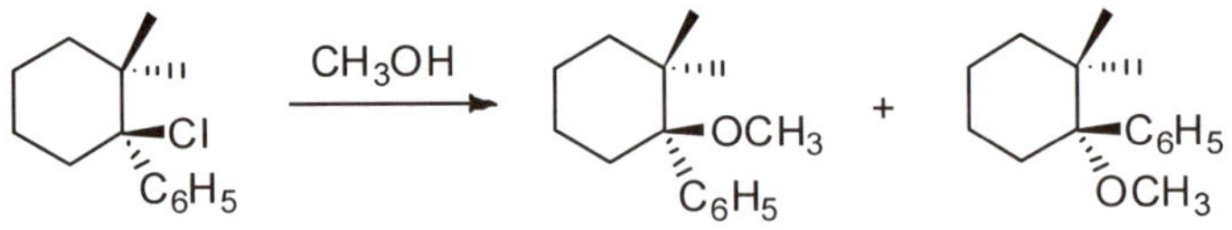

b. S$_N$1

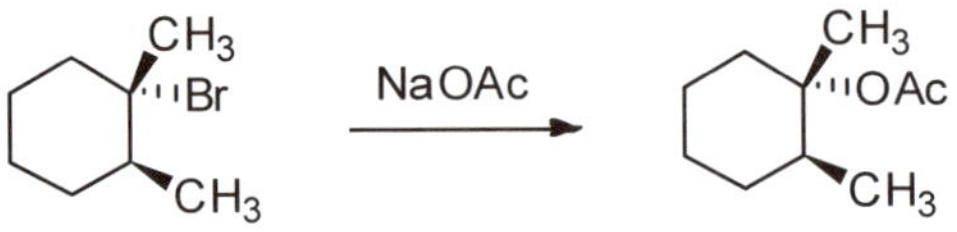

c. E2

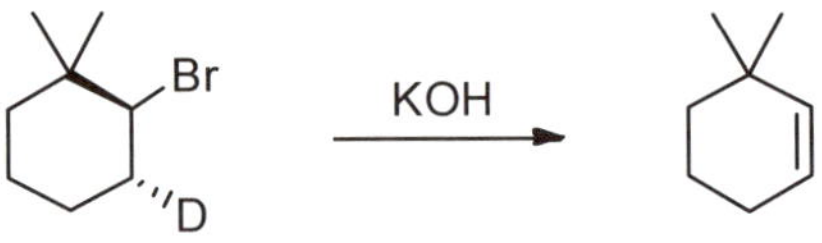

50 a.

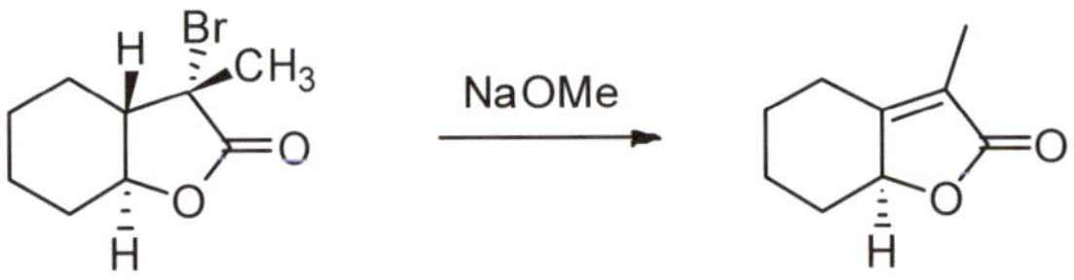

b.

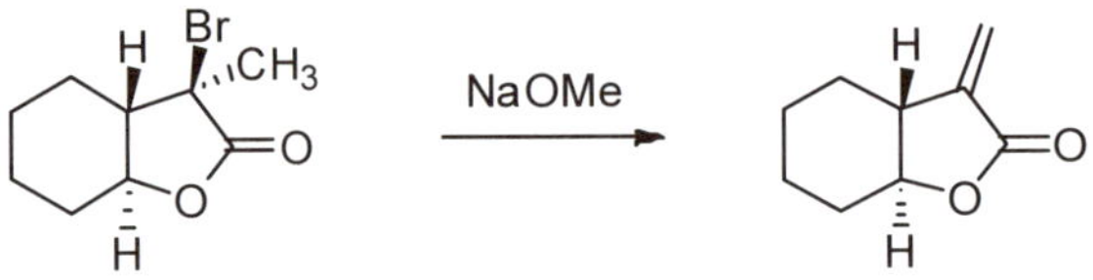

51 a.

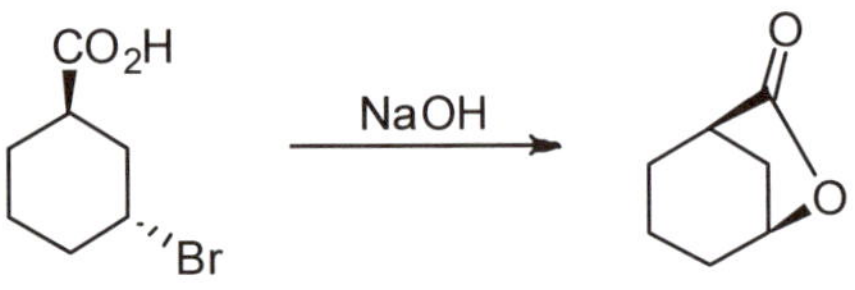

b.

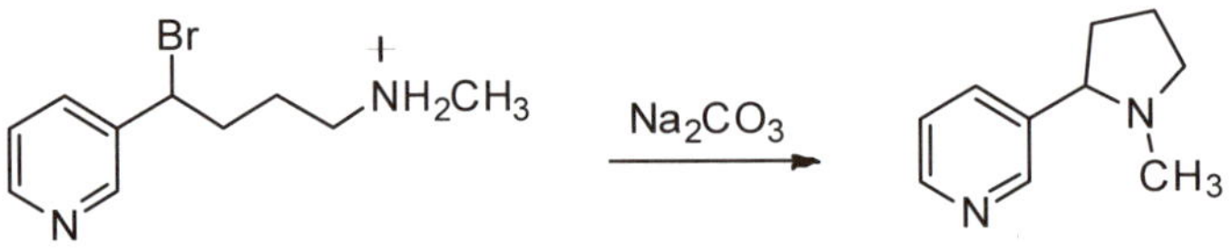

52 ②
일차동위원소효과에 의하여 제거 가능한 수소가 유일하게 중수소(D)인 경우가 가장 반응속도가 느리다.

CHAPTER 7. 친핵성 치환반응, 제거반응

53 ⑤
보기 중 S_N2의 반응속도가 가장 빠른 것은 1차 알릴브로마이드이다.

54 ①
보기 중 S_N2의 반응속도가 가장 빠른 것은 1차 벤질브로마이드이다. 나머지 보기들은 S_N2가 불가능한 아릴브로마이드이다.

55 ②
이탈기와 친핵체가 반응 전 후로 모두 CIP규칙에 따른 우선순위가 1번이기에 반응물이 (S)이성질체인 경우 반응 이후 생성물은 (R)이성질체로 얻어진다.

56 ④
〈보기〉중에서는 OTs가 가장 좋은 이탈기이며, 할로젠 중에서는 Cl < Br < I 순으로 더 좋은 이탈기이다.

57 ③
음이온보다는 중성인 화학종이 더 좋은 이탈기이며, 동일 화학종에서는 산소가 질소보다 전기음성도가 더 크기에 상대적으로 이탈하여 더 안정한 이탈기가 된다.

58 ④
가장 좋은 이탈기(I)를 포함하는 물질이 가장 빠르다.

59 ④
가장 안정한 탄소양이온인 2차 알릴 탄소양이온을 형성할 수 있는 물질이 S_N1반응의 반응성이 좋다.

60 ②
E2가 일어나며 자이제프 규칙(Zaitsev's rule)에 따라서 더 치환된 알켄이 주생성물로 얻어진다.

61 ③
③은 안티-준평면 관계인 수소가 하나뿐이며, 해당 수소가 제거되면 제시된 알켄만이 얻어진다.

CHAPTER 7. 친핵성 치환반응, 제거반응

62 ③
입체장애가 너무 커서 친핵체보다 주로 염기로 작용하는 물질을 비 친핵성 염기라 말하며 대표적인 것이 tert-butoxide이다.

63 ②
ㄱ. DBU와의 반응으로 자이째프 생성물이 얻어진다.
ㄴ. 비 친핵성 염기가 사용된 반응으로 E2가 우세하며 호프만 생성물이 얻어진다.
ㄷ. DBN은 1° RX와의 반응시 E2가 우세하다.

64 ②
AcONa를 제외한 나머지 보기들은 비 친핵성 염기로 친핵체보다 주로 염기로 작용한다.

65 ①
극성양성자성용매에서는 음이온의 주기가 커질수록 용매화의 영향이 줄어들어 친핵성은 증가한다.

66 ④
〈보기〉에 주어진 반응은 S_N2이며, 가장 적합한 용매는 aprotic이다.

67 ④
(A) 가용매분해반응(S_N1)으로 용매와 친핵체가 동일하다.
(B) 강한 친핵체에 의한 치환반응(S_N2)으로 반응에 가장 적절한 용매는 극성비양성자성용매이다.
(C) 강한 친핵체에 의한 치환반응(S_N2)으로 반응에 가장 적절한 용매는 극성비양성자성용매이다.

68 ③
ㄱ은 ⁻OTs로 가장 좋은 이탈기이며 나머지는 짝산의 산성도에 따라서 더 강한 산성도를 갖는 경우가 더 좋은 이탈기이다.

CHAPTER 7. 친핵성 치환반응, 제거반응

69

$$CH_3-\overset{\overset{CH_3}{|}}{\underset{}{S^+}}-CH_3$$

황 화합물은 산소 화합물보다 더 친핵성이 큰데, 황이 더 크고 많이 편극화되어 있어 전자가 핵으로부터 멀리 떨어져 덜 조밀하기 때문이다.

$$R-\ddot{S}-R \;+\; R'-\ddot{X}: \xrightarrow{S_N2} R-\overset{\overset{R'}{|}}{\underset{}{S^+}}-R \;\;\; :\ddot{X}:^-$$
sulfide — alkyl halide — sulfonium salt

$$CH_3-\ddot{S}-CH_3 \;+\; CH_3I \longrightarrow CH_3-\overset{\overset{CH_3}{|}}{\underset{}{S^+}}-CH_3 \;\;\; I^-$$
dimethyl sulfide — trimethylsulfonium iodide

따라서 설파이드는 입체 장애가 없는 할로젠화 알킬을 공격하여 설포늄 염(sulfonium salt)을 생성한다. 설포늄 염은 좋은 알킬화제인데, 이는 이탈기가 전하가 없는 설파이드이기 때문이다.

$$\text{Nuc}:^- \;\; CH_3-\overset{\overset{R}{|}}{\underset{\underset{R}{|}}{S^+}} \;\;\; X^- \longrightarrow \text{Nuc}-CH_3 \;+\; R-\ddot{S}-R \;+\; X^-$$
nucleophile — sulfonium salt — sulfide

해설

CHAPTER 8. 방향족 화합물

01 ①

aryl halide와 vinyl halide는 알킬화반응에서 친전자체를 만드는 시약으로 사용할 수가 없다. 탄소양이온이 만들어지지 않기에 S_N1으로도 입체장애로 인해 S_N2로도 반응할 수 없기 때문이다.

02 ③

F-C 알킬화의 limitation은 다중알킬화(poly-alkylation), 탄소양이온의 자리옮김, NH_2 및 강한 EWG 존재 시 반응을 하지 않음, aryl halide, vinyl halide와는 반응하지 않음 등이 있다.

03 ⑤

알킬화반응의 친전자체는 탄소양이온 중간체이며, 주어진 시약은 탄소양이온의 재배열에 따라 2차 탄소양이온이 된 후 반응이 진행된다. 이때, 주어진 반응물에 있는 치환기는 EDG이므로 -o, -p지향성기이다.

04 ⑤

공명구조를 그릴 때 기본골격에 변화가 생기는 것은 바람직하지 않다.

05 ⑤

NO_2가 존재하면 F-C 아실화반응이 일어나지 않기에, 아실화반응을 먼저 한 후 니트로화반응을 해야 한다.

06 ③

보기에 주어진 치환기들의 활성순서는 NH_2 > $NHCOCH_3$ > $CONH_2$이다. 따라서 벤젠의 전자밀도가 증가하는 순서는 ㄴ < ㄷ < ㄱ이 되며, 전자밀도가 풍부할수록 친전자성 방향족 치환반응의 반응성이 증가한다. 이와 같은 치환기에 대한 판단은 유도효과 및 공명효과에 의한 것이며, NH_2 > $NHCOCH_3$는 EDG이며, $CONH_2$는 EWG이다.

07 ②

아릴자리에 있는 NO_2를 NH_2로 환원시키는 시약은 H_2/Pd, Fe/HCl, Sn/HCl 등이 사용된다.

08 ⑤

반응물인 톨루엔의 CH_3는 -o, -p지향성기이며, 주어진 반응은 F-C 아실화반응을 한 후 금속촉매 수소환원법에 의해 C=O가 CH_2로 환원되는 반응이다.

CHAPTER 8. 방향족 화합물

09 ③
주어진 반응은 F-C 아실화반응이며, 아래와 같은 메커니즘으로 진행이 된다.

10 ①
아릴자리에 있는 NO_2를 NH_2로 환원시키는 반응이다.

11 ⑤
니트로화반응을 먼저 하는 경우에는 nitrobenzene이 만들어지며, 이때 F-C 알킬화 반응은 일어날 수가 없기에 알킬화 혹은 할로젠화반응부터 해야 한다. 또한 방향족 할로젠화반응시 NBS는 강한 EDG가 있는 경우에나 사용되는 편이다.

12 ③
주어진 반응물의 C=O를 CH_2로 환원시킬 때 사용하는 시약은 H_2/pd(금속촉매수소환원법), N_2H_4/KOH, Zn(Hg)/HCl 등이 있다.

13 ④
ㄱ은 방향족 화합물로 가장 안정하며, ㄴ은 반방향족이기에 사슬구조인 ㄷ에 비해 불안정하다.

14 ②
EAS 중 F-C 알킬화반응의 친전자체는 탄소양이온이며, 주어진 반응에서는 탄소양이온의 자리옮김이 일어나기에 아래와 같은 생성물이 얻어진다.

CHAPTER 8. 방향족 화합물

15 ⑤
강한 활성감소기가 치환기로 존재하는 경우 Friedel-Crafts반응을 하지 않는다.

16 ④
ㄷ은 방향족 곁사슬 산화반응(aromatic side-chain oxidation)으로 벤질자리 탄소가 카복실기로 바뀌어야 한다.

$$\text{tetralin} \xrightarrow[\text{H}^+, \text{heat}]{\text{KMnO}_4} \text{phthalic acid (1,2-}C_6H_4(CO_2H)_2\text{)}$$

17 ③
벤젠은 Br_2와의 첨가반응을 하면 비방향족(non-aromatic)이 되어 방향족 화합물이 갖는 안정화 효과를 잃게 되므로 첨가반응을 하지 않는다.

18
ㄱ. 비방향족 화합물이다. all-cis-[10]annulene의 경우는 각 부리(angle strain) 때문에 평면으로 존재하지 않기 때문이다.
ㄴ. 비방향족 화합물이다. 고리내부의 두 수소간의 입체장애(steric hindrance)로 인해 평면으로 존재하지 않기 때문이다.

19 ①
②는 파이전자가 8개인 반방향족 화합물이고, ③은 파이전자가 4개인 반방향족 화합물이다.
④, ⑤는 평면구조가 아니기에 비방향족 화합물이다. ①은 파이전자가 10개인 방향족 화합물이다.

20
이 반응은 아래의 메커니즘에 의해 진행되며, 중간체인 탄소양이온은 반방향족이므로 하몬드 가설(Hammond's postulate)에 의해 매우 큰 활성화 에너지가 필요함을 추측할 수 있다.

$$\text{cyclopentadienyl iodide} + Ag^+ \longrightarrow \underset{\text{anti-aromatic}}{\text{cyclopentadienyl cation}^+} + AgI \xrightarrow{H_2O} \text{cyclopentadienol (OH)}$$

21
3-chlorocyclopropene의 반응 중간체인 탄소양이온은 방향족 화합물이므로 하몬드 가설(Hammond's postulate)에 의해 매우 작은 활성화 에너지가 필요함을 예측할 수 있다.

CHAPTER 8. 방향족 화합물

22 ③

주어진 화합물들의 짝염기의 염기성을 비교하여 산성도를 판단할 수 있다. ㄱ의 짝염기는 pyridine, ㄴ의 짝염기는 pyrrole, ㄷ의 짝염기는 imidazole이며 이들의 염기성 순서는 pyrrole < pyridine < imidazole 이다. 따라서 산성도가 증가하는 순서는 ㄷ < ㄱ < ㄴ 이며, pka값이 증가하는 순서는 ㄴ < ㄱ < ㄷ 이다.

23

ㄱ과 ㄴ은 아래와 같이 공명구조를 통해 파이전자가 6개인 방향족 화합물임을 알 수 있다.

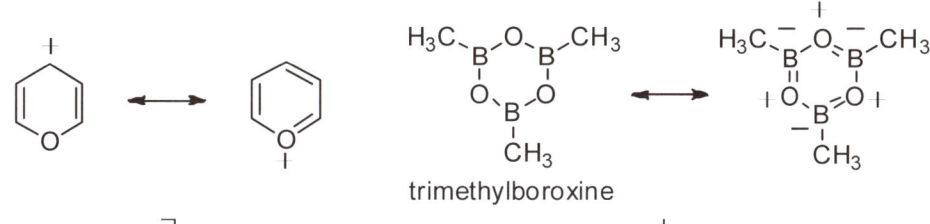

반면에 ㄷ은 파이전자가 8개인 반방향족 화합물이다.

24 ④

먼저 할로젠화반응을 진행시키면 할로젠은 isopropyl과의 입체장애를 고려하여 파라위치에 치환된다. 따라서 오쏘에 할로젠이 치환되어야 하므로 파라자리를 보호(protecting)해야 하며, 이를 위해 지향성 차단의 목적으로(혹은 파라자리의 보호를 목적으로) 설폰화반응을 먼저 진행해야 한다. 이후 할로젠화반응을 진행시키고, 탈설폰화반응(desulfonation)을 위해 묽은 황산을 사용해야 한다.

25 ①

F-C 알킬화반응은 강한 EWG인 COCH$_3$, SO$_3$H, CN이 있는 경우에는 진행되기 어려우며, 할로젠은 EWG이나 CH$_3$는 EDG이므로 제시된 물질들 중에서는 toluene이 가장 반응속도가 빠르다.

26 ⑤

주어진 〈보기〉의 물질은 모두 벤젠보다 EAS에 대한 반응성이 크며, 치환기는 모두 EDG이다. 이 중 EDG의 순서를 고려하면 OCOCH$_3$ < OCH$_3$ < N(CH$_3$)$_2$ 이므로 반응속도가 증가하는 순서는 ㄱ < ㄷ < ㄴ이다.

27 ①

nitrobenzene의 니트로기(NO$_2$)와 acetophenone의 아세틸기(COCH$_3$) 그리고 benzaldehyed의 포밀기(CHO)는 모두 EWG이므로 anisole보다 니트로화반응의 속도가 느리다. 또한 anisole의 OCH$_3$는 강한 EDG이므로 toluene, benzene보다 니트로화반응의 속도가 빠르다.

CHAPTER 8. 방향족 화합물

28 ⑤
주어진 구조에서 전자밀도가 증가하는 순서는 2 < 1 < 3이다.

29 ⑤
F-C 아실화반응은 강한 EWG가 존재하는 경우에는 일어나지 않는다.

30 ④
EAS는 첨가-제거로 진행되며 반응의 중간체는 탄소양이온이다. S_NAr은 첨가-제거로 진행되며 반응의 중간체는 탄소음이온이다. Benzyne은 제거-첨가로 진행되며 반응의 중간체는 벤자인이다.

31 ⑤

				Benzene				
—NO₂	—SO₃H	—COOH	—CH=O	—Br:	—F:	—CH₃ (알킬)	—OCH₃	—NH₂

반응성 →

| —⁺NR₃ | —C≡N | —COCH₃ | —COOCH₃ | —I: | —Cl: | —H | —C₆H₅ | —NHCCH₃ | —OH |

메타-지향성 활성감소기 | 오쏘- 및 파라-지향성 활성감소기 | 오쏘- 및 파라-지향성 활성화기

32 ④
Br은 EWG이고, NHCOCH₃는 EDG이므로 EDG에 대한 지향성을 따라 반응이 진행되어야 하며, 올바른 생성물은 다음과 같다.

4-bromo-NHAc-benzene + Br₂/FeBr₃ → 2,4-dibromo-NHAc-benzene

33 ⑤
NO_2가 존재하는 경우에는 F-C 알킬화반응이 진행되지 않는다.

34 ⑤
① bromoethene은 vinyl halide이므로 F-C 알킬화반응을 할 수 없다.

CHAPTER 8. 방향족 화합물

② Toluene + ethene $\xrightarrow{\text{HF}}$ (p-ethyltoluene)

③ NH₂가 존재하는 경우에는 F–C 알킬화반응을 할 수 없다.
④ NO₂가 존재하는 경우에는 F–C 알킬화반응을 할 수 없다.

35
⑥
먼저 분자 내 F–C 아실화반응이 진행되어 5각 고리가 형성된 후 birch 환원이 진행된다. birch 환원에 의한 결과는 고립된 다이엔이어야 하는데 주어진 ㄱ의 결과는 짝지은 다이엔이기에 옳지 않으며, 올바른 생성물은 다음과 같다.

(3-phenylpropanoyl chloride) $\xrightarrow[\text{2. Na, NH}_3\text{, ethanol}]{\text{1. AlCl}_3}$ (indanone with isolated diene)

36
②
친핵성 방향족 치환반응에서 할로젠화 아릴의 가장 일반적인 형태는 –o나 –p에 나이트로 치환기가 결합된 화합물들이다.

37
⑤
NaNH₂와 같은 매우 강한 염기에 의해 벤자인 중간체가 형성된 후 o-methylaniline과 m-methylaniline이 얻어진다.

38
⑤
ㄴ은 SNAr이며, 음이온 중간체가 NO₂에 의해 안정화되어야 일어날 수 있는 반응이므로 NaNH₂는 NO₂로부터 para위치의 Cl과 반응을 한다. 올바른 생성물은 다음과 같다.

(1,2-dichloro-4-nitrobenzene) $\xrightarrow{\text{NaNH}_2}$ (2-chloro-4-nitroaniline)

39
④
Birch 환원은 속도론적조절에 의해 진행되는 반응이며, 생성물은 고립된 다이엔이다. 반응 중간체의 안정성을 고려하여 얻어진 생성물은 EDG가 있는 경우와 EWG가 있는 경우가 서로 다르며 올바른 생성물은 다음과 같다.

해설

CHAPTER 8. 방향족 화합물

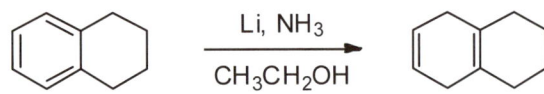

40 ①
짝염기의 염기성으로 비교하면 되며, 제시된 보기 중 아릴아민의 염기성이 가장 작기에 그 짝산의 산성도는 가장 크다.

41 2
공명을 통해 2번 질소의 전자밀도가 가장 풍부함을 알 수 있다.

42 ②
먼저, 컨쥬게이션 되어있지 않은 ㄱ 질소의 염기성도가 가장 크다.
ㄴ, ㄷ, ㄹ의 경우 모두 질소의 비공유전자쌍이 방향족내로 비편재되며, 이중 EDG가 존재하는 ㄷ이 가장 편재, EWG가 존재하는 ㄹ이 가장 비편재된다.

43 ①
피롤의 질소는 염기성이 거의 없으며, 아릴아민도 공명에 의한 비편재로 염기성이 작다. 반면 피리딘과 벤질아민은 공명에 의한 비편재가 되지 않으며, s-성질이 더 작은 벤질아민의 염기성이 가장 크다.

44 ②
수소화열은 다중결합의 개수가 증가할수록 증가하며, 다중결합의 개수가 동일할 때는 안정성에 반비례한다. ②와 ③의 경우 방향족성을 가지기에 가장 안정하여 수소화열이 나머지에 비해 작으며, ②는 이중결합이 방향족과 컨쥬게이션이 이뤄지기에 가장 안정하여 수소화열이 가장 작다.

45 ④

46 ⑤
짝염기의 염기성으로 비교하면 되며, 염기성은 p-nitroaniline < aniline < p-methylaniline 순으로 증가한다. 따라서 짝산의 산성도는 ㄷ < ㄱ < ㄴ 순으로 증가한다.

CHAPTER 8. 방향족 화합물

47 ②
질소의 비공유전자쌍이 컨쥬게이션을 이루지 않는 sp^3 질소의 염기성이 가장 크다.

48 ①

49 ③
할로젠은 EWG이며, o, p 지향성을 가진다.

50 ①
아릴 탄소양이온은 형성되지 않는다.

51 ③
할로젠은 EWG이며, o, p 지향성을 가진다.

52 ③
Friedel-Crafts alkylation은 Aryl halide, vinyl halide와 반응하지 못하며, 다중알킬화가 일어나는 한계점이 있다. 또한, NH_2, NHR, NR_2 및 강EWG가 존재 시 반응하지 못하며 탄소양이온 자리옮김이 일어나게 된다.

CHAPTER 8. 방향족 화합물

53 ②
다중 알킬화 문제는 과량의 벤젠을 사용하여 피할 수 있다. 예를 들어 벤젠 50mol에 RX 1mol을 사용하면 알킬벤젠보다 벤젠의 농도가 더 크기에, 친전자체는 알킬벤젠보다 벤젠과 주로 반응하게 된다.

54 ③
강한 EWG가 존재할수록 방향족 고리의 전자밀도가 감소하며 EAS의 반응성이 감소하게 된다.

55 ④
OH, OR 등은 강한 EDG로 EAS의 반응성을 증가시킨다.

56 ⑤
강한 EWG가 존재할수록 방향족 고리의 전자밀도가 감소하며 EAS의 반응성이 감소하게 된다.

57 ④
ㄷ의 경우 탄소양이온 자리옮김에 의해 아래와 같은 생성물이 얻어진다.

58 ⑤
ㄱ은 F-C 알킬화 반응이며 생성물은 다음과 같다.

59 ③
R-X가 아닌 포화탄화수소와는 루이스 산촉매를 이용한 EAS가 일어나지 않는다.

60 ④
8개 이상의 전자를 가지고 있기에 존재할 수 없는 구조이다.

CHAPTER 8. 방향족 화합물

61 ④
친핵성 방향족 치환반응(S_NAr)의 중간체는 탄소음이온이다.

62 ⑤
S_NAr반응은 강EWG가 할로젠의 o, p자리에 존재할 때 중간체가 안정화될 수 있다.

63 ③
NO_2를 NH_2로 환원을 시킨 후 아세틸화반응을 하면 된다.

64 ④
Benzyl-H 존재시 $KMnO_4$, $K_2Cr_2O_7$ 등에 의해 방향족 산화반응이 일어나게 된다.

PhCH$_2$CH$_3$ $\xrightarrow{K_2Cr_2O_7}$ PhCOOH

65 ④
S_NAr 반응은 할로젠의 o, p자리 강 EWG의 수가 많을수록 반응성이 증가하며, Cl보다는 F일 때 반응성이 더 크다.

66 ③
S_NAr 반응은 할로젠의 o, p자리 강EWG의 수가 많을수록 반응성이 증가한다.

67 ⑦
ㄱ은 방향족 곁사슬 산화반응이 일어나지 않는다.

68 ②, ④
카보닐은 Zn(Hg), HCl을 이용한 클레멘슨 환원법, N_2H_4, KOH를 이용한 wolf-Kishner 환원법을 이용해 환원시킬 수 있으며, aryl alkyl ketone은 H_2/Pt를 이용해 환원시킬 수 있다.

69 ④, ⑤
니트로기의 환원에는 Fe/HCl, Sn/HCl, 또는 H_2/Pt를 이용할 수 있다.

CHAPTER 8. 방향족 화합물

70 ⑤

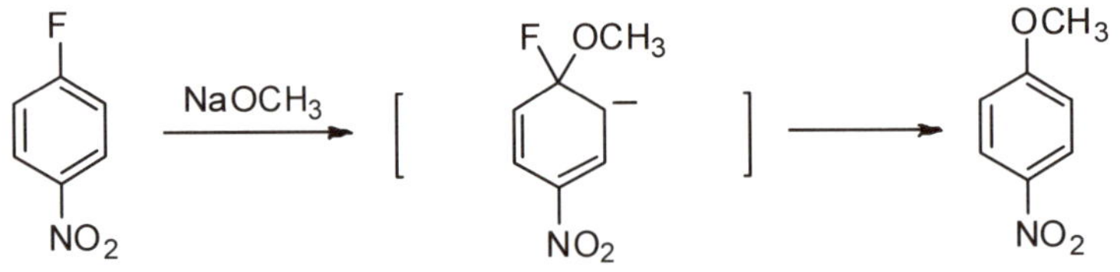

S_NAr반응의 중간체인 탄소음이온 중간체는 방향족성을 만족하지 못하기에, 제거반응을 통해 다시 방향족성을 회복하게 된다.

음이온 중간체

71 ③

E2반응에 의해 〈보기〉에 주어진 화합물을 얻을 수 있다.

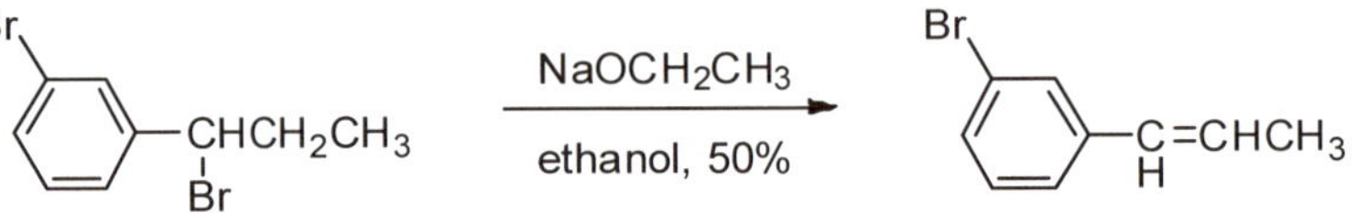

72 ①

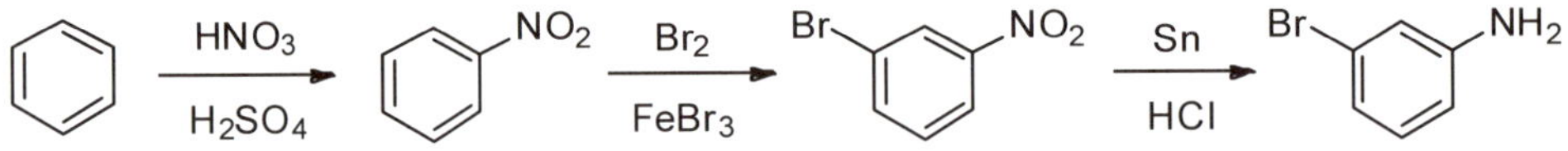

73 ⑤

피리딘의 질소가 염기성이 가장 크다.

74 ④

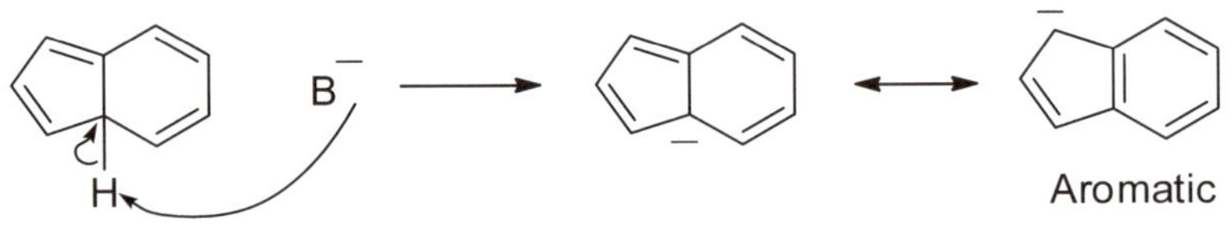

Aromatic

75 A

A에 첨가시 OH와의 공명에 의해 중간체가 옥텟을 만족할 수 있다.

CHAPTER 8. 방향족 화합물

76 ②

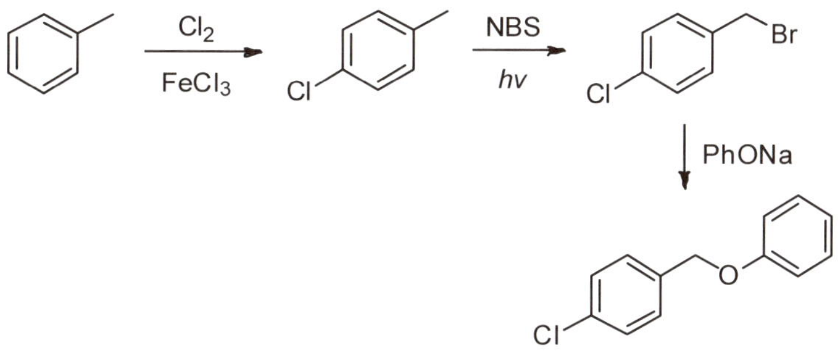

77 ①

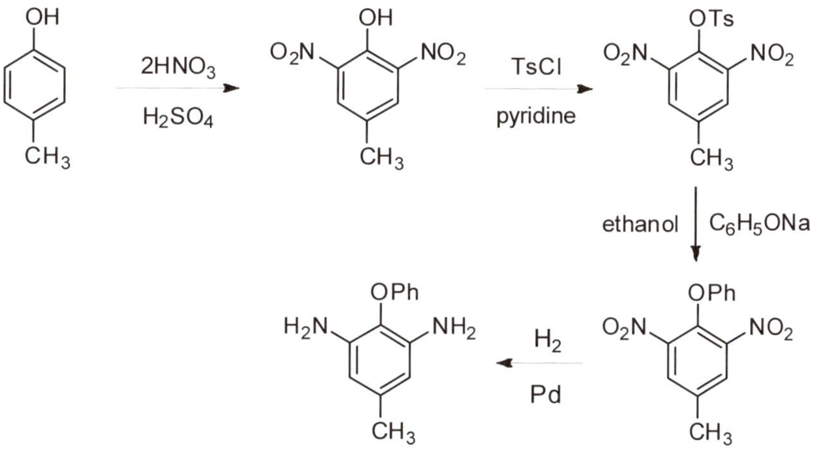

78 ③

Birch 환원과 S$_N$Ar의 올바른 생성물은 아래와 같다.

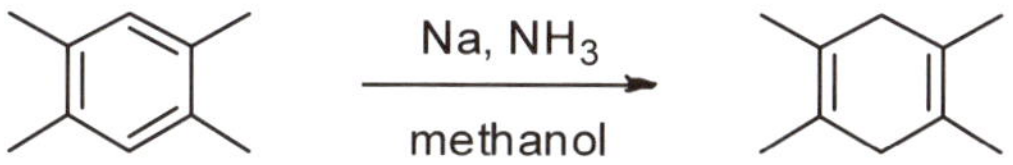

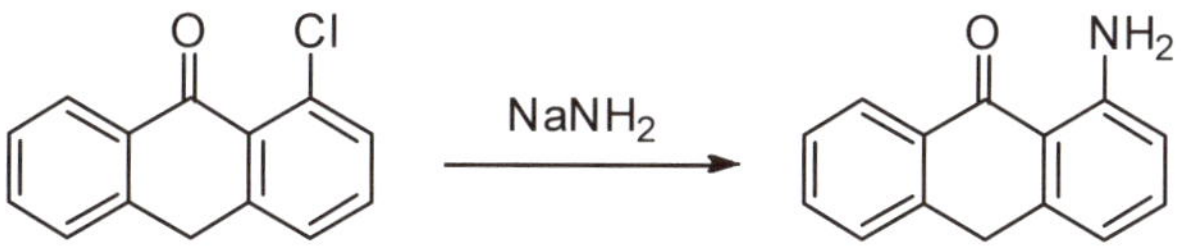

해설

CHAPTER 9. 알코올

01 ①

H₃CC≡CCH₃ —1→ (2-bromo-2-butene) —2→ (2-methyl-cyclohexene 형 구조)

02 ①

알코올의 산 촉매 탈수반응이며, E1 메커니즘에 따라 진행된다.

03 ⑤

2차 알코올과 PBr₃의 반응은 S_N2메커니즘에 따라 진행되므로 입체화학은 반전이 된다. 연후 얻어진 2차 RX와 NaSCH₃와의 반응은 S_N2메커니즘에 따라 진행되므로 입체화학은 다시 반전이 된다.

04 ③

2차 알코올과 SOCl₂/pyridine의 반응은 S_N2메커니즘에 따라 진행되므로 입체화학은 반전이 된다.

05 ②

알코올의 산 촉매 탈수반응이며, E1 메커니즘에 따라 진행된다. 탄소양이온이 중간체로 얻어지며, 탄소양이온 자리옮김이 일어난 후 zaitsev 생성물이 얻어진다.

06 ①

2차 알코올과 POCl₃/pyridine의 반응은 E2메커니즘에 따라 진행이 된다.

07 ①

1차 알코올과 HBr의 반응으로 S_N2메커니즘에 의해 진행되며, 입체화학은 반전이 된다.

08 ②

2차 알코올과 HBr의 반응은 S_N1메커니즘에 의해 진행되며, 주어진 구조에서는 탄소양이온의 자리옮김이 일어난다.

09 ②

2차 알코올과 HBr의 반응은 S_N1메커니즘에 의해 진행되며, 주어진 구조에서는 탄소양이온의 자리옮김이 일어난다.

CHAPTER 9. 알코올

10 ⑤

주어진 반응은 2차 알킬 토실레이트(alkyl tosylate)와 NaCN 간의 S_N2 메커니즘으로 진행되는 반응이므로 입체배열은 반전이 된다.

11 ①

문제에서 제시된 반응물은 OTs(Tosylate)라는 이탈기가 있는 1차 기질이며, 사용한 시약은 NaOH이다. 따라서 S_N2 메커니즘에 의해 진행되어 알코올을 만들게 된다.

12 ④

1차 알코올인 butanol과 p-TsCl과의 반응 통해서 얻어진 Bu-OTs는 LiAlH$_4$에서 방출된 H$^-$ (hydride)와의 S_N2를 통해 butane이 된다.

13 ⑦

문제에서 주어진 반응은 2차 알코올의 산 촉매 탈수반응이며, E1메커니즘으로 진행된다. 따라서 먼저 OH가 H$^+$에 의해 OH$_2^+$가 된 연후 이탈하면 2차 탄소양이온이 형성된다. 이후 탄소 양이온의 재배열에 따라 3차 탄소양이온이 형성된다.

14 ②

문제에서 제시된 반응물은 1차 알코올이며 반응을 통해 1차 염화알킬이 되었다. 이와 같은 반응이 일어날 수 있는 시약은 HCl을 사용하여 S_N2로 진행되거나, SOCl$_2$를 이용하여 S_N2로 진행되는 경우 또는 HCl, ZnCl$_2$라는 일명 루카스(Lucas) 시약을 이용하여 S_N2로 진행되어도 얻을 수 있다.

15 ⑤

16 ④

ㄱ. 알콕시수은화/환원반응(Alkoxymercuration/reduction)으로 에터의 제법이다.
ㄴ. 2차 알코올과 TMS-Cl/pyridine과의 반응으로 ROTMS를 만들게 된다.
ㄷ. 알데히드와 그리냐드시약을 이용하여 2차 알코올을 만든 후 KMnO$_4$를 처리한다. 이때 Benzyl-H가 존재하므로 방향족 곁사슬 산화반응을 통해 벤조산이 만들어진다.

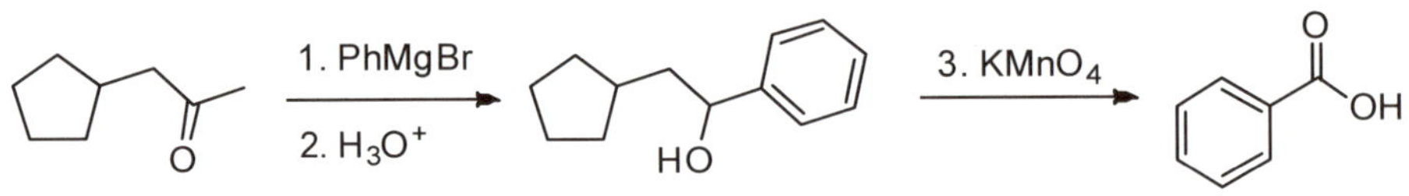
1. PhMgBr
2. H_3O^+
O
HO
3. $KMnO_4$
O
OH

17

①

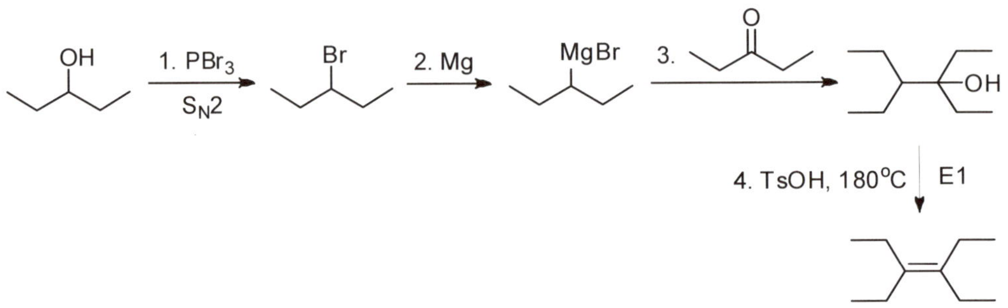
OH
1. PBr_3
S_N2
Br
2. Mg
MgBr
3.
O
OH
4. TsOH, 180°C
E1

18

②

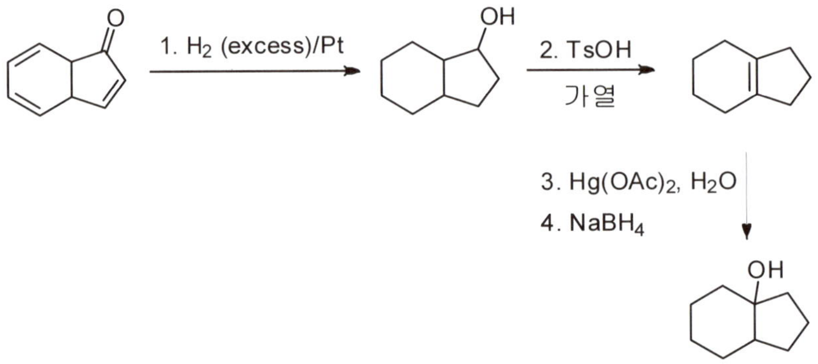
O
1. H_2 (excess)/Pt
OH
2. TsOH
가열
3. $Hg(OAc)_2$, H_2O
4. $NaBH_4$
OH

19

⑤

루카스 시약은 1차 알코올과는 S_N2, 2차 및 3차 알코올과는 S_N1으로 반응한다. 따라서 페놀은 반응을 할 수가 없다.

20

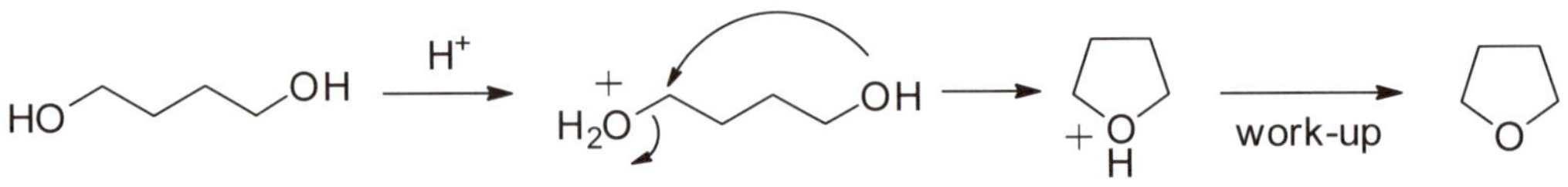
HO
OH
H^+
H_2O
OH
O
H
work-up
O

CHAPTER 9. 알코올

21 ㉠
ㄱ. 2차 알코올과 루카스시약과의 반응으로 S_N1으로 진행한다.
ㄴ. 2차 알코올과 HCl의 반응으로 S_N1으로 진행한다.
ㄷ. 알코올과 benzene sulfonyl chloride와의 치환반응으로 좋은 이탈기를 만든다. 이는 알코올과 TsCl(toluene sulfonyl chloride)과의 반응과 메커니즘이 동일하다.

22 ㉠
ㄱ. 알코올의 산촉매탈수반응(dehydration)
ㄴ. 알켄의 수소화붕소첨가/산화반응으로 2차 알코올의 형성 후 강한 산화제에 의해 케톤으로 산화된다.
ㄷ. 알켄의 수소화붕소첨가/산화반응으로 1차 알코올의 형성 후 PCC라는 산화제에 의해 알데히드로 산화된다.

23 ④
그리냐드 시약이 염기로 사용되어 말단 알카인의 수소를 제거한 후, 알카인의 탄소음이온과 에폭사이드와의 고리열림반응이 진행된다.

24 ①
그리냐드 시약의 제법으로 할로젠과 탄소사이에 Mg이 들어간다.

25 ④
생성물인 알코올을 만들기 위한 제법으로 주어진 시약 중에서는 산 촉매 수화반응, 수소화붕소첨가/산화반응, 옥시수은화/환원반응에 대한 시약이 주어져 있다. 이들 시약을 사용하여 알코올을 만들려면 반응물은 알켄이어야 하므로 알켄을 만들기 위한 시약이 필요하다. 반응물인 포화탄화수소에 Br_2/hv를 사용하여 라디칼 치환반응으로 알킬 할라이드를 만든 후 $NaOCH_3$를 사용하여 E2를 통해 알켄을 만든다. 이후 마르코브니코프의 규칙에 따른 생성물을 얻기 위해 옥시수은화/환원반응을 위한 시약을 사용하면 주어진 〈보기〉의 생성물을 얻을 수 있다.

26 ②
반응물인 2차 알코올에 PBr_3를 사용하면 S_N2 메커니즘에 의해 2차 알킬 할라이드가 만들어진다. 이후 $NaOCH_3$를 사용하여 E2 메커니즘에 의해 알켄을 만든 후, 마르코브니코프의 규칙에 의한 산 촉매 수화반응을 진행시키면 된다.

27 ②
① 산 촉매 수화반응 : 마르코브니코프의 규칙에 의한 알코올 제법
② 에폭시화반응 : 신-첨가에 의한 에폭사이드 제법

CHAPTER 9. 알코올

③ 수소화붕소첨가/산화반응 : 안티-마르코브니코프의 규칙에 의한 알코올 제법
④ 옥시수은화/환원반응 : 마르코브니코프의 규칙에 의한 알코올 제법
⑤ 히드록시화반응 : 신-첨가에 의한 1,2-diol 제법

28
①
A. 아래와 같은 결과를 얻으려면 안티-마르코브니코프의 규칙에 의한 알코올의 제법을 사용해야 한다.

(R)-3-methylpent-1-ene → (R)-3-methylpentan-1-ol

B. 아래와 같은 1,2-diol을 얻으려면 에폭사이드를 만든 후 에폭사이드를 가수분해해야 한다. 만일 지금의 반응물에 KMnO₄, cold, ⁻OH나 OsO₄, H₂O₂를 사용한다면, 라세미 혼합물이 얻어지게 된다.

(E)-but-2-ene → meso-butane-2,3-diol

29
②
A. 반응물인 에스터는 NaBH₄, H₂/Pd와는 반응하지 않으며, LiAlH₄를 사용해야 한다.
B. 아래와 같은 결과를 얻으려면 안티-마르코브니코프의 규칙에 의한 알코올 제법을 사용해야 한다.

→ cyclohexylmethanol

C. 길만 시약은 알데히드와 반응하지 않기에 그리냐드 시약 혹은 알킬 리튬 시약을 사용해야 한다.

30
④
그리냐드 시약은 에스터화의 반응을 통해 3차 알코올을 만든다.

31
③
그리냐드 시약은 포름알데히드와는 1차 알코올을, 알데히드와는 2차 알코올을, 케톤과는 3차 알코올을 만든다. epoxide와의 반응도 1차 알코올을 만든다.

CHAPTER 9. 알코올

32 ②
그리냐드 시약은 포름알데히드와는 1차 알코올을, 알데히드와는 2차 알코올을, 케톤과는 3차 알코올을 만든다. epoxide와의 반응도 1차 알코올을 만든다.

33 ④
그리냐드 시약은 에스터와는 3차 알코올을, 알데히드와는 2차 알코올을, 케톤과는 3차 알코올을 만든다. epoxide와의 반응도 1차 알코올을 만든다.

34 ①
케톤은 그리냐드 시약과의 반응으로 3차 알코올을 만들게 되며, 문제에 주어진 반응을 통해 얻어진 생성물은 광학활성이 없다.

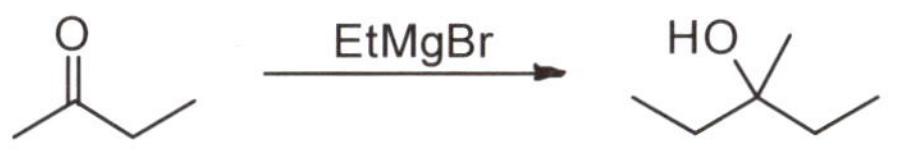

35 ③

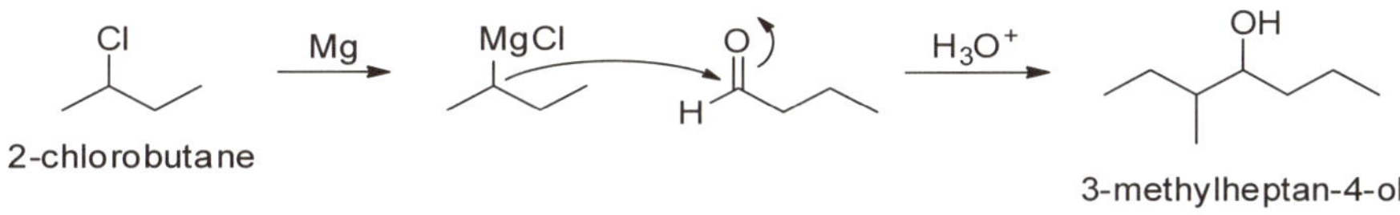

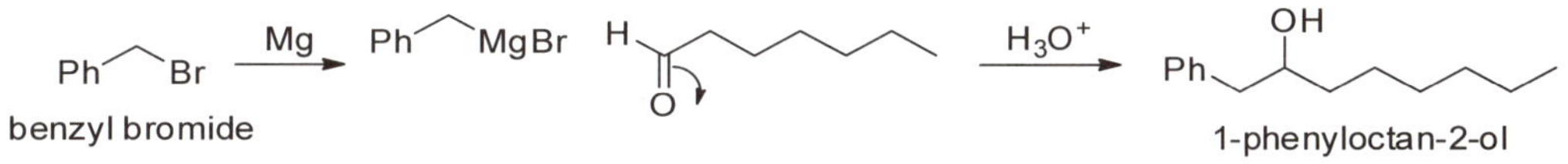

36 ⑤

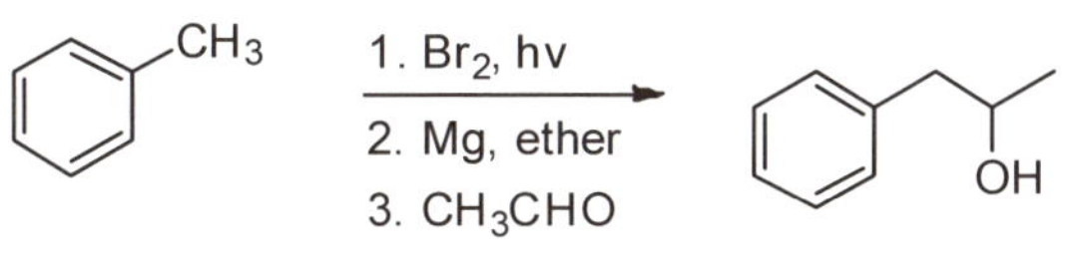

37 ①
에스터를 환원시키려면 $LiAlH_4$를 사용해야한다.

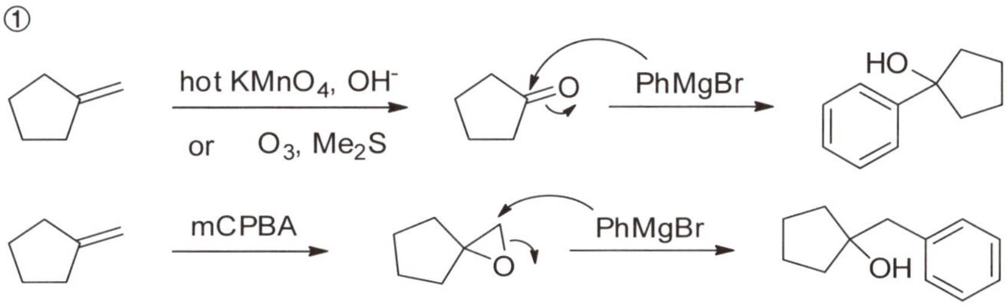

해설

CHAPTER 9. 알코올

38
③
그리냐드 시약은 비록 유용하지만 동일 분자 내에 반응성이 큰 작용기가 있으면 알킬 할라이드로부터 그리냐드 시약을 만들 수 없다.

39
②
그리냐드 시약은 비록 유용하지만 동일 분자 내에 반응성이 큰 작용기가 있으면 알킬 할라이드로부터 그리냐드 시약을 만들 수 없다.

40
그리냐드 시약은 극성이 크기에 이를 안정화시키기 위해 극성용매가 필요하다. ethanol은 polar protic solvent이기에 grignard 시약과 반응할 만큼의 충분한 산성도를 가지고 있으므로 적절하지 않으며, hexane은 non-polar solvent이다. 따라서 polar aprotic solvent인 diethyl ether가 가장 적절하다.

41
⑥
ㄱ. 산성도를 갖는 SH가 존재하기에 그리냐드 시약을 형성할 수 없다.
ㄴ. $LiAlH_4$는 1, 2차 알킬 할라이드와 치환반응을 할 수 있다.
ㄷ. 금속촉매수소첨가반응의 반응성은 알켄이 카보닐보다 크다. 하지만 과량 사용했기에 상대적으로 반응성이 작은 카보닐도 알코올로 환원시킬 수 있다.

42
②
반응물인 케톤을 $NaBH_4$를 이용하여 알코올로 환원시킨 후 산 촉매 탈수반응을 하면 〈보기〉에 주어진 생성물인 알켄을 만들 수 있다.

43
⑤
ㄱ. $NaBH_4$는 에스터를 환원시킬 수 없다.

CHAPTER 9. 알코올

44 ④

45 ⑤

46 ⑦
ㄱ. 알코올과 TsCl/pyridine과의 치환반응은 입체배열이 보존된다.
ㄴ. 알코올과 TsCl/pyridine과의 치환반응으로 입체배열이 보존된 상태로 좋은 이탈기인 OTs가 만들어진다. 이후 NaI와의 S_N2에 의해 입체배열은 반전된다.
ㄷ. 알코올과 TsCl/pyridine과의 치환반응으로 좋은 이탈기인 OTs가 만들어진다. 이후 NaOEt와의 E2에 의해 알켄이 만들어진다.

47 ⑦
ㄱ. 알코올과 TsCl/pyridine과의 치환반응으로 입체배열이 보존된 상태로 좋은 이탈기인 OTs가 만들어진다. 이후 $LiAlD_4$와의 S_N2에 의해 입체배열은 반전된다.
ㄴ. 1차 알코올과 HBr과의 S_N2에 의해 RX가 만들어진다.
ㄷ. 1차 알코올이지만 3차 알코올과 입체장애가 유사한 알코올이며, HBr과 S_N1에 의해 RX가 만들어진다.

48 ⑤

CHAPTER 9. 알코올

49 ①

3차 알코올과 HX와의 반응은 S_N1 메커니즘으로 일어난다.

50 ⑤

ㄴ. 피나콜 자리옮김반응의 첫 단계에서는 탄소양이온이 중간체로 형성되며, 이 단계가 속도결정 단계이기에 보다 안정한 탄소양이온이 만들어져야 한다.

51

$$CH_3-OH + H-OSO_3H \longrightarrow CH_3-OH_2^+ + {}^-OSO_3H$$

$$CH_3-OH + CH_3-OH_2^+ \longrightarrow CH_3-\underset{H}{\overset{+}{O}}-CH_3 + H_2O$$

$$CH_3-\underset{H}{\overset{+}{O}}-CH_3 + {}^-OSO_3H \longrightarrow CH_3-O-CH_3 + H_2SO_4$$

52 ④

① williamson ether 합성법
② 3차 알코올인 반응물과 $K_2Cr_2O_7$은 반응하지 않으므로 잘못된 시약의 조합이다.
③ 2차 알코올은 $K_2Cr_2O_7$에 의해 케톤으로 산화되고 이후 CH_3MgBr에 의해 3차 알코올이 형성된다.
④ butanol은 H_2SO_4/가열에 의해 trans-2-butene이 되고, 이후 옥시수은화/환원반응에 의해 2차 알코올이 형성된다.
⑤ 2-methylcyclohexanol은 H_2SO_4/가열에 의해 1-methylcyclohexene이 되고, 이후 히드록시화반응에 의해 1,2-diol이 만들어진다. 또한 H_2SO_4/가열에 의해 피나콜 자리옮김이 일어나 카보닐 화합물이 형성된다.

CHAPTER 9. 알코올

53 ③

54 ②
에터는 많은 유기 반응에서 이상적인 용매로 사용된다. 넓은 범위의 극성, 비극성 물질을 녹일 수 있고, 끓는점이 매우 낮기 때문에 간단히 에터를 증발시켜 생성물을 얻을 수 있다. 또한 에터는 알코올과는 다르게 히드록시기가 없어서 일반적으로 강염기에 대하여 반응성이 없다.

55
$BF_3 \cdot OEt_2$
붕소는 비어있는 p 오비탈을 가지고 있기에 에터와의 lewis 산-염기 반응을 통해 lewis 산-염기 복합체를 형성할 수 있다.

56 ⑤
에스터가 $LiAlH_4$(LAH)에 의해 환원되면 다음과 같은 1차 알코올과 메탄올이 형성되며, $NaBH_4$는 에스터와는 반응하지 않는다. 또한 LAH는 알코올과 반응할 수 있기에 용매로는 에터를 사용한다.

57 ③
$NaBH_4$에 의해 카보닐이 환원되면 벤질 자리에 히드록시기가 만들어지며, 카보닐이라는 강한 EWG가 환원되었기에 반응전보다 벤젠의 전자밀도는 증가한다. 또한 LAH를 사용하면 에스터도 알코올로 환원이 되기에 불포화도가 6(반응물)에서 4(생성물)로 감소한다. $NaBH_4$를 사용해서 얻은 A의 불포화도는 5이다.

CHAPTER 9. 알코올

[Reaction: Methyl 4-acetylbenzoate + NaBH₄ → methyl 4-(1-hydroxyethyl)benzoate]

58 ②
KMnO$_4$, PCC, HIO$_4$, DMP는 산화제이다.

59 ⑤
2차 알코올과 POCl$_3$/pyridine과의 반응은 E2메커니즘으로 일어나며, pyridine은 염기로서 사용된다. 생성물은 2치환 알켄이며 카이랄 중심이 하나 존재하고 광학활성을 갖는다.

[Reaction: (2S)-2-methylcyclohexan-1-ol + POCl$_3$/Pyridine → (S)-3-methylcyclohex-1-ene]

60 ②

ㄱ. [Methyl pyruvate + 1. NaBH$_4$ 2. D$_2$O → methyl 2-deuteroxypropanoate (OD)]

ㄷ. [Methyl cyclopentanecarboxylate + PhMgBr → cyclopentyl diphenyl carbinol]

61

a. trans-2-methylcyclohexanol

b. 2,3,3-trimethylbutan-2-ol

c. 6-sec-butyl-7,7-diethyldecan-4-ol

CHAPTER 9. 알코올

d. 3-chloropropane-1,2-diol

e. 1-ethoxy-3-ethylheptane

f. (2R,3S)-3-isopropylhexan-2-ol

g. (S)-2-ethoxy-1,1-dimethylcyclopentane

62

63

Ⓐ

알코올을 산화시키려면 α-H를 제거해야하며, OH가 axial에 배치되면 α-H가 equatorial에 배치되기에 제거하기가 수월하다. 만일, OH가 equatorial에 배치되면 α-H가 axial에 배치되기에 수소를 제거하기가 입체장애로 인해 어렵다.

64

④

파라위치에 강한 EWG가 결합되어 있을수록 산성도가 증가하며, 강한 EDG가 결합되어 있을수록 산성도가 감소한다.

65

⑤

벤조산의 치환기효과와 마찬가지로 오쏘, 파라위치에 EWG가 존재하면 산성도가 증가하고, EDG가 존재하면 산성도가 감소한다.

CHAPTER 9. 알코올

66 ①
알코올의 물에 대한 용해도는 알킬기의 구조에 따라서도 달라지는데 같은 수의 탄소를 가진 알킬기라도 가지가 있는 알킬기를 가진 알코올이, 가지가 없는 알킬기를 가진 알코올보다 물에 더 잘 녹는다. 이것은 가지를 가지고 있는 알킬기는 분자의 비극성 부분의 접촉 표면을 최소화하기 때문이다. 따라서 1° < 2° < 3° ROH 순으로 증가한다.

67 ④
강한 EWG인 NO_2가 결합되어 있는 벤조산이 가장 강산이다.

68 ③
NO_2가 -p에 결합한 ㄷ이 가장 강산이고 -m에 결합한 ㄴ이 그 다음이며 페놀이 가장 약산이다.

69 ②
EWG가 -o, -p에 결합한 ㄹ이 가장 강산이고 -m에 두 개의 EWG가 결합한 ㄴ이 그 다음 강산이며 -m에 한 개의 EWG가 결합한 ㄱ이 세 번째이다. -p에 EDG가 결합한 ㄷ이 가장 약산이다.

70 ③
-o, -p에 EWG가 존재시 산성도가 증가하며, EGD가 존재시 산성도 감소한다.

71 ③
안티-마르코브니코프 규칙에 따라서 진행되는 수소화붕소첨가/산화반응이 말단에 하이드록시기를 첨가시킬 수 있는 반응이며, 제시된 1-butanol을 형성하기 위한 물질은 1-butene이다.

72 ④

$$\text{〉〈}OH \xrightarrow[\text{pyridine}]{\text{TsCl}} \text{〉〈}OTs \xrightarrow[\text{acetone}]{\text{NaBr}} \text{〉〈}Br$$

1-bromo-2-methylbutane

73 ②
알코올의 탈수반응은 탄소양이온 중간체를 거쳐 진행되는 산 촉매 탈수반응(E1)과 $POCl_3$/Py에 의한 탈수반응(E2) 모두 3차 알코올이 반응성이 가장 크다.

CHAPTER 9. 알코올

74 ④, ⑤
탄소양이온 자리옮김은 빠르게 진행되기에 rds가 아니며, 오비탈이 겹쳐야 가능한 것이기에 1,2-shift만 가능하다.

75 ④

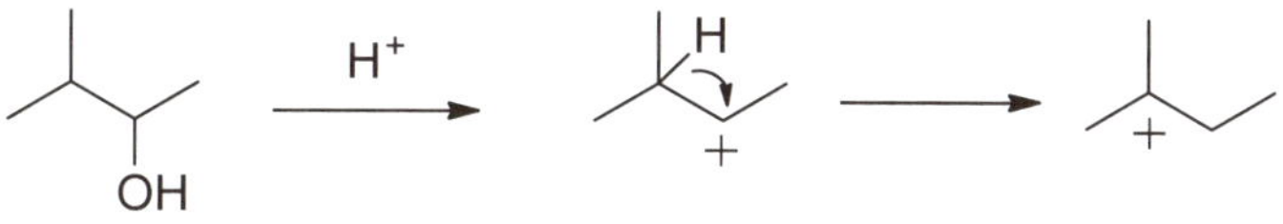

76 ②
SOCl$_2$에 의한 OH의 치환반응은 S$_N$2로 진행되기에 배열이 반전된 생성물이 얻어진다.

77 ①

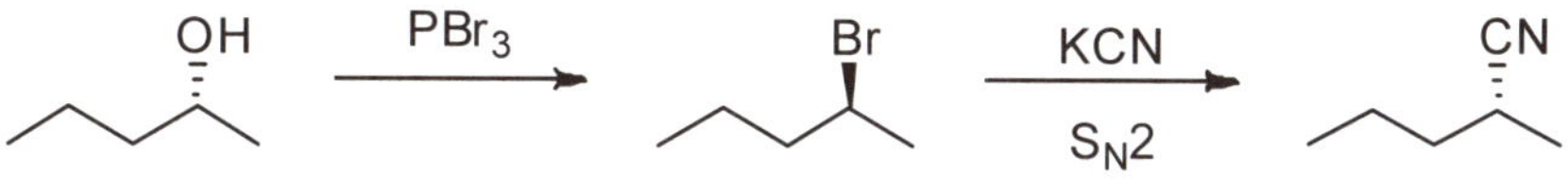

78 ⑤
HCl을 사용하면 탄소양이온 자리옮김에 의해 3° RCl이 되므로 SOCl$_2$를 사용해야 한다.

79 ①

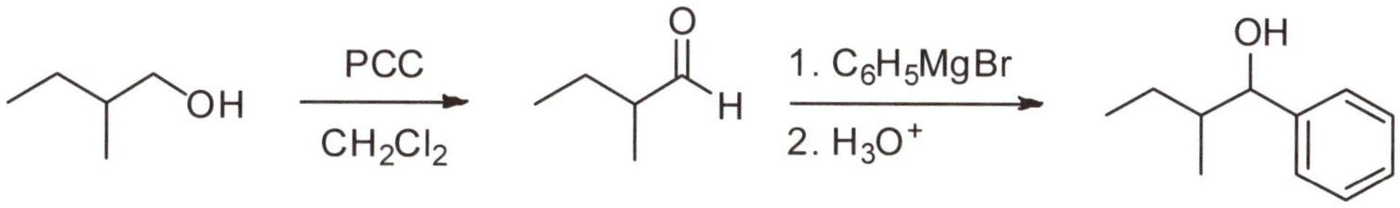

80 ②
LiAlH$_4$는 카복실산을 알콜로 환원시킬 수 있는 강한 환원제이다.

81 ④
PCC는 1차 알콜을 알데하이드까지만 산화시킬 수 있는 산화제이다.

CHAPTER 9. 알코올

82 ③

① CH₃CH₂C(=O)CH₃ + C₆H₅MgBr → [1. diethyl ether / 2. H₃O⁺] → HO-C(CH₃)(C₂H₅)(C₆H₅)

② CH₃CH₂C(=O)CH₃ + C₆H₅CH₂MgBr → [1. diethyl ether / 2. H₃O⁺] → HO-C(CH₃)(C₂H₅)(CH₂C₆H₅)

③ C₆H₅CH₂C(=O)CH₃ + CH₃CH₂CH₂MgBr → [1. diethyl ether / 2. H₃O⁺] → HO-C(CH₃)(CH₂CH₂CH₃)(CH₂Ph)

④ C₆H₅CH₂CHO + CH₃CH₂CH(CH₃)MgBr → [1. diethyl ether / 2. H₃O⁺] → PhCH₂-CH(OH)-CH(CH₃)CH₂CH₃

⑤ C₆H₅CH₂C(=O)CH₃ + CH₃CH₂CH(CH₃)MgBr → [1. diethyl ether / 2. H₃O⁺] → PhCH₂-C(CH₃)(OH)-CH(CH₃)CH₂CH₃

---

83 ①

cyclobutyl-MgBr + (CH₃)₂CHCHO → [1. diethyl ether / 2. H₃O⁺] → cyclobutyl-CH(OH)-CH(CH₃)₂

---

84 ②

δ-valerolactone + 2CH₃MgBr → [1. diethyl ether / 2. H₃O⁺] → HO-CH₂CH₂CH₂CH₂-C(CH₃)₂-OH

---

85 ④

그리냐드 시약은 강한 염기이자 친핵체이며, 산-염기 반응이 일어나기 때문이다. 만일 그리냐드 시약을 과량 사용했다면 가능한 생성물이지만, 〈보기〉에서는 1당량만 사용했기에 올바른 생성물이 아니다.

---

86 ①

CH₃COCl → [CH₃CH₂MgBr] → CH₃COCH₂CH₃ → [CH₃CH₂MgBr] → HO-C(CH₃)(CH₂CH₃)(CH₂CH₃)

CHAPTER 9. 알코올

87 ②
Gilman 시약은 아실 할라이드와의 반응을 통해 케톤을 만든다.

88 ④

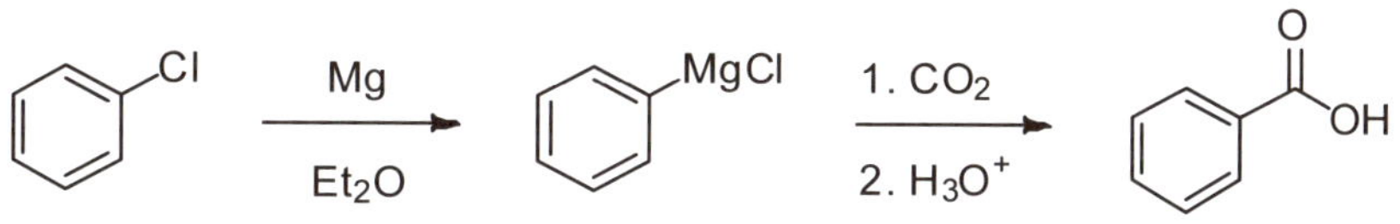

89 ③

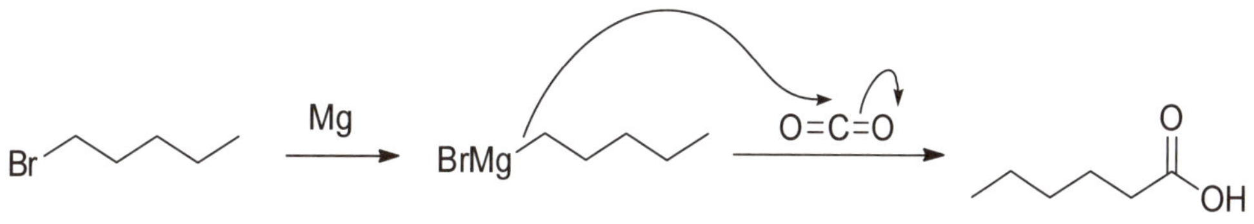

90 ④
ㄱ. 그리냐드 시약은 α, β-불포화카보닐에 1,2-첨가를 한다.
ㄴ. 길만 시약은 α, β-불포화카보닐에 1,4-첨가를 한다.
ㄷ.

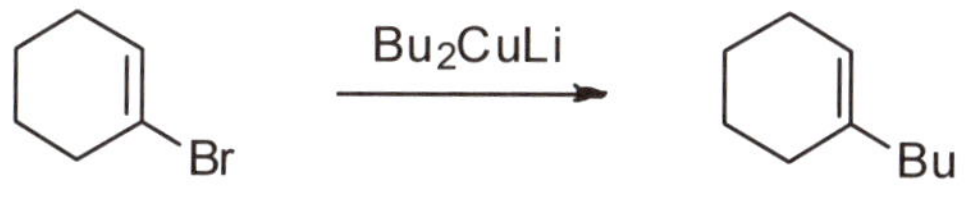

91 ④
길만 시약은 카보닐류와 첨가반응을 일으키지 않는다.

92 ⑤
바이닐 할라이드와 길만시약과의 반응시 입체배열은 보존된다.

93 ④

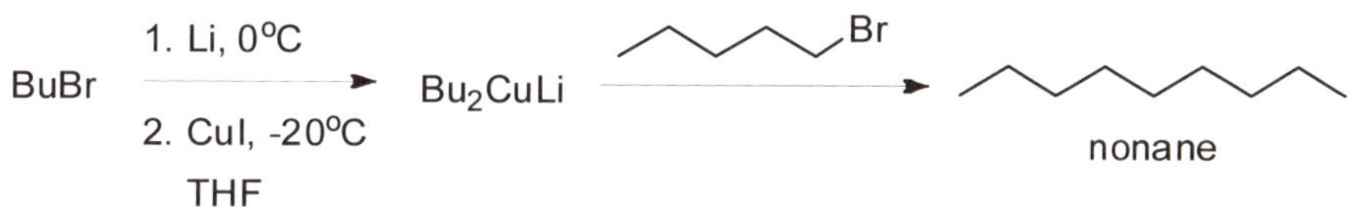

CHAPTER 9. 알코올

94
② 길만 시약은 할로젠을 Cu와 결합된 알킬기와 치환시킨다.

95
④

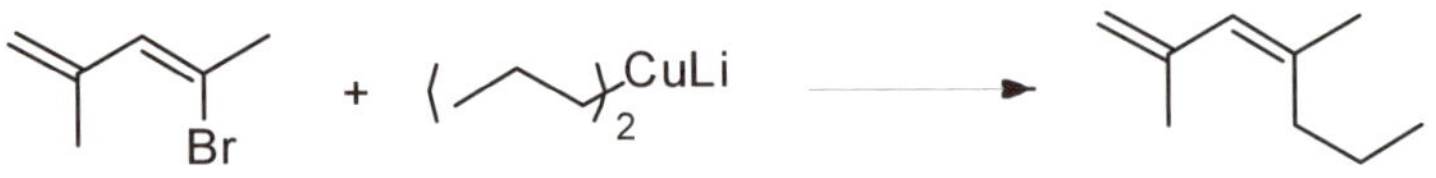

96
②
ㄱ. 길만 시약의 치환 반응시 입체배열이 보존되어야 한다.
ㄷ. 그리냐드 시약은 α, β-불포화카보닐에 1,2-첨가를 하기에 얻어지는 생성물은 다음과 같다.

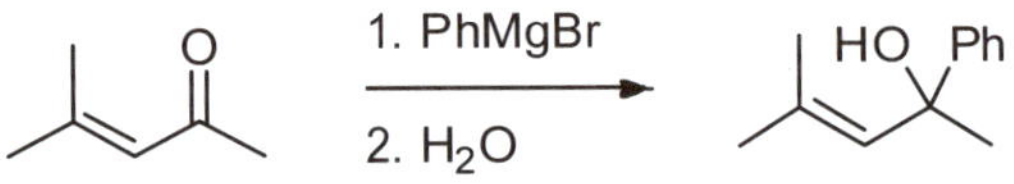

97
triphenylmethanol

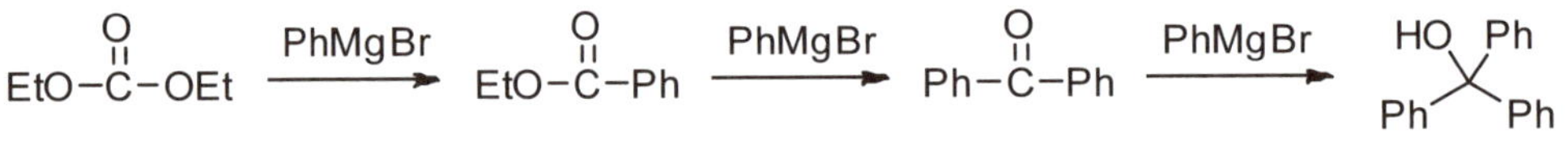

98
③
알킬리튬 시약과 그리냐드 시약은 당량표시가 없어도 과량이라고 생각하여 반응을 진행시켜야 한다.

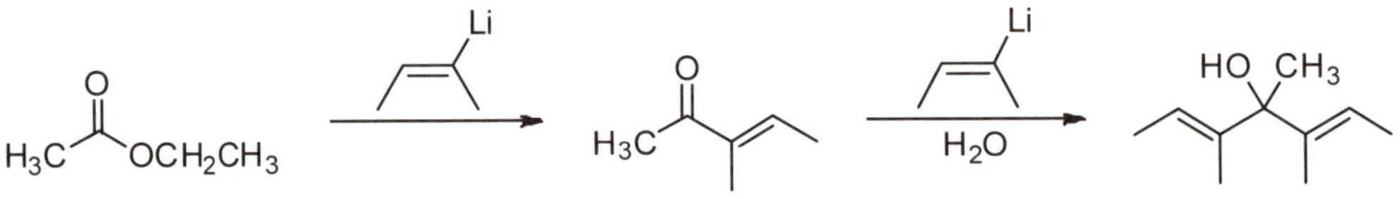

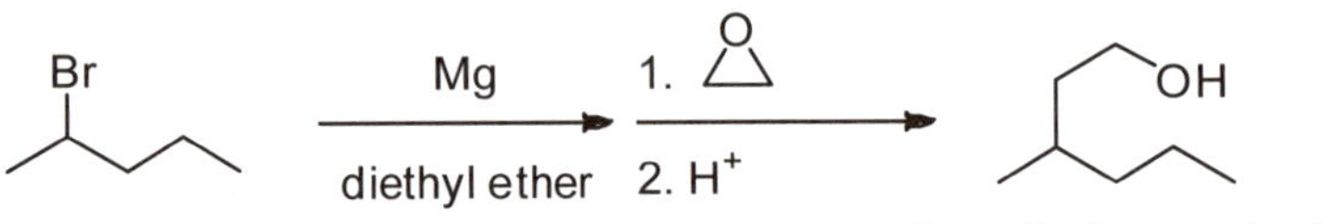

99
①

CHAPTER 9. 알코올

② Br-CH(CH₃)-CH₂CH₂CH₂CH₃ —Mg, diethyl ether→ 1. H₂C=O 2. H⁺ → 2-methylhexan-1-ol

③ CH₃CH₂-CHBr-CH₂CH₃ —Mg, diethyl ether→ 1. H₃CHC=O 2. H⁺ → 3-ethylpentan-2-ol

④ Br-CH₂CH₂CH₂CH₃ —Mg, diethyl ether→ 1. CH₃COCH₃ 2. H⁺ → 2-methylhexan-2-ol

⑤ Br-CH₂CH₂CH₂CH₃ —Mg, diethyl ether→ 1. CH₃COOCH₃ 2. H⁺ → hexan-2-one

100 ④

Cyclohexyl-CH₂OH —1. PBr₃→ Cyclohexyl-CH₂Br —2. KOC(CH₃)₃→ methylenecyclohexane

101 ②

HO-CH₂CH₂-CO-CH₃ —TBDMS-Cl, imidazole→ TBSO-CH₂CH₂-CO-CH₃ —1. CH₃MgCl 2. H₂O→ TBSO-CH₂CH₂-C(OH)(CH₃)₂

↓ TBAF

HO-CH₂CH₂CH₂-C(OH)(CH₃)₂

TBDMSCl(TBSCl)로 OH를 보호, 그리냐드 반응, TBAF에 의한 탈보호 과정을 거쳐 A를 생성물로 만들게 된다.

CHAPTER 9. 알코올

102 ④

103 ⑤

104 ③
Diol이 분자 간 수소결합의 기회가 많기에 가장 높은 끓는점을 갖는다. 또한 3° < 2° < 1° ROH 순으로 수소결합을 잘 하기에 더 높은 끓는점을 갖는다.

105 ⑤
분자량이 유사한 경우 아민보다는 알코올이 수소결합을 더 잘 하기에 끓는점이 높다.

106 ④
수소결합이 가능한 1차(ㄱ)와 2차(ㄷ) 아민이 3차 아민(ㄴ)보다 더 높은 끓는점을 보이며, 1차 아민이 2차 아민보다 더 분자 간 수소결합의 기회가 더 많기에 높은 끓는점을 보인다.

CHAPTER 10. 에터, 에폭사이드

01 ①

에폭사이드는 강친핵체와는 S_N2-type으로 반응이 진행되기에 입체장애가 적은 탄소를 공격해야 한다.

02

고리형 에터는 사슬형 에터보다 쌍극자 모멘트가 더 크다. 즉, 극성이 더 크기에 물에 대한 용해도가 더 크다.

03

a.

b.

분자 내 S_N2가 진행될 때 공격받는 위치의 입체장애가 작을수록 반응성이 좋다. 공격받는 위치가 3차인 경우 반응은 일어나기 어렵다.

04 ⑦

ㄱ. 3° < 2° < 1° ROH 순으로 수소결합을 잘 하기에 더 높은 끓는점을 갖는다.
ㄴ. 일반적으로 가지가 많을수록 녹는점은 감소한다. 그러나 대칭성이 좋은 경우 녹는점이 예외적으로 증가하는 경향성을 보인다.
ㄷ. 물과 수소결합이 가능한 하이드록시기가 더 많을수록 물에 대한 용해도가 크다.

05 ①

Vinyl allyl ether는 가열하여 Claisen Rearrangement이 일어난다.

CHAPTER 10. 에터, 에폭사이드

06 ⑤

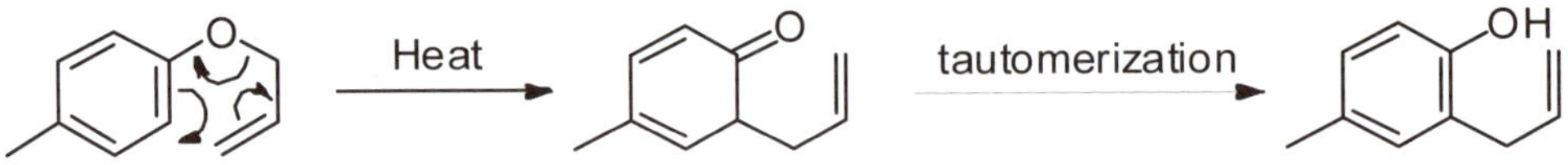

Claisen Rearrangement 이후에 토토머화를 거쳐 방향족성을 회복한다.

07 ⑤

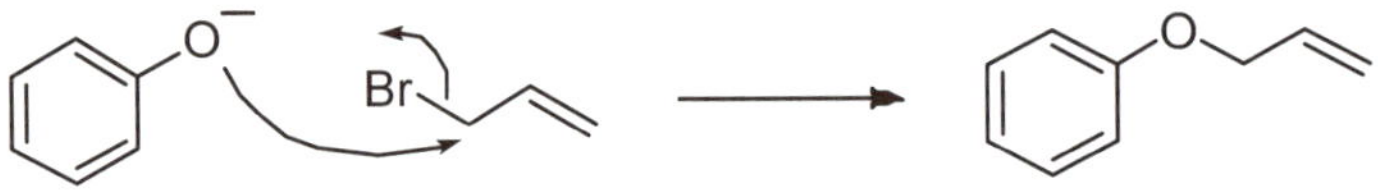

08 ④

Williamson ether합성법은 S_N2메커니즘으로 진행되기에 S_N2가 가장 잘 일어나는 기질인 Benzyl bromide가 가장 높은 수득률을 보인다.

09 ⑤

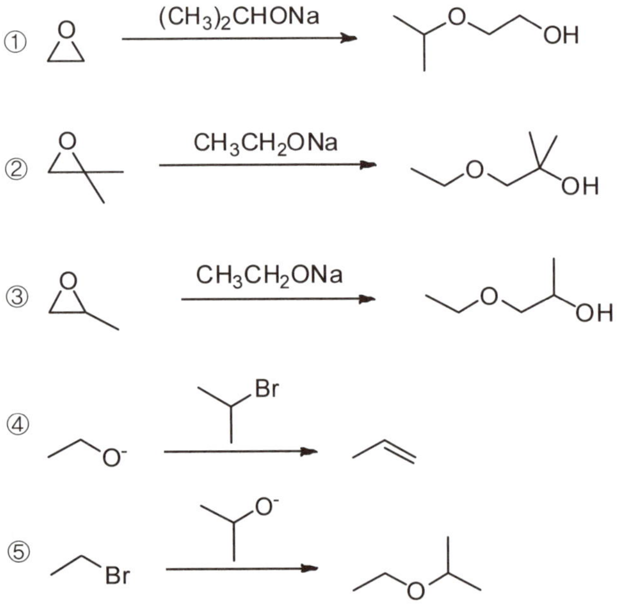

① 에폭사이드 + $(CH_3)_2CHONa$ → 이소프로폭시에탄올

② 메틸에폭사이드 + CH_3CH_2ONa → 생성물

③ 에폭사이드 + CH_3CH_2ONa → 생성물

④

⑤

10 ⑥

ㄴ. 2차 알킬할라이드에 강한 친핵체이자 강한 염기를 사용하면 E2가 우세하기에 생성물은 알켄이다.

CHAPTER 10. 에터, 에폭사이드

11 ④
에폭사이드의 산 촉매 고리열림은 S_N1-type으로 반응이 일어나며 안티 첨가로 진행되기에 에폭사이드의 반대방향으로 메탄올이 첨가된다.

12 ①
ㄴ. 주어진 에터의 산성분해는 S_N2로 일어난다. HBr은 과량이나 페놀은 HBr과 치환반응을 하지 않는다.
ㄷ. 에폭사이드의 강한 친핵체를 사용한 고리 열림은 S_N2-type으로 반응이 일어나며 입체장애가 적은 곳을 공격한 생성물이 얻어진다.

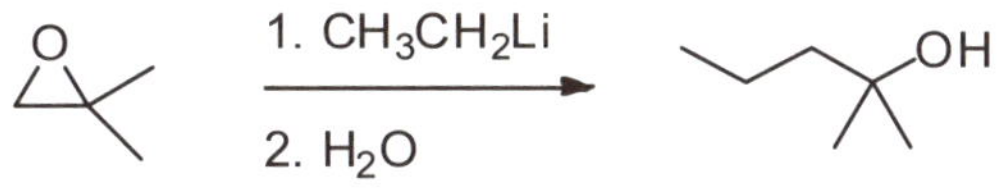

13 ⑤
ㄴ. 3차 알킬할라이드는 알콕사이드와 E2로 반응하여 알켄을 형성한다.

14 ②

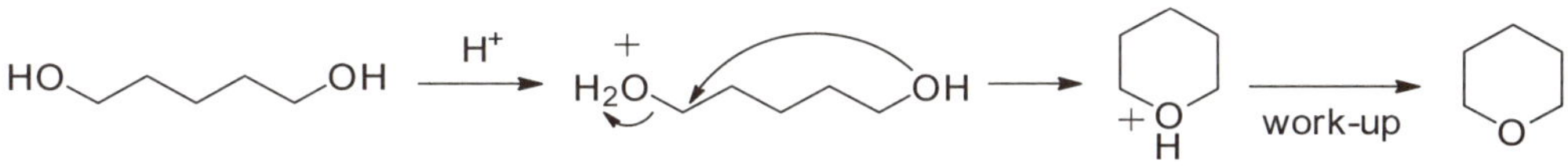

15 ③

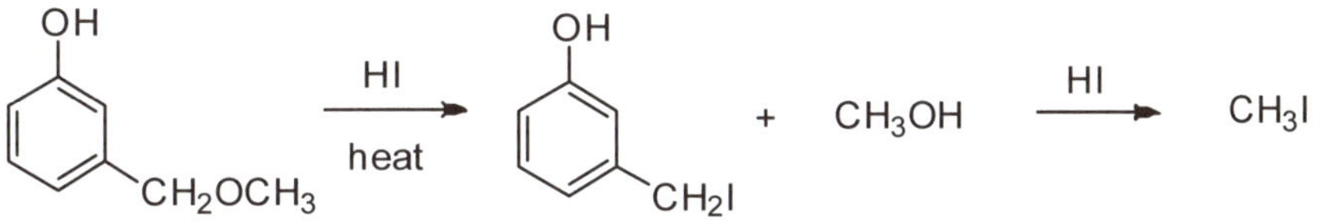

16 ②

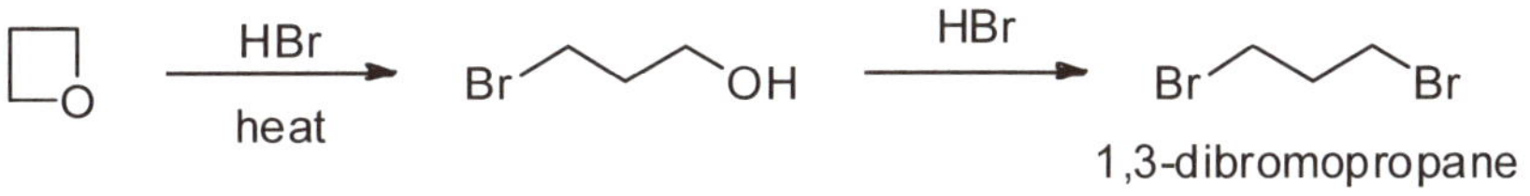

17 ③
에터의 HBr 산성 분해의 메커니즘은 S_N2, S_N1으로 진행된다.

CHAPTER 10. 에터, 에폭사이드

18 ⑤

1차 알콜과 HBr을 사용한 반응은 S_N2로 일어나기에 생성물은 1-bromobutane이다.

19 ⑤

20 ①

21 ④

18-crown-6-ether는 비극성 용매에 대한 극성 분자의 용해도를 증가시킨다.

22 ④

crown ether는 극성 분자의 용해도만 증가시킬 뿐만 아니라, 음이온의 친핵성도 역시 증가시킨다.

23

24 ②

반응물과 주생성물 A는 구조이성질체관계이며, NaH는 염기로 사용되었으며 분자 내 S_N2를 통한 윌리암슨 에터 합성법을 통해 에폭사이드를 형성한다. 연후 에폭사이드와 HBr과의 반응은 S_N1-type을 통해 진행된다. 이때 얻어진 주생성물 A의 IUPAC 명칭은 (1S,2S)-2-bromo-2-methylcyclopentanol 이다.

CHAPTER 10. 에터, 에폭사이드

(reaction scheme: trans-2-bromocyclopentanol → (1. NaH, 분자내 S_N2) → epoxide → (2. HBr, S_N1-type) → trans-2-bromocyclopentanol)

25 ⑦
ㄱ. 에터의 산성분해로 S_N2로 진행된다.
ㄴ. 에폭사이드의 고리열림반응이다.
ㄷ. 에폭사이드의 고리열림반응이며 S_N1-type으로 진행된다.

26 ⑦
ㄱ. 에폭사이드의 고리열림반응이며 S_N1-type으로 진행된다.
ㄴ. 에폭사이드의 고리열림반응이며 S_N2-type으로 진행된다.
ㄷ. 그리냐드시약에 의한 에폭사이드의 고리열림반응이다.

27 ④
그리냐드 시약에 의한 에폭사이드의 고리열림반응은 S_N2-type으로 진행된다.

(reaction scheme: PhBr → (1. Mg, Et₂O) → PhMgBr → (2. epoxide, 3. H_3O^+) → 1-phenyl-2-butanol)

28 ⑥
ㄱ. 분자내 williamson ether 합성법으로 NaH에 의해 산-염기반응이 일어난 후 분자 내 S_N2에 의해 반응이 진행된다.

(reaction scheme: 4-bromo-1-butanol → NaH → tetrahydrofuran)

29 ①

(reaction scheme: 1-butene → mCPBA → epoxide → PhMgBr → 1-phenyl-2-butanol, racemic mix)

(reaction scheme: methylenecyclopentane → (Br₂, CH₃OH) → → (CH₃)₂CuLi →)

CHAPTER 10. 에터, 에폭사이드

30
③
①에 의해서는 E2 메커니즘에 의해 2-methylpropene이 형성된다.
②에 의해서는 E2 메커니즘에 의해 ethene이 형성된다.

31
②
williamson ether 합성법은 ROH에 1) 강염기/ 2) RX을 사용하여 S_N2 메커니즘에 의해 ether를 만드는 방법을 말한다. 강염기로는 NaH를 많이 사용하지만 Na, K를 사용하기도 한다.

32
④

① 사이클로헥실메틸 아이오다이드 + CH₃OH / 가열 → 사이클로헥실 OCH₃
② 사이클로헥산올 + 1. Na / 2. CH₃CH₂I → 사이클로헥실 에틸 에터
③ 사이클로헥산온 + 1. CH₃MgBr / 2. H₃O⁺ → 1-메틸사이클로헥산올
④ 사이클로헥센 + 1. Hg(OAc)₂, CH₃OH / 2. NaBH₄ → 메톡시사이클로헥산
⑤ 사이클로헥센 + 1. mCPBA / 2. H⁺, CH₃OH → trans-2-메톡시사이클로헥산올

33
⑦
ㄱ. 과산화산에 의해 에폭사이드를 만든 후 LiAlH₄가 입체장애가 적은 곳을 공격하여 에폭사이드의 고리열림반응이 일어난다.
ㄴ. williamson ether 합성법이며, 페놀이나 페놀 유도체의 경우에는 염기로 NaOH를 사용할 수 있다.
ㄷ. williamson ether 합성법

34
①
A. 전이상태의 안정성을 고려하여 벤질자리를 CH₃OH가 공격해야 한다.

스타이렌 유도체 + 1. Hg(OAc)₂, CH₃OH / 2. NaBH₄ → (R)- 및 (S)-1-메톡시-1-페닐프로판 혼합물

CHAPTER 10. 에터, 에폭사이드

B. 산소의 비공유전자쌍과의 콘쥬게이션에 의한 전이상태의 안정성을 고려해야 한다.

35
②
1차와 2차 알킬기를 가진 에터는 S_N2 메커니즘으로 반응한다.

36
⑥
ㄱ.
ㄴ. 에터의 산성분해이며, S_N2 메커니즘으로 진행한다.
ㄷ. 에터의 산성분해이며, S_N2 메커니즘으로 진행한다.

37
④
ㄱ. 에터의 산성분해이며, S_N2 메커니즘으로 반응한다.
ㄴ. 에폭사이드 고리열림반응에서 강친핵체와의 반응은 S_N2-type으로 일어난다.
ㄷ.

38
⑦
ㄱ. 에폭사이드 고리열림반응에서 약친핵체와의 반응은 S_N1-type으로 일어난다.
ㄴ. Cl_2/H_2O에 의해 할로하이드린이 형성된 후 NaOH에 의한 분자 내 williamson ether 합성법을 통해 에폭사이드가 형성된다. 이후 그리냐드 시약과의 S_N2-type 메커니즘으로 에폭사이드의 고리열림 반응이 일어난다.
ㄷ. Li에 의해 알킬 리튬시약이 형성된 후 에폭사이드의 고리열림 반응이 S_N2-type 메커니즘에 의해 일어난다.

39
④
ㄱ. 에폭사이드 고리열림반응에서 약친핵체와의 반응은 S_N1-type으로 일어난다.
ㄴ. 에폭사이드 고리열림반응에서 강친핵체와의 반응은 S_N2-type으로 일어난다.

CHAPTER 10. 에터, 에폭사이드

ㄷ.

tBu-cyclohexenyl-CH2OH →(H2SO4, CH3OH)→ tBu-cyclohexyl(OMe)-CH2OH

40 ③

CHAPTER 11. 고리협동반응

01 ②
ㄱ, ㄹ은 S-trans로 고정되어 있으며 ㄷ은 짝지은 다이엔이 아니므로 S-cis/S-trans로 구별하지 않는다.

02 ②
Diels-Alder 반응을 위한 Diene의 조건은 짝지은 다이엔이어야 하고, S-cis이어야 하며, EDG를 갖는 경우 보다 반응성이 증가한다. 주어진 〈보기〉 중 ㄱ은 S-trans로 고정되어 있기에 반응을 할 수 없으며, ㄹ은 짝지은 다이엔이 아니기에 Diene으로 사용할 수 없다. ㄴ의 경우 S-cis로 고정되어 있고, CH_2가 EDG로 작용한다. 반면 ㄷ은 S-cis 와 S-trans로의 상호전환이 가능하다. 따라서 가장 반응성이 큰 다이엔은 ㄴ이라고 할 수 있다.

03 ④
친다이엔체는 EWG가 많을수록 Diels-Alder반응의 반응성이 증가한다.

04 ②
Diels-Alder 반응은 세 개의 파이결합이 끊어지고 두 개의 시그마결합과 한 개의 파이결합이 생기는 반응이다. 입체배열은 보존되며, endo를 생성물로 얻기 위해 이차 오비탈 상호작용을 고려해야한다.

05 ⑤
Diels-Alder반응에서 친다이엔체의 입체배열(cis/trans)은 생성물에서도 유지가 되어야 한다.

06 ①
생성물을 통해 추론해 보면 ①번 보기임을 확인할 수 있다.

07 ②
문제에서 주어진 반응은 [4+2]반응이며 친다이엔체에 있는 CO_2CH_3와 따로 표현되어 있지는 않지만 H는 동일 평면상에 놓여 있기 때문에 반응 후 형성된 생성물에서도 동일 공간에 배치가 되어 있어야 한다.

08 ⑦
주어진 반응은 모두 [4+2]반응인 Diels-Alder 반응이며, 생성물은 모두 올바르게 표현되어 있다.

CHAPTER 11. 고리협동반응

09 ②
협동반응이란 모든 결합의 형성과 끊어짐이 한 단계에서 일어나는 화학반응을 의미한다.

10 ㉆
ㄱ. 비대칭 Diels-Alder 반응의 주생성물은 다이엔의 전자 주는 기와 친다이엔체의 전자 끄는 기가 보통 생성물에서 1,3-관계가 아닌 1,2-관계 또는 1,4-관계를 갖는다는 것을 기억함으로써 간단히 생성물을 예측할 수 있다.

11 ②

ㄱ. s-trans ⇌ s-cis

ㄴ. s-trans ⇌ s-cis

ㄷ. s-trans ⇌ s-cis

다이엔은 s-cis 형태에 있어야만 반응할 수 있으며, 다이엔이 s-cis 형태를 이루는 데 방해하는 구조적 특징은 Diels-Alder 반응을 수행하는 능력에 영향을 미친다. 〈보기〉에 주어진 구조 중 ㄷ은 입체장애로 인해 s-cis 형태를 이루는데 가장 방해를 받는다. ㄱ(trans)은 ㄴ(cis)에 비해 입체장애가 작아서 가장 손쉽게 s-cis 형태를 이룰 수 있다.

12 ③
ㄱ. Diels-Alder 반응에 의한 생성물은 endo로 얻어진다.

ㄴ. 비대칭 Diels-Alder 반응의 주생성물은 다이엔의 전자 주는 기와 친다이엔체의 전자 끄는 기가 보통 생성물에서 1,3-관계가 아닌 1,2-관계 또는 1,4-관계를 갖는다는 것을 기억함으로써 간단히 생성물을 예측할 수 있다.

CHAPTER 11. 고리협동반응

13 Diels-Alder 반응을 위해 다이엔은 s-cis형태가 필요하며, (Z,Z)이성질체는 이러한 형태에서 CH₃와 CH₃간의 입체장애가 발생하기 때문이다.

14 ①
Diels-Alder 반응을 위해 다이엔은 s-cis형태가 필요하며 주어진 구조 중 이에 해당하는 것은 ①번 뿐이다. ③, ④는 고립된 다이엔이기에 [4+2]반응에 사용할 수 있는 다이엔이 아니며, ②, ⑤는 s-trans로 고정되어 있기에 s-cis가 될 수 없다.

15 ①
Diels-Alder 반응에서 친다이엔체는 EWG가 많을수록 반응성이 증가한다.

16 ②
단일결합의 회전에 의하여 서로 전환이 가능한 형태이성질체 관계이다.

s-trans ⇌ s-cis

17 ①

18 ①
Diels-Alder반응은 온도조건에서 일어나는 반응이며, 라디칼중간체를 경유하는 반응이 아니기에 과산화물이 필요하지 않다.

19 ⑤
Diene은 s-cis 형태에서만 반응을 할 수 있으며, (Z,Z)배열인 diene은 s-cis 형태에서 입체장애가 너무 크기에 형태를 유지하기 어려워 반응성이 좋지 않다.

20 ⑤
① 다이엔은 s-cis 형태를 가지고 있어야 반응이 가능하다.
② 전자주개기(EDG)는 다이엔의 반응속도를 증가시킨다.

CHAPTER 11. 고리협동반응

③ 친다이엔의 전자끌개기(EWG)는 반응속도를 증가시킨다.
④ Diels-Alder 반응은 중간체를 경유하지 않는다.

21 ③
친다이엔은 EWG가 많이 치환되어 있을수록 반응성이 좋다.

22 ⑤
반응성이 제일 큰 친다이엔은 EWG가 두 개 치환되어 있는 ㄹ이고, 가장 반응성이 작은 것은 EDG가 두 개 치환되어있는 ㅁ이다.

23 ④
EWG와 친다이엔의 알켄이 컨쥬게이션 되어 있는 ④가 가장 반응성이 크다.

24 ①
생성물을 통해 반응물을 추론할 수 있다.

25 ①

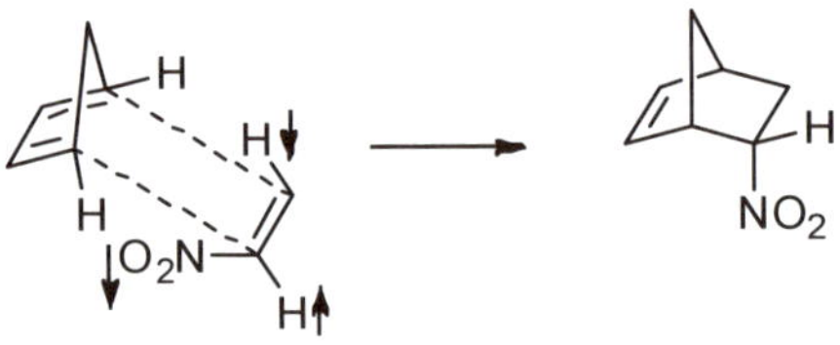

26 ③
해당 다이엔은 s-trans형태로 고정되어 있기에 Diels-Alder반응을 할 수 없다.

27 ③

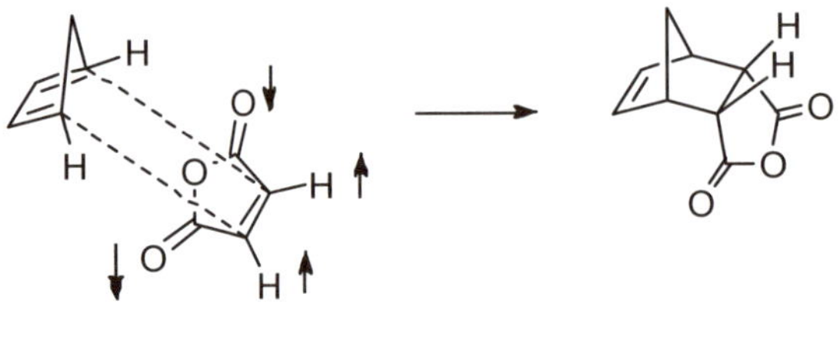

CHAPTER 11. 고리협동반응

28 ②

29 ②

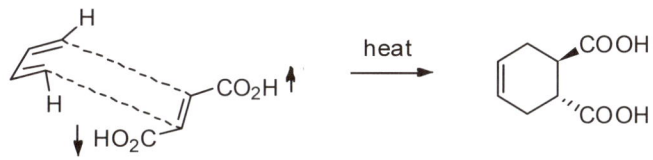

30 ②

해당 반응은 [2+2]고리첨가 반응으로 반응은 빛 조건에서 일어난다.

31 ③

conjugation된 multi-ene에 의해서 일어나는 고리화 반응을 전자고리화반응이라고 한다.

32 ⑥

ㄴ. 친다이엔의 형태가 trans이기에 생성물도 trans로 얻어진다.

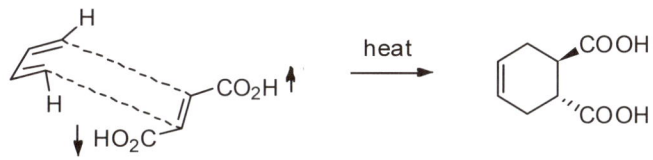

33 ⑤

ㄱ. endo 규칙에 의한 주생성물은 다음과 같다.

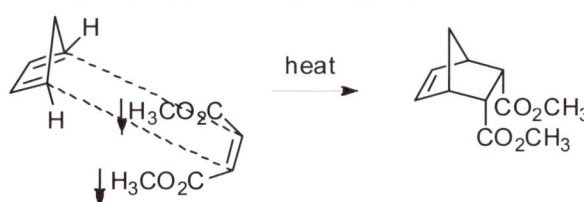

ACE 윤관식 교수 수강후기

PEET 유기화학 만점자 최다배출!
문제가 풀리는 ACE 유기화학

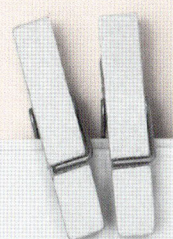

유기화학을 가볍게 수강한 적은 있었지만 원래 화학 전공이 아니었기에 유기화학은 두려운 과목이었습니다. 어디서 어떻게 시작해야 할지, 과연 제대로 이해하고 따라갈 수 있을지 걱정이 많았습니다. 인터넷에서 검색해보니 윤관식 교수님 강의가 쉽게 잘 설명해주시고 말씀도 느린 편이셔서 처음 시작하는 학생들에게 좋다는 후기들이 있었습니다. 수강해보니 확실히 말씀도 천천히 해주시고 재미있었습니다. 특히 좋았던 것은 판서를 정말 깔끔하게 해주셔서 필기하면서 수업을 듣기 편했고 나중에 다시 공부할 때에도 필기가 정리가 잘 되니 좋았던 것 같습니다. 간간히 해주시는 농담들도 너무 재미있고 수업 설명에 대한 비유도 확확 와닿게 해주셔서 하루에 강의를 세 개씩 들어도 지루하지 않았습니다. 아직 유기화학 공부에 갈길이 멀지만 기본을 탄탄히 다진 느낌이 들어 앞으로 갈 길이 불안하지만은 않을 것 같습니다. 유기화학 기초가 부족하신 분들, 혼자 인강을 열심히 들을 자신이 없는 분들께 추천합니다!

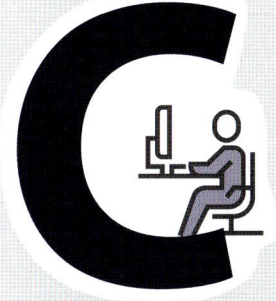

유기화학의 正道가 무엇있지 확실히 느낄 수 있었던 수업이었습니다. 저는 5월초까지 이론정리를 혼자하다가 이 강의를 접하게 되었는데요. 학원의 기본 및 심화수업을 듣지 않아서 혹시나 기존 수강생들만 알아들을 수 있는 방식으로 수업을 하면 어쩌나 걱정을 했었지만 그것은 기우에 불과했습니다. 문제풀이로 처음 윤관식 선생님 수업을 접하게 되었지만 이질감은 전혀 없었고, 오히려 이론을 혼자 정리하지 말고 심화수업을 한 번 들어볼 걸 하는 생각이 드는 수업이었습니다. 깔끔한 필기, 꼼꼼한 수업준비, 핵심 포인트 강조 등 너무나 마음에 들었던 수업이었네요

저는 강좌 수강 전에 고민이 참 많았습니다. 교수님마다 맛보기 동영상을 클릭해보았을 때 이해가 잘된다 싶으면 판서가 별로이고 판서에 너무 치중하면 설명이 미흡하고 피피티로 설명하면 어느 순간 제가 방심하게 되고 어떤 식으로 정리할지 되게 막막했어요 웃기는 강좌보단 내용에 집중할 수 있는 약간 진지한 분이었으면 하는 바람도 있었구요 기왕 큰 돈 들이는 거 최대의 효과를 보고 싶어서 제가 좀 까다롭게 굴었던 것 같네요. 그러던 중 윤관식 교수님 맛보기 강좌를 클릭하게 되었는데 귓가에 데스티니~♪들렸어요 ㅋㅋㅋ 논리정연한 설명 + 깔끔한 판서 + 재미없는 농담으로 공부에 더 집중할 수 있게 해 주셨어요 ㅋㅋㅋㅋㅋ 특히 어떤 복잡한 메커니즘을 설명하실 때!! 보통의 교수님들은 '이런 것이 있다' 이정도로만 설명해주시는데 윤관식 교수님은 왜 그렇게 되는지 하나하나 직접 그려가면서 설명해주세요 이 비유가 적절할 지 모르겠는데 어릴 때 이런 경험 해 보셨을 거에요. 책장에 졸라맨 같은 그림 그려서 한 번에 샤라락 넘기면 그림이 움직이는 것 같잖아요? 윤관식 교수님 설명이 그래요ㅋㅋㅋ 입장 바꿔서 저보고 그렇게 설명해보라고 하면 몇 번하다가 아까 재미없는 농담이라고 했는데 이건 개인차가 수강생들은 막 웃더라고요? 전 집에서 무표정하게 면이 꽉꽉 차네요.;; 끝내야겠어요 ㅋㅋㅋ 아무튼 낌일지 궁금합니다. 인강에서는 뭔가 가정에 충실 가도 인자하게 맞아주실 것 같은 느낌이 드네요^^ 수님 감사드리고요 좋은 점수로 보답하고 싶습니면 좋겠네요 여러분 파이팅!

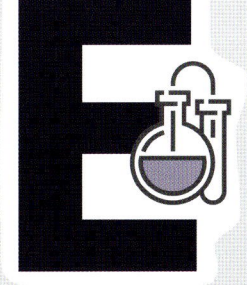

분필던질 것 같은데. 진짜 대단하신 것 같아요! 있는 것 같아요ㅋㅋㅋ 인강에 등장하는 현강 있는데..... ㅋㅋㅋㅋㅋ 두서없이 쓰다보니 화 인강으로만 듣는 거라 현강에서는 어떤 느 하고 아빠미소같은 게 느껴져서 제가 찾아 아무튼 양질의 강의를 제공해주신 윤관식 교 다. 제 글이 여러분의 선택에 도움이 되었으

ACE 500 제

유기화학
심화편
정답 및 해설